现代新编
骨科手术治疗学

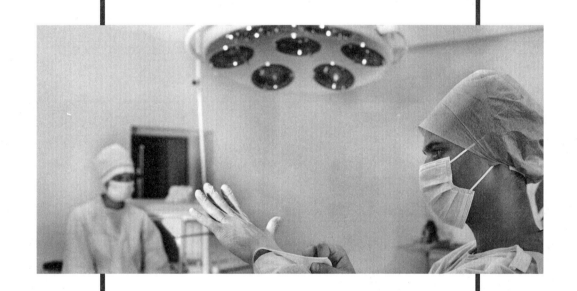

主 编 刘传安 夏洪超 邝冠明 马云山 王树辉

XIANDAI XINBIAN
GUKE SHOUSHU ZHILIAOXUE

黑龙江科学技术出版社

图书在版编目（CIP）数据

现代新编骨科手术治疗学 / 刘传安等主编. -- 哈尔滨 : 黑龙江科学技术出版社, 2018.11
ISBN 978-7-5388-9930-6

Ⅰ.①现… Ⅱ.①刘… Ⅲ.①骨科学—外科手术 Ⅳ.①R68

中国版本图书馆CIP数据核字(2019)第011723号

现代新编骨科手术治疗学

XIANDAI XINBIAN GUKE SHOUSHU ZHILIAOXUE

主　　编	刘传安　夏洪超　邝冠明　马云山　王树辉
副 主 编	张伟旭　王　鹏　樊俊俊　钟　磊　崔世杰　李培峰
责任编辑	李欣育
装帧设计	雅卓图书
出　　版	黑龙江科学技术出版社
	地址：哈尔滨市南岗区公安街70-2号　邮编：150001
	电话：（0451）53642106　传真：（0451）53642143
	网址：www.lkcbs.cn　www.lkpub.cn
发　　行	全国新华书店
印　　刷	济南大地图文快印有限公司
开　　本	880 mm×1 230 mm　1/16
印　　张	12
字　　数	362 千字
版　　次	2020年5月第1版
印　　次	2021年1月第2次印刷
书　　号	ISBN 978-7-5388-9930-6
定　　价	88.00元

前　言

　　骨科是各大医院最常见的科室之一，主要研究骨骼肌肉的解剖、生理与病理，运用药物、手术及物理方法保持和发展这一系统的正常形态与功能。随着科学技术的发展和进步，骨科学在诊断、治疗方面有了很大的进展，手术的治愈率有了很大的提高。

　　本书主要讲述了骨科的常见手术，包括骨科常用手术器械及使用方法、术前准备与术后处理、关节置换术、下肢和脊柱手术径路等内容；紧扣临床，简明实用，内容丰富。为临床医师在临床工作中提供借鉴，解其疑、避其险、排其难，启迪思路，拓展视野，以达到提升临床技能的效果。

　　本书编写过程中，参阅了大量相关专业文献，再次对作者的辛勤劳作表示感谢。由于作者的临床经验及编书风格有所差异，加之时间仓促，故各章衔接尚有不足之处，错误与欠缺在所难免，希望诸位同道不惜指正和批评。

编　者
2018 年 11 月

目　录

第一章

骨科常用手术器械及使用方法

骨科手术器械比较复杂，种类繁多，骨科医师必须对每种器械都熟悉，这样在手术时才会充分发挥其作用。在本节中，由于篇幅有限，只介绍骨科中较常用的器械。过去，我国对骨科器械的称谓不统一，因此在本节中我们标注了该器械的英文，以利于骨科器械名称的标准化。

第一节　止血带

在四肢手术时，使用止血带（tourniquets）可以给手术带来诸多便利。但是，止血带是一种存在潜在危险的器械，因此每个骨科医生和手术室护士必须了解如何正确使用止血带。

一、止血带的种类

止血带用于肢体的手术（如矫形、截肢、烧伤的切痂等手术）和外伤。其作用是暂时阻断血流，创造"无血"的手术野，可减少手术中失血量并有利于精细的解剖，有时作为外伤患者的紧急止血。目前广泛使用的止血带有充气式气压止血带和橡皮管止血带两大类，充气式气压止血带较 Esmarch 止血带或 Martin 橡皮片绷带安全。

（一）充气式气压止血带

充气式气压止血带由一个气囊、压力表和打气泵组成（图 1-1）。几种充气式气压止血带用于上肢和下肢。充气式气压止血带止血法所需的器械包括：①气压止血带：气压止血带类似血压计袖袋，可分成人气压止血带及儿童气压止血带、上肢气压止血带及下肢气压止血带。气压止血带还可分成手动充气与电动充气式气压止血带。②驱血带：驱血带由乳胶制成，厚 1mm、宽 10~12cm、长 150cm。具体操作步骤如下。

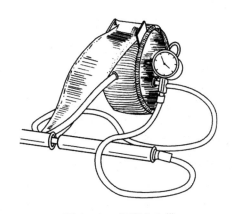

图 1-1　气囊止血带

（1）先用棉衬垫缠绕于上臂和大腿，绑扎气压止血带，为防止松动，可外加绷带绑紧一周固定。

（2）气压止血带绑扎妥当后抬高肢体。

（3）用驱血带由远端向近端拉紧、加压缠绕。

（4）缠绕驱血带后，向气压止血带充气并保持所需压力。

（5）松开驱血带。

Krackow介绍了如何对肥胖患者上止血带，方法如下：助手用手抓住止血带水平的软组织，并持续牵向肢体远端，然后缠绕衬垫和止血带，这样可以维持止血带的位置。在上止血带前，排净气囊中的残余气体。缠绕止血带后，用纱布绷带在其表面缠绕固定，防止其在充气过程中松脱。在止血带充气前，应将肢体抬高2min，或者用无菌橡皮片绷带或弹力绷带驱血。驱血须从指尖或趾尖开始，至止血带近侧2.5~5.0cm为止。如果橡皮片绷带或弹力绷带超过止血带平面，那么止血带在充气时会向下滑移。止血带充气时应迅速，防止在动脉血流阻断前静脉血灌注。

目前，关于止血带充气压力的确切数字尚存在争议，但是多年来，临床上采用的压力通常高于实际需要的压力。充气通常所需压力如表1-1。

表1-1 气压止血法所需充气压力

	上肢	下肢
成人	300mmHg	500~600mmHg
儿童	200~250mmHg	300mmHg

在某种程度上，止血带压力取决于患者的年龄、血压和肢体的粗细。Reid、Camp和Jacob应用Doppler听诊器测量能够消除周围动脉搏动的压力，然后在此基础上增加50~75mmHg，维持上肢止血的压力为135~255mmHg，维持下肢止血的压力为175~305mmHg。Estersohn和Sourifman推荐下肢的止血带压力为高于术前患者收缩压90~100mmHg，平均压力为210mmHg。有学者推荐上肢止血带压力高于收缩压50~75mmHg，下肢止血带压力高于术前患者收缩压100~150mmHg。

根据Crenshaw等的研究，宽止血带所需要的止血压力低于窄止血带。Pedowitz等证实弧形止血带适于锥形肢体（图1-2），应避免在锥形肢体上使用等宽的止血带，尤其是肌肉发达或肥胖的患者。

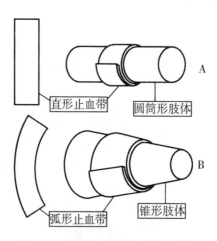

直形止血带　圆筒形肢体　A

弧形止血带　锥形肢体　B

图1-2　弧形止血带适于锥形肢体

（二）Esmarch止血带

Esmarch止血带目前各地仍在应用，是最安全、最实用的弹性止血带，它仅用于大腿的中段和上1/3，虽然在应用上受限，但是其止血平面高于气囊止血带。

Esmarch止血带不能在麻醉前使用，否则会导致内收肌持续疼挛，麻醉后肌肉松弛使止血带变松。以手巾折成4层，平整地缠绕大腿上段，将止血带置于其上。方法如下：一手将链端置于大腿外侧，另一只手从患者大腿下面将靠近链端的橡皮带抓住并拉紧，当止血带环绕大腿后重叠止血带，保证止血带之间无皮肤和手巾，持续拉紧皮带，最后扣紧皮带钩。

（三）Martin 橡胶片绷带

Martin 橡胶片绷带可以在足部小手术中作止血带。抬高小腿，通过缠绕橡胶片绷带驱血，直至踝关节上方，用夹子固定，松开绷带远端，暴露手术区。

二、止血带的适应证和禁忌证

（1）止血带仅用于四肢手术。

（2）使用止血带时必须有充分的麻醉。

（3）患肢有血栓闭塞性脉管炎、静脉栓塞、严重动脉硬化及其他血管疾病者禁用。

（4）橡皮管止血带仅用于成年患者的大腿上部，儿童患者或上肢不宜使用。

三、使用止血带的注意事项

（1）上止血带的部位要准确，缠在伤口的近端：上肢在上臂上1/3，下肢在大腿中上段，手指在指根部。与皮肤之间应加衬垫，在绑扎止血带的部位必须先用数层小单或其他衬垫缠绕肢体，然后将止血带缠绕其上。衬垫必须平整、无皱褶。

（2）止血带的松紧要合适，以远端出血停止、不能摸到动脉搏动为宜。过松动脉供血未压住，静脉回流受阻，反使出血加重；过紧容易发生组织坏死。

（3）为了尽量减少止血带的时间，充气式气压止血带必须在手术前开始充气。灭菌的橡皮管止血带也应在手术开始前绑扎。

（4）在消毒时不要将消毒液流入止血带下，以免引起皮肤化学烧伤。

（5）使用止血带前通常需要驱血，但在恶性肿瘤或炎症性疾病时禁止驱血。

（6）止血带的时间达到1h后，应通知手术医生，一般连续使用止血带的时间不宜超过1.5h。否则应于1~1.5h放松一次，使血液流通5~10min。充气式气压止血带应予以妥善保存，所有的气阀及压力表应常规定期检查。非液压压力表应定期校准，如果校准时止血带压力表与测试压力表的差值大于20mmHg，该止血带应予以检修。止血带压力不准确，通常是造成止血带损伤的重要原因。压力表上应悬挂说明卡片。

四、止血带瘫痪的原因

（1）止血带压力过高。

（2）压力不足导致止血带的部位被动充血，从而导致神经周围出血压迫。

（3）止血带应用时间过长，止血带应用时间的长短尚无准确规定，随患者年龄和肢体血液供应情况而定，原则上，对于50岁以下的健康成年人用止血带的最长时间不应超过2h。如果下肢手术时间超过2h，那么应尽可能快地结束手术，这样要比术中放气10min后再充气的手术效果好。研究表明，延长止血带使用时间后，组织需要40min才能恢复正常，以往认为止血带放气10min后组织恢复正常的看法是错误的。

（4）未考虑局部解剖。

（刘传安）

第二节　骨科基本手术器械

一、牵开器

牵开器的作用是更好地显露手术视野，使手术易于进行，并保护组织，避免意外伤害。常用的有自动牵开器（self retaining retractor）、Hohmann牵开器（Hohmann retractors）、Voikman牵开器（Voikman's retractor）、Legenback牵开器（Legenback retractor），Bristow牵开器（Bristow retractor）、直角牵开器

（right angle retractor）、皮肤拉钩（skin hook）、尖拉钩（sharp hook）等（图1-3）。

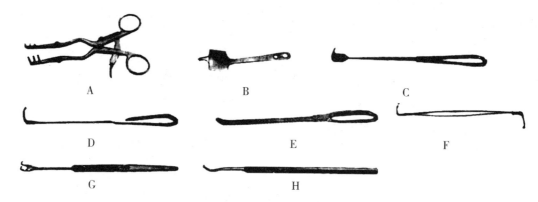

图1-3　各种牵开器

A. 自动撑开器；B. Hohmann 牵开器；C. Voikman 牵开器；D. Legenback 牵开器；E. Bristow 牵开器；F. 直角牵开器；G. 皮肤拉钩；H. 尖拉钩

二、持骨钳

持骨钳用以夹住骨折端，使之复位并保持复位后的位置，以便于进行内固定。持骨钳种类较多，有速度锁定型锯齿状复位钳（reduction forceps serrated jaw speed lock）、复位钳（reduction forceps）、速度锁定型点式复位钳（reduction forceps pointed - speed Lock）、Lowman 骨夹（Lowman bone clamp）等（图1-4）。

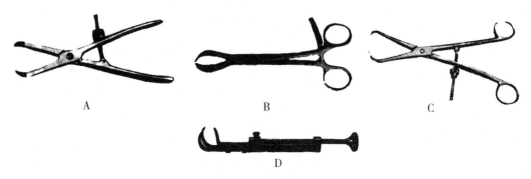

图1-4　各种持骨钳

A. 速度锁定型锯齿状复位钳；B. 复位钳；C. 速度锁定型点式复位钳；D. Lowman 骨夹

三、骨钻与钻头

骨钻分手动钻、电动钻和气动钻三种（图1-5）。手动钻只能用于在骨上钻孔。电动钻和气动钻除可用于钻孔外，还可以连接锯片等附件，成为电动锯或气动锯，可用于采取植骨片和截骨等。

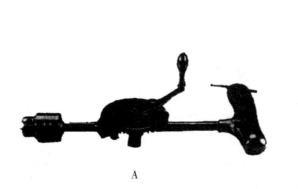

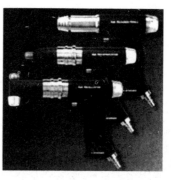

A

B

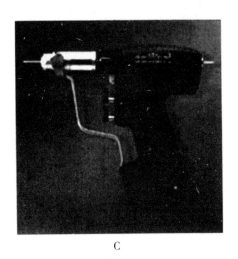

C

图 1 – 5　骨钻

A. 手动钻；B. 电动钻；C. 气动钻

四、骨切割工具

骨切割工具包括咬骨钳（rongeur forceps）、骨剪（bone cutting forceps）、骨凿（chisel）、骨刀（osteotome）、刮匙（bone curettes）、骨锤（bone hammer）、骨锉（bone file）、骨膜剥离器（periosteal elevator）、截肢锯（amputation saw）等。

咬骨钳和骨剪用于修剪骨端，除有各种不同角度的宽度外，亦有单、双关节之分（图 1 – 6）。

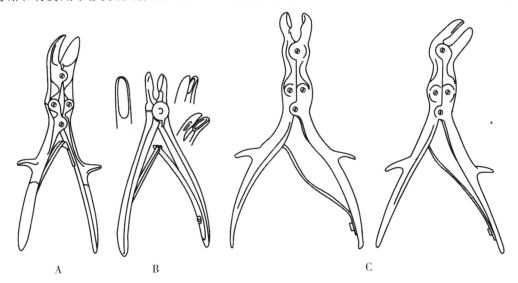

A　　　　　B　　　　　　　　　　　C

图 1 – 6　骨剪和咬骨钳

A. 双关节骨剪；B. 单关节咬骨钳；C. 不同角度和宽度的双关节咬骨钳

骨凿与骨刀用于截骨与切割骨。骨凿头部仅为一个斜坡形的刃面，骨刀头部为两个坡度相等的刃面。有各种形状和宽度的骨凿与骨刀（图 1 – 7）。

刮匙用于刮除骨组织、肉芽组织等。

骨膜剥离器可用于剥离骨组织表面的骨膜或软组织等（图 1 – 8）。

截肢锯可用于切断骨。

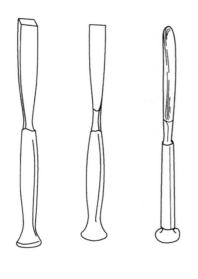

图 1-7　骨凿与骨刀

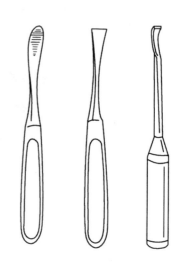

图 1-8　各种形式的骨膜剥离器

（刘传安）

第三节　创伤骨科手术器械

创伤骨科的常用手术器械（图 1-9）：钻头（drill）、骨丝攻（bone tapes）、螺丝改锥（screwdriver）、钢板折弯器（plate bender）、深度测量器（depth gauge）、钻孔套管（drill sleeve）、钻孔与丝攻联合套管（drill & tap sleeve combined）、空心钻（hollow mill）、钢丝引导器（wire passer）等。

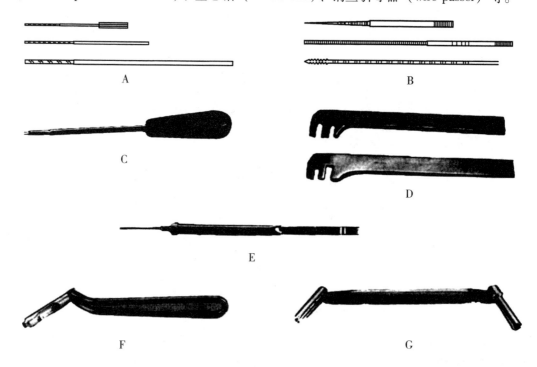

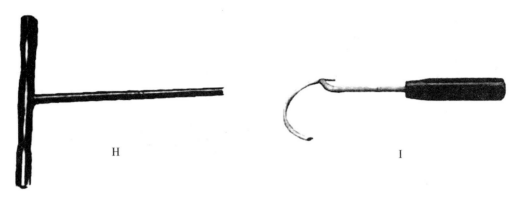

图 1-9　创伤骨科的常用手术器械

A. 钻头；B. 骨丝攻；C. 螺丝改锥；D. 钢板折弯器；E. 深度测量器；

F、G. 钻孔保护套管；H. 空心钻；I. 钢丝引导器

（刘传安）

第四节　脊柱内固定的基本手术器械

脊柱内固定手术分为前路手术及后路手术，按部位又可分为颈段、胸段、胸腰段、腰段及腰骶段等，因此脊柱内固定涉及的手术相对复杂繁多，在此我们只介绍其中比较常用的手术器械，如加压钳（compression Forceps）、撑开钳（spreader Forceps）、持棒钳（holding Forceps for rods）、断棒器（rodcutting device）、弯棒钳（bending pliers for rods）、椎弓根开路器（pedicle probe）、椎弓根开路锥（pedicle awl）以及球形头探针（probe with ball tip）等（图 1-10）。

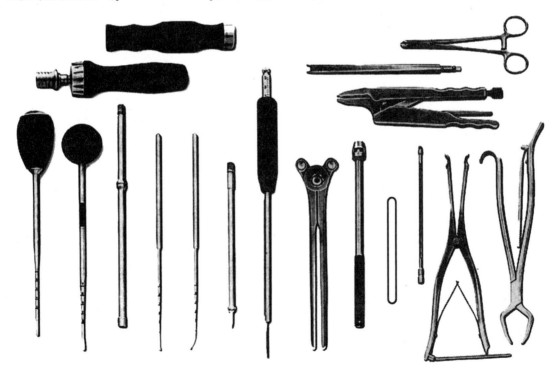

图 1-10　常见脊柱内固定手术器械

（刘传安）

第五节　骨科一般用具

目前骨科牵引床（图1-11）具有以下特点：床头与床尾防滑；可调节床头与床尾高度；附带牵引架、引流袋固定架、静脉输液固定架、秋千吊架等，以便于施行各种牵引，同时便于护理等。

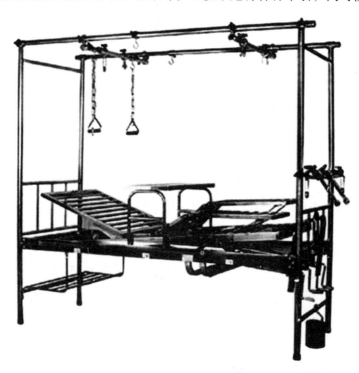

图1-11　骨科牵引床

（刘传安）

第六节　牵引用具

牵引用具主要包括牵引架、牵引绳、牵引重量、牵引扩张板、床脚垫、牵引弓、牵引针和进针器具等。

一、牵引架

临床应用的牵引架有很多种类型，尽管它们的形状各一，但目的都是使患肢的关节置于功能位和在肌肉松弛状态下进行牵引，如勃朗架（Braun Frame）、托马斯架（Thomas Frame）等，可根据患者的病情选择应用。

1. 勃朗架　勃朗架可用铁制，可附加多个滑车，可使下肢患侧各关节处于功能位，并可防止患者向牵引侧下滑。其缺点是滑车不能多方向调节（图1-12A）。

2. 托马斯架　托马斯架可使患肢下面悬空，便于下面创面换药及伤口愈合；使患肢各关节置于功能位，利用腹股沟处的对抗牵引圈可防止患者向牵引侧下滑（图1-12B）。

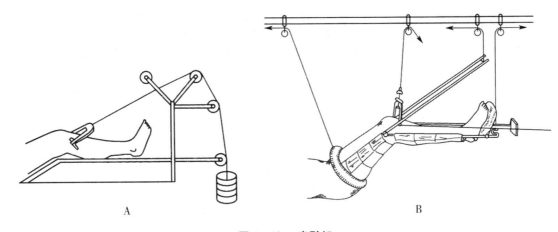

图 1 - 12 牵引架
A. 勃朗架；B. 托马斯架

二、牵引绳

牵引绳以光滑、结实的尼龙绳和塑料绳为宜。长短应合适，过短使牵引锤悬吊过高，容易脱落砸伤人，过长易造成牵引锤触及地面，影响牵引效果。

三、滑车

滑车要求转动灵活，有深沟槽，牵引绳可在槽内滑动而不脱出沟槽，便于牵引。

四、牵引重量

牵引重量可选用0.5kg、1.0kg、2.0kg和5.0kg重的牵引锤或砂袋，根据患者的病情变化进行牵引重量的增减。牵引锤必须有重量标记，以利于计算牵引总重量（图1 - 13）。

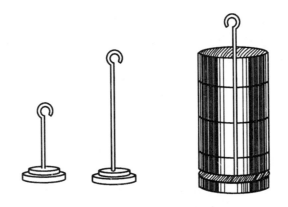

图 1 - 13 作牵引力用的铁质重锤及三种长度的吊钩

五、牵引弓

牵引弓有斯氏针牵引弓、克氏针张力牵引弓、冰钳式牵引弓和颅骨牵引弓，可根据病情的需要进行选择。一般马蹄铁式张力牵引弓用于克氏针骨牵引，普通牵引弓多用于斯氏针骨牵引（图1 - 14）。

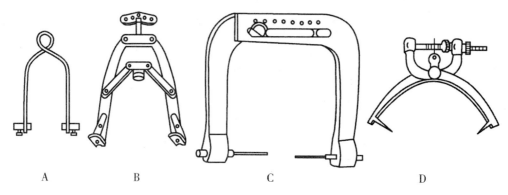

图 1-14　牵引弓

A. 斯氏针牵引弓；B. 张力牵引弓；C. 冰钳式牵引弓；D. 颅骨牵引弓

六、牵引针

牵引针有斯氏针（或称骨圆针）和克氏针 2 种。

1. 斯氏针　为较粗的不锈钢针，直径 3～6mm，不易折弯，不易滑动，可承受较重的牵引重量。适用于成人和较粗大骨骼的牵引。

2. 克氏针　为较细的不锈钢针，直径 3mm 以下，易折弯，长时间牵引易拉伤骨骼，产生滑动。适用于儿童和较细小骨骼的牵引。

七、进针器具

进针器具有手摇钻、电钻和骨锤等。一般锤子仅用于斯氏针在松质骨部位的进针，皮质骨部位严禁用锤击进针。克氏针较细，一般只能用手摇钻或电钻钻入。

八、床脚垫和靠背架

如无特制的骨科牵引床，可将普通病床床脚垫高，利用身体重量作为对抗牵引。床脚垫的高度可有 10cm、15cm、20cm 和 30cm 等多种。其顶部有圆形窝槽，垫高时将床脚放入窝槽内，以免床脚滑脱。为了便于患者变换卧位和半卧位，可在头侧褥垫下放置靠背架。根据患者的需要调节靠背架的支撑角度，直到患者感到舒适为宜。还可使髋关节肌肉松弛，有利于骨折复位。

（刘传安）

第七节　石膏

医用石膏［$CaSO_4 \cdot 2H_2O$］是由天然石膏（$CaSO_4 \cdot 2H_2O$）加热锻至 100℃ 以上，使之脱去结晶水而成为不透明的白色粉末，即熟石膏。当其遇到水分时可重新结晶而硬化，其反应如下：$CaSO_4 \cdot 2H_2O + 3H_2O \longleftrightarrow 2 \left(CaSO_4 + 2H_2O \right)$ + 热量。热量产生的多少与石膏用量和水温有关。石膏分子之间的交锁形成决定了石膏固定的强度和硬度，在石膏聚合过程中如果活动将影响交锁的过程，可使石膏固定力量减少 77%。石膏聚合过程发生在石膏乳脂状期，开始变得有点弹性，逐渐变干、变亮。石膏干化的过程和环境的温度、湿度及通风程度有关。厚的石膏干化过程更长些，随着干化过程的进行，石膏逐渐变得强硬起来。利用石膏的上述特性可制作各种石膏模型，从而达到骨折固定和制动肢体的目的。

石膏绷带是常用的外固定材料，含脱水硫酸钙粉末，吸水后具有很强的塑形性，能在短时间内逐渐结晶、变硬，维持住原塑型形状，起到固定作用。

（夏洪超）

第八节　石膏切割工具

拆开管型石膏需要切割石膏的工具（plaster cutting instruments），主要有以下几种：摆动电动石膏切割锯（oscillating electric plaster cutting saw）、Engel 石膏锯（plaster saw Engel）、Bergman 石膏锯（plaster saw Bergman）、Bohler 石膏剪（plaster shear – Bohler's）、石膏撑开器（plaster spreader）、绷带剪（bandage cutting scissor）等（图 1 – 15）。

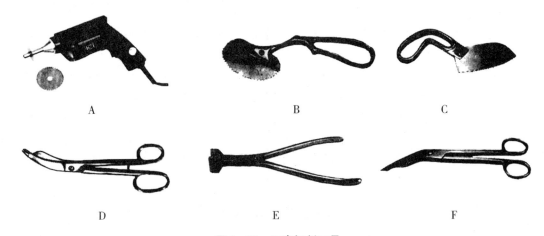

A　　　　　　　　　　B　　　　　　　　　　C

D　　　　　　　　　　E　　　　　　　　　　F

图 1 – 15　石膏切割工具

A. 摆动电动石膏切割锯；B. Engel 石膏锯；C. Bergman 石膏锯；D. Bohler's 石膏剪；E. 石膏撑开器；F. 绷带剪

（夏洪超）

第九节　骨科影像设备

一、移动式 C 型臂 X 线机

移动式 C 形臂 X 线机（以下各章均简称 C 形臂）（图 1 – 16）是供手术中透视和拍片的 X 线机，常用于骨科手术。医生可以通过控制台上的监视器看到 X 线透视部位的图像，可以将感兴趣的图像冻结在荧光屏上，也可以拍 X 线片，帮助医生在手术中定位。移动 C 形臂 X 线机外设多种接口，可以连接图像打印机、光盘机等。由于是可移动性的，方便手术室之间共用。

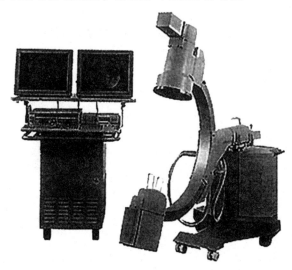

图 1 – 16　移动 C 形臂 X 光机

骨科适用范围包括：骨折复位与固定；椎间盘造影与治疗；脊柱手术术中定位，椎体定位，观察椎弓根的螺钉位置，等等。

X 射线扫描系统虽有广泛用途，然而其本身固有的缺点却不容忽视，最显著的缺点是职业性辐射，特别是骨科医生双手的 X 射线暴露量。此外，术中应用 X 线透视系统辅助定位还存在其他限制。例如，只能同时观察到单平面视图，当需要在多平面视图上观察手术器械的位置时，手术过程中需不断重复调节 C 形臂的位置进行扫描定位，造成手术中断，且费时费力。

二、移动式 G 形臂 X 线机

微创手术是 21 世纪手术的发展方向，移动式 G 形臂 X 线机是完成骨科微创手术必不可少的设备。双向透视可大大缩短手术时间。

双向定位数字化荧光影像电视系统，将创伤骨科、脊柱外科的实时手术定位与监控变为现实。通过"G 形臂"，整个系统可在不同区域随时提供两平面的图像信息，使得骨科定位更加准确，并为螺钉提供一个绝佳的方位。在手术中使用 G 形臂术中透视机，不仅降低了操作难度，省去了不时旋转 C 形臂的问题，而且提高了手术精确度，可节约手术时间 30% 以上。其主要优点如下：最小的手术风险；缩短手术时间，减少手术麻醉风险；减少患者恢复时间；手术一次到位；使医生和患者接受最小的放射线量。

三、计算机辅助骨科手术系统

计算机技术、虚拟现实技术（virtual reality，VR）、医学成像技术、图像处理技术及机器人技术与外科手术相结合，产生了计算机辅助外科手术（computer assisted surgery，CAS）。CAS 是基于计算机对大量数据信息的高速处理及控制能力，通过虚拟手术环境为外科医生从技术上提供支援，使手术更安全、更准确的一门新技术。CAS 在骨科手术中的具体应用称为计算机辅助骨科手术（computer assisted orthopedic surgery，CAOS），它综合了当今医学领域的先进设备：计算机断层扫描（CT）、磁共振成像（MRI）、正电子发射断层扫描（positron emission tomography，PET）、数字血管减影（DSA）、超声成像（US）以及医用机器人（medical robot，MR）。它旨在利用 CT、MRI、PET、DSA 等的图像信息，并结合立体定位系统对人体肌肉骨骼解剖结构进行显示和定位，在骨科手术中利用计算机和医用机器人进行手术干预。CAOS 为骨科医生提供了强有力的工具和方法，在提高手术定位精度、减少手术损伤、实施复杂骨科手术、提高手术成功率方面有卓越的表现，虽应用时间较短，但应用日益广泛。CAOS 具有如下优点：简化手术操作，缩短手术和麻醉时间，极大地减轻患者肉体上的痛苦；缩短患者的住院时间，使患者早日回归社会（避免了高龄患者长期卧床，缩短了术后康复时间，降低医疗费用等）；比传统骨科手术更安全、准确、方便；使以往不能治疗或治疗困难的患者得以治愈，减少术后并发症；扩大了无须输血手术的应用对象，减少了输血感染事故；减轻了医护人员身体、精神以及时间上的负担，极大幅度地减少了患者和医护人员的 X 射线辐射；防止肝炎、艾滋病等对医护人员的感染。

（夏洪超）

第二章

骨科手术原理及技术进展

过去20年，骨科手术的原理和技术出现了巨大发展。人们对健康及美学等方面的更高要求迫使传统的手术观念和方法发生改变，医学模式向生物－心理－社会模式转变，这推动了骨科整体治疗观念的形成，改变了过去重局部、轻全身的治疗方式，代之以人性化、个体化的治疗思想。新的治疗思想的形成，又带来了手术观念和手术技术的更新，同时，电子学、光学、材料学、计算机技术以及工程学新理念、新技术的发展，也为外科手术新观念、新技术的形成与实现创造了条件。骨科手术治疗在这种新的医学模式和多学科的相互交叉中，向着微创化、个体化和智能化（可视化/数字化）方向发展。

第一节　骨科手术微创化

微创治疗是指采用对全身和局部尽可能小的创伤，达到治愈病损的目的。与传统的手术方法相比，它不是单纯地追求更小的手术切口，而是注意对病损和/或其周围环境的保护，避免全身性反应或使其最小化，降低并发症的发生，缩短康复时间。简言之，就是以最小的代价换取最佳的治疗效果。20世纪中期关节镜的问世就是一项典型的代表。

微创概念的形成和发展，在骨科手术治疗领域具有里程碑式的意义。这种新理念的形成带来了几乎是所有骨科手术技术的更新，包括手术方式的改变、手术器械的革新、术前准备及术后护理的调整，甚至医患之间的相互认知和医院机构与人员结构的改变。与微创概念相对应的微创技术有着比内镜、腔镜技术、介入技术、显微外科技术更广泛的内涵，其形式也随着影像学、信息学、计算机技术的发展而更加丰富，出现了计算机辅助手术、机器人手术、异地手术、不用手术刀的手术以及集成式（一体化）手术工作室等革命性医疗模式与理念。

一、骨折手术微创化

（一）理论基础

骨折内固定治疗的近代观念发生了两次重大转变。从早期偏重简单外固定到20世纪中期开始广泛应用的通过手术达到解剖学复位和坚强内固定，再到今天逐渐为人们所接受的生物学固定理念。这不仅仅是手术方式的转变，更是对骨折愈合过程的再认识和对影响骨折愈合与功能恢复条件的重新权衡。第一次转变大大提高了骨折的治愈率，降低了因长期制动造成的废用性肌肉萎缩、骨量丢失、关节僵硬等并发症的发生，但并未杜绝诸如骨折不愈合、延迟愈合、感染、再骨折等情况的发生。特别对于严重的粉碎性骨折，广泛的剥离与内固定手术并不一定能带来满意的骨折愈合与功能恢复。这引起了人们的重新思考。通过实验发现，接骨板造成的板下缺血和进而导致的骨坏死，是引起哈佛系统加速重塑的主要原因。血供不足不仅影响骨折愈合与塑形，而且导致局部免疫能力下降，使感染难以治愈，且容易形成死骨。由此引发了以保护血供为主的生物学固定（biological osteosynthesis，BO）理论体系的形成。它强调采用闭合或间接复位，不要求以牺牲局部血供为代价的精确复位，不要求固定物与骨之间的紧密接触，不要求骨折断端间的绝对稳定，这为微创技术在骨折治疗领域的应用提供了理论和实践基础。同时，人们也意识到，内固定对骨折部的应力遮挡作用，虽有利于防止骨折移位，但也导致了局部骨质疏松，这对内固定的材料与设计提出了力学相容性方面的要求。

（二）技术改进

以 BO 理论为基础，带来了一系列手术原理、技术以及器械的改进。

1. 微创内固定技术　微创经皮接骨术（minimally invasive percutaneous osteosynthesis，MIPO）是体现微创化概念的一种骨折内固定模式，采用间接或闭合复位、经皮插入技术完成接骨板内固定。其产生与"内固定支架"理论的形成有关。

"内固定支架"的工作原理与外固定支架相同，借固定于骨折段的螺钉或钢针，与不直接接触骨骼的连接杆构成的机械构架固定骨折。不同的是"内固定支架"全部埋藏在体内，连接杆类似于接骨板但不接触或有限接触骨折段。传统的接骨板被螺钉紧密压迫在骨面，产生巨大摩擦力而维持固定，接骨板下的血供不可避免地遭到破坏。内固定支架技术改变了这种压迫固定方式，采用以保护骨膜血供为目的的支架固定方式。接骨板上的螺孔有螺纹与螺钉尾部的锁定，实现了接骨板与骨的不接触或有限接触。轴向应力通过螺钉与钢板形成的"一体化"支架传导，因此无须将钢板紧密压迫在骨面上。在皮质骨质量良好的骨干部位，还允许使用只通过一侧皮质的骨螺钉。

目前基于微创、内固定支架等理论设计并应用于临床的内固定系统，有早期的点接触式内固定系统（point contact fixator，PC - Fix）以及后来出现的微创固定系统（limited invasive stabilization system，LISS）和锁定加压接骨板系统（locking compression plate，LCP）。经许多医院应用与随访，其疗效得到了肯定。

2. 联合固定及间接复位技术　联合固定是针对某一复杂骨折，一期或分期应用两种或两种以上的微创固定，在尽可能减少局部再损伤的基础上达到最佳治疗效果，是微创理念的又一体现。微创概念还包括复位技术的改进。直接切开复位是造成局部骨折块失血管化的主要原因，因此应多采用间接复位技术，不暴露骨折端，利用牵开和复位器械，借周围软组织的"合页"、"夹板"作用达到骨折复位的目的，以有效保留骨折块的血供。

此外，借助关节镜或影像导航系统进行骨折复位固定，是骨折治疗微创化的又一手段。利用辅助设备达到手术的微创和可视化，无须完全暴露骨折部位即可准确完成骨折复位和精确固定。目前，这类方法主要用于治疗累及关节或结构复杂部位的骨折。

二、脊柱手术微创化

20 世纪中期应用木瓜蛋白酶注射进行髓核溶解，可以看作脊柱微创治疗的实例，但当时并未形成系统理念。80 年代至 90 年代内镜技术在脊柱治疗领域取得了长足进步，加之经皮穿刺技术和监控设备应用范围的拓宽，才逐步形成了一套较为成熟的脊柱微创手术体系。

微创技术在脊柱领域的运用主要可归纳为两大类：经皮穿刺技术及内镜辅助技术。

（一）经皮穿刺技术

经皮穿刺技术始于 20 世纪 60 年代，最初是在 X 线透视下，将蛋白酶注入椎间盘行化学融核。以后又出现了运用特殊器械经皮切除髓核，以及应用激光技术汽化髓核等方法。

射频消融髓核成形术是近年来出现的较新的治疗椎间盘突出症的微创技术。其原理是通过冷融切技术将组织细胞的分子链（肽键）击断，以移除大部分病变组织而不引起周围正常组织的不可逆损伤。与传统电烧、激光等热切割（300～600℃）方式比较，冷融切过程是一种低温（40～70℃）处理过程。髓核成形术是利用冷融切的低温（约40℃）气化技术，移除部分髓核组织而完成椎间盘内的髓核组织重塑，并利用加温（约70℃）技术使髓核内的胶原纤维气化、收缩和固化，缩小椎间盘的总体积，达到降低椎间盘内压的目的。手术主要适用于椎间盘源性疼痛和轻中度椎间盘突出症，纤维环尚未完全破裂者。

经皮椎体成形术是在影像学技术支持下经皮经椎弓根将骨水泥等生物材料注入椎体，以缓解疼痛、防止椎体进一步塌陷的新技术。20 世纪 80 年代法国医生首先运用该技术将骨水泥注入椎体治疗血管瘤，此后该技术逐渐为更多的骨科医生所接受。目前已用于涉及骨质疏松、创伤及骨肿瘤引起的椎体骨折及疼痛的治疗。在维持椎体形态、改善生活质量方面取得了显著疗效，成为传统开放式手术的补充。1999 年在原有成形术的基础上，美国研制出一种可膨胀球囊，操作时先经皮经椎弓根将球囊送入椎体，膨胀球囊使椎体复位，放气退出球囊，注入骨水泥，称为脊柱后凸成形术。理论上该技术可以较好地恢复椎体高度，改善后凸畸形，并有效避免经皮椎体成形术引起的骨水泥渗漏。目前，人们正着重研究具有足够强度的生物型可注射材料，以及复合生长因子的具有骨诱导特性的生物型可注射材料，以替代传统的骨水泥。

（二）内镜技术

内镜技术在脊柱领域的应用始于 20 世纪 80 年代，90 年代后有较快发展。除椎间盘镜的广泛应用外，胸腔镜、腹腔镜的应用进一步为脊柱的微创治疗开辟了新的发展空间。目前使用内镜技术可以完成神经根减压、椎间盘切除、椎体间融合、组织活检、脊柱畸形矫正、脓肿引流、椎间隙融合等多种手术，并可与激光等技术结合使用。

Mack 等于 1993 年首次报道用胸腔镜进行脊柱外科手术。自此，胸腔镜手术逐渐用于胸椎间盘切除、脊柱畸形的前路松解、截骨及固定、椎体肿瘤切除、椎体骨折的前方减压、重建等手术中。在胸腔镜下进行交感神经切除也被不少医师采用，并且发展了多入路、双入路、单入路等多种术式。

1991 年 Obenchain 首次使用腹腔镜进行腰椎间盘切除术。随后，Mathews、Zucherman、Kumar 等人先后报道了使用腹腔镜进行前路腰椎融合的初步临床结果。与传统的开放手术相比，使用腹腔镜具有创伤小、并发症少、手术操作较容易等优点。腹腔镜除了经腹腔入路外也可经后腹膜入路，采用后腹膜入路无需腹腔充气，且可避免损伤腹膜大血管及下肢神经丛。经腹膜外镜下放置椎体间融合器是新近发展的一项新的微创技术，在 McAfee 所做的临床研究中效果满意。

显微内镜下行椎间盘切除、神经根减压，也是脊柱手术微创化的典型术式。应用最广泛的是在内镜监视下行腰椎间盘突出切除术，该方法通过术前影像学准确定位，在不到 2cm 的切口下建立工作通道，进行侧隐窝清理及髓核摘除，在不干扰脊柱正常生物力学结构的基础上完成神经根减压。目前该术式已在国内广泛展开。内镜手术也逐渐扩展至颈椎手术，在颈椎后路"钥匙孔"椎间盘切除术的基础上，发展出颈椎后路内镜下侧方椎间盘切除神经根管减压术，与传统的开放椎板神经根管减压术比较，两者的减压效果无显著差异，但出血、术后疼痛前者更少。近年有人尝试在内镜下行颈椎前路手术，因报道较少，疗效还待观察。

（三）关节置换微创化

微创概念在创伤和脊柱领域已普遍为人们所接受，近来有人提倡微创化人工关节置换术。所谓微创化人工关节置换，简言之就是指通过较小的手术径路进行人工关节置换的方法。手术入路可以是原入路的缩小或另行设计的小切口入路。这些切口的特点不仅在于切口短小，而且均不横断任何重要的肌肉、肌腱或韧带，并借助专门设计的器械和灵巧、娴熟的技术完成手术。如由 Sculco 提出的髋关节单切口入路，切口经髋关节后外侧，平均长 8.8cm。由 Berger 提出的双切口入路为两个小切口的联合，通过 5cm 以内的前方切口切除股骨头，安装髋臼假体，通过 3cm 以内的侧方切口安装股骨假体。通过 6～14cm 的切口进行全膝置换术，在国内外也有较多报道。

与更小化手术切口相应发展的是手术技术和手术器械的改进。Bonutti 总结了微创化人工膝关节置换术中的若干手术技巧，包括：①通过膝关节的屈伸增加术野显露。②协调交错使用牵开器。③采用股四头肌微侵袭入路。④髌股关节囊上、下方松解。⑤原位股骨、胫骨截骨而不使之脱位。⑥使用小型化手术器械。⑦分块取出截骨块等。

提出人工关节置换微创化的目的是通过手术入路的改进减少软组织创伤，由此减少术中出血、缓解术后疼痛、加速术后康复、缩短住院时间，并改善手术部位的外观。但由于缺乏大宗病例的长期随访以及有效的对照研究，上述优越性仍被质疑。有研究表明，缩小切口并未减少术后输血量，在缓解疼痛及改善功能方面较传统术式也无明显差异。另外，有学者认为缩小的手术切口影响了手术视野的显露，增加了保护神经血管以及正确判断假体固定位置的难度，延长了手术时间。正如 Wright 所说："目前的研究表明，缩小的手术切口除了外观的改善，尚未体现出较传统术式更明显的优势"。

微创切口是优是劣尚无定论，但对于微创术式的研究将有助于传统术式的改良。切口位置的选择可以帮助缩小其长度；牵开器、截骨及假体安装器械的改进有助于减少术中软组织损伤；对于微创手术后改进的康复治疗，可能同样加速传统术式的术后康复。我们无须将微创技术与传统术式完全分开甚至对立起来，而应使二者的发展相辅相成、相互促进。

（夏洪超）

第二节　骨科手术个体化

个体化治疗是根据个体的具体情况，提出并实施具有针对性的治疗方案。近20年个体化治疗已被逐渐引入骨科手术领域，其中最具代表性的是个体化人工关节或称定制型人工关节的设计应用。其制作过程大体分三步：①首先利用 CT、MRI 或 X 线等影像学信息重建骨骼的三维结构，用以分析和设计假体、模拟和评估手术过程。②对部分复杂病例应用快速原型技术制造三维模型，帮助手术医师建立复杂部位的立体印象，并成为设计、制造假体和体外模拟手术的模型，以验证和完成计算机辅助设计。③通过加工中心完成假体的制作。定制型人工关节的初衷是针对特殊患者如骨关节肿瘤、严重先天性畸形等，在切除或修复病损的同时重建关节功能。但随着个体化假体的研究和计算机技术及现代影像技术的发展，有人已尝试着将个体化假体用于普通患者，在体外测试与临床应用中已初步显示了其潜在的优越性。

（一）理论依据

人工关节的发展至今已有近百年的历史，假体材料不断更新、固定方式不断改进使手术效果明显提高，但有限的使用寿命是限制其进一步发展的"障碍"。因此，如何延长假体使用寿命是人工关节研究的主要目的。有实验表明，提高假体与骨之间的解剖匹配度可显著改善关节置换的疗效，但人的骨骼结构存在很大差异，标准假体不能适用于所有的患者，这推动了人工关节个体化的发展。人工关节植入后，局部骨骼的负荷传递与应力分布情况直接影响假体的长期稳定性。高于或低于正常的负荷传递会影响骨的塑形与改建，导致骨吸收与骨丢失。只有达到假体与骨的精密匹配与合理的个体化设计，才能使骨的负荷传递接近正常。普通的标准假体与骨髓腔内壁的间隙较大，在受力时会产生明显的微动，造成骨小梁破坏，间隙进一步加大，并加快局部磨损。同时，关节内的磨损颗粒也可进入假体－骨间隙，进而导致骨吸收，假体松动。非骨水泥股骨假体微动试验研究显示，假体与股骨之间的精确匹配可以有效地控制两者间的微动，特别是垂直微动，减少因微动带来的不良后果。

（二）临床应用

80 年代初，国外一些公司建成了柔性加工生产线，由医生选择、确定假体各部分的尺寸，然后生产者按要求制作假体，这是定制型人工关节的早期形式。随着计算机辅助设计（computer aided design, CAD）和辅助制作（computer aided manufacturing, CAM）技术的发展，产生了根据每个患者的骨骼解剖与病损特点单独设计一个最理想的人工关节的设想。1985 年 Nelson 开发出一种运用 CT 数据设计股骨骨髓腔假体的软件包，利用 CT 图像重建患者股骨上段的模型。1987 年，Robertson 等首次报告应用现代 X 线定量 CT 技术和三维图像重建技术建立个体化的股骨三维模型，经计算机辅助设计、加工生产出既与骨髓腔优良匹配，又能够手术植入的人工髋关节假体。由于个体化人工关节可以更有效地利用患者原有的骨组织，减少移植骨量，因此还被用于人工关节翻修术中。美国学者 Bargar 等人从 1986 年起采用 CT 图像优化设计，连续为 47 例全髋翻修患者实施定制型股骨假体置换术，随访 2～4 年，仅 1 例需再次翻修，显示定制型全髋翻修假体具有良好的效果，尤其是用于较为复杂的翻修患者，有利于避免结构性植骨的晚期失效或全微孔表面假体的骨应力遮挡。目前利用 CAD/CAM 技术已可制作包括半骨盆、肱骨近端及骶髂关节等多处复杂结构的假体，在初期的临床应用报告中效果满意。近年来，定制人工关节假体在国内也得到了蓬勃发展，1986 年戴魁戎、王成焘等开始了系列化计算机辅助定制型人工关节的基础研究，1998 年在国内率先将计算机辅助设计与加工的定制型人工关节应用于临床，并提出"优先区订制"的设计思想。随后，定制型人工关节由髋关节发展到膝、肩、肘、腕、踝关节，并为肿瘤保肢患者制成了带膝关节、带髋关节的假体，并结合快速原型技术实现了半骨盆假体的个体化制作，随访 1~6 年的效果良好，远期疗效尚待观察。

尽管个体化假体体现了上述诸多优势，但仍存在许多问题有待解决。包括如何降低生产成本和缩短设计制作周期、如何获取更准确的 CT 等影像学信息、避免诸如金属等已植入体内的内植物造成的图像伪迹，以及射线束硬化、部分容积效应等造成的扫描误差、如何将三维 CT 数据与数控机床连接、随时生产所需的假体等。随着学科间更为广泛的交流与合作，相信这些问题有望在不久的将来得到解决。

需要个体化对待的还应包括多种复杂的创伤病例，如为满足治疗需要的超长或异形接骨板、环抱器等，目前也已进入个体化设计与定制的渠道。

（夏洪超）

第三节　骨科手术智能化

计算机技术的迅速发展促进了可视化技术的进步，它与日益完善的影像学技术结合，在骨科领域形成了一种新的技术手段 – 计算机辅助骨科手术（computer assisted orthopaedic surgery，CAOS），从而开始和加快了骨科手术向智能化（可视化/数字化）方向的发展。

（一）分型及工作原理

目前主要有两种 CAOS 系统正在研究和应用中：主动系统和被动系统。

被动系统在术前或/和术中起导航作用，该系统可以实时地反映手术工具的空间运动轨迹，手术操作靠医生来完成。被动系统可分为三种类型：基于 CT 和 MRI 系统、基于荧光透视系统和通过运动学或解剖学标志获取数据的非影像学系统。手术过程包括以下三个步骤：①术前计划：主要是术前影像或定位信息采集。②术中注册：包括手术部位的空间注册、影像信息注册和手术器械注册。③示踪：显示手术器械在患者体内的相对位置、空间走向及运动轨迹等信息。其中，示踪技术即空间定位技术是其核心。实现该技术的方法主要有超声波定位法、电磁定位法和光学定位法。光学定位法是目前使用最广泛、精度最高的一种方法，计算机通过追踪器同时接受手术部位与手术器械发出的光信号，以获取两者的相对位置信息，将此信息与手术开始前获得的图像信息结合，根据立体视觉原理重建出目标的空间位置信息。

主动系统可以自动完成某些手术步骤，如前交叉韧带重建中的钻孔、髋关节置换中的股骨扩髓等。主要由两部分组成：计划工作站和机器人控制单元。首先利用影像设备获取计划工作站所需的数据信息，计划工作站可以展示手术部位的三维影像、确定必要的解剖标记和移植物的空间走向等。然后此信息被输入机器人控制单元，以控制机器人进行某些手术操作。手术过程中机器人通过特制的钳夹器械固定于手术部位，在医生的监视下完成指定任务。

另外，一种新型的 CAOS 系统正在实验研究阶段，即半主动系统。它属于第二代医用机器人手术系统，允许医生在机器人控制的安全范围内随意移动手术工具，既有机器人的精确性，又有人手的灵活性。

（二）临床应用

一直以来，计算机辅助手术的临床应用主要集中在主动和被动两大系统内。在医用机器人研究方面，以美国的 Taylor 为首开发的 ROBODOC 系统最为典型，它在传统的工业机器人的基础上加以改进，并于 1989 年首次成功应用于全髋关节置换术。在欧洲已证实其在初次及翻修手术中的可行性。Birke 等人在尸体研究中发现，使用 ROBODOC 系统，假体与骨的匹配程度较传统方法更高，特别对于先天性或继发性骨畸形者，其优越性更为显著。近来，新型主动机器人系统 – CASPAR（computer assisted surgical planning and robotics）系统已能完成关节置换术中扩髓和前交叉韧带重建术中建立隧道等操作。在一系列研究中证实 CASPAR 系统具有较高的准确性，但机器人固定的稳固性及术前和术中并发症的发生率仍有待改善。

在手术操作可视化研究方面，计算机辅助技术帮助医生从计算机屏幕上获得手术的模拟仿真及手术操作的实时反馈。该技术在神经外科领域首先获得了广泛应用，随后在脊柱的椎弓根植入术中得到应用，并开发了相应的导航系统。早期的研究大都是术前对手术区进行 CT 扫描，在此基础上制定手术计划，即基于 CT 的导航手术。典型的系统有 DiGioia 等开发的 HipNav 系统、Langlotz 等开发的脊柱导航系统。如今，新的研究热点是基于荧光透视的导航系统和无须任何影像学检查的开放式手术导航系统。典型的系统有瑞士的 Medvision 系统、美国的 Medtronic 系统、德国的 OrthoPilot 系统等。我国自行开发的安科 ASA – 630V 手术导航系统也已投入临床使用，其特点除具有足够的精确性和可操作性外，尚能一机多用，可用于脊柱与四肢内固定。

Amiot 等对手术导航系统与传统方法进行胸、腰、骶椎椎弓根钉植入的准确性进行比较，结果显示使用导航系统的安全性和准确性更高。

在骨折的治疗中，目前多使用基于荧光透视的导航系统，主要用于复杂结构的置钉和髓内钉固定时辅助选择进钉点、插入锁钉等。治疗范围包括：骶骨骨折，骶髂关节分离，髋臼骨折，耻骨骨折、股骨颈骨折及长管骨骨折等。使用该技术可以避免对骨折部位的显露，从而保持骨折部的血供和降低出血、感染等并发症的发生。而且术中无须不断进行 X 线透视，大大减少了术者和患者在 X 线下的暴露时间。通过计算机获取的信息，还可精确地选择进钉、预测内固定的走向和长度，以进行实时调整，在微创的基础上提高手术的准确性和安全性。Kahler 报道了运用该技术置入 55 枚骶髂螺钉，平均偏差仅 1.9mm。

Dessenne 等于 1995 年最早将非影像导航系统用于前交叉韧带功能修复术中，取得了满意疗效，随后该技术又拓展到关节置换术。在全膝置换术中，在患肢股骨、胫骨及足部安装动态参考点（发光二极管或反光标记球），通过下肢的运动确定力线。采用探针点取已显露的股骨及胫骨特征点，根据这些电子数据选择假体型号，并确定切割方位及切割量。最后，在导航的辅助下由医生完成手术操作。目前，这类系统在欧美的许多医院得到应用，并取得了良好的临床效果。国内也有少数医院开始应用这一技术。

近来，又陆续见到在计算机辅助下进行胫骨高位截骨及骨盆肿瘤切除的报道。可以预见，随着该技术的日益成熟，其适用范围将不断扩展。

（夏洪超）

第三章

术前准备与术后处理

手术是骨科治疗的组成部分和重要手段，也是取得治疗效果的关键环节，但一次成功的手术，可以完全毁于术前准备的微小疏忽和失败于术后处理的不当。因此，骨科医生要像认真对待手术操作一样，重视骨科围手术期的处理。

第一节　术前准备

术前准备的目的应该是使患者以最佳的状态接受手术。术前准备与手术的类型有密切关系。骨科手术种类繁多，但就手术急缓的程度大致可分为三大类：①择期手术：大多数需要骨科治疗的患者，病情发展均较缓慢，短时期内不会发生很大变化，手术时间可选择在患者的最佳状态下进行。如小儿麻痹后遗症的矫正手术等属于择期性手术。这类手术的特点是术前准备时间的长短不受疾病本身的限制，手术的迟早也不会影响治疗的效果，手术可选择在做好充分准备和条件成熟的情况下进行。②限期手术：有些疾病如恶性骨肿瘤等，手术前准备的时间不能任意延长，否则会失去手术的时机。为了取得较好的手术效果，要在相应的时间内有计划地完成各项准备工作，及时完成手术，这类疾病的手术称为限期手术。③急症手术：开放性骨折的清创缝合、断肢再植等，属于急症手术。这类患者病情发展快，只能在一些必要环节上分秒必争地完成准备工作，及时手术，否则将会延误治疗，造成严重后果。三种手术的术前准备基本相同，但急症手术因伤势较重，加之伤口污染、损伤严重继续出血等，通常需要在较短时间内完成必要的术前准备，而后二者可以从容不迫地做完必要检查，待条件适宜再行手术。急症手术因其紧迫的特殊性，以下单独列出。

一、急症手术的术前准备

除特别紧急的情况，如呼吸道梗阻、心跳骤停、脑疝及大出血等外，大多数急诊室患者仍应争取时间完成必要的准备。首先在不延误病情发展的前提下，进行必要的检查，尽量作出正确的估计，拟订出较为切合实际的手术方案。其次要立即建立通畅的静脉通道，补充适量的液体和血液，如为不能控制的大出血，应在快速输血的同时进行手术止血。

骨科医生可按下列三个步骤处理，即首诊检查、再次检查及有效处理措施。

（一）首诊检查

主要是保护生命体征，一般遵循 ABC 原则：

1. 保持气道通畅（airway，A）　在交通事故中，死亡最常见的原因为气道梗阻。急诊首诊医生首先要检查患者的呼吸道是否通畅，排除任何气道梗阻因素。

2. 呼吸支持（breathing，B）　对患者的气道通气功能进行评价，危及生命的急症有张力性气胸、巨大血胸、反常呼吸及误吸等。张力性气胸可通过严重的气胸体征及胸膜腔正压引起的纵隔偏移、静脉回流减少而诊断，此时应立即行胸膜腔穿刺减轻症状。这需要在 X 线检查完成之前进行。反常性呼吸（连枷胸）表现为患者虽能自主通气，但患者有持续发绀和呼吸困难，可通过观察胸壁的反常运动而诊断，需要通气支持治疗。对于呕吐物、血块、脱落牙齿，需要及时清除，处理的措施有向前托起患者颜面部、经鼻腔或口腔气管插管和气管切开等，气管切开一般用于紧急情况，不能作为一种常规方法。另外，对急性窒息的患者还可行环甲膜穿刺，但注意一般不适用于 12 岁以下儿童。

3. 循环功能支持（circulation，C） 检查患者的生命体征，即刻进行循环功能的评价和支持是必需的。控制外出血，加压包扎，抬高患肢，帮助减少静脉出血，增加静脉回心血量，而传统的头低位帮助不大。

4. 功能判定 对清醒的患者，进行快速规范的神经系统检查是必要的。对不清醒的患者，按照 Glasgow 评分（GCS），根据患者的光反应、肢体活动和痛觉刺激反应来评判患者的病情和预后。

（二）再次检查

再次检查的内容如下：

1. 病史 病史应包括外伤发生的时间、地点、损伤机制、患者伤后情况、治疗经过、转送过程及患者既往史，如患者神志不清，应询问转送人员和家属。为便于记忆，可按照"AMPLE"顺序进行；A：过敏史（allergies）；M：药物（medications）；P：过去病史（Past illness）；L：进食时间（Last meal）；E：外伤发生情况（Events of accident）。

2. 详细的体格检查 体格检查应小心、全面，从头到脚依次进行。首先是神志情况，主要根据 Glasgow 评分（GCS）；仔细检查头面部，注意检查可能隐藏在头发内的损伤；对于高位截瘫患者，要注意区分头外伤和颈髓损伤，常规 X 检查是必须的，颈部在明确损伤前一定要固定；血胸、气胸是可预防性死亡的常见原因，注意要监测血压和肺通气功能，详细检查胸部，仔细阅读胸部 X 线片；腹部损伤也是可预防性死亡的常见原因，仔细检查腹部体征和监测生命指征变化，必要时行腹腔穿刺和灌洗术。四肢外伤一般比较明显，但要注意多发伤和并发血管、神经损伤的可能性。

3. 对任何可疑骨折行 X 线检查 对所有的多发伤患者，在初次检查后，都应行胸片、颈椎侧位和骨盆像，如怀疑脊柱骨折，应行正侧位及颈椎张口位像，必要时进一步 CT 检查。对意识有问题的头部外伤患者，常规行头颅 CT 检查。

（三）有效处理措施

在多发伤患者的诊治中，可能会包括许多专家参与的多次手术和操作。应该综合患者全身的病情，适时讨论手术时机、类型和手术操作范围。

二、常规手术准备

在手术前应按以下流程：明确诊断，确定手术指征；术前综合评估患者情况；术前讨论，确定手术治疗方案；术前与患者及家属的交流；调整患者的健康状态最佳化；细化医生准备。

（一）明确诊断，确定手术指征

术者必须全面掌握病史、临床表现和影像化验检查资料，将资料归纳分析后得出明确的诊断，并复验入院诊断是否正确，提出有力的手术指征。

（二）术前综合评估

在确定患者是否需要手术治疗后，需要对患者进行术前综合评估，评价手术的风险，除外手术禁忌，这一阶段的主要目的在于确定患者能否接受手术治疗的问题。评估病史和有重点系统回顾的体格检查，然后决定是否需要进一步检查。根据患者的疾病程度、主要脏器功能状态以及全身健康状态，将手术危险分层化，可将患者对手术的耐受性分成二类四级（表 3 - 1）。对于第一类患者，经过一段时间的一般准备后即可进行手术。而对于第二类患者，由于其对手术的耐受性差，手术风险非常高，且有可能高于手术的益处，那么需要多科室（例如麻醉科医生、内科医生等）会诊，请麻醉师及内科医生各自提出自己的见解，并最终确定是否存在手术禁忌。如果无手术禁忌，需要对主要脏器的功能进行认真检查，有针对性地做好细致的特殊准备后，才能考虑手术。如有必要可分期手术，暂时改善全身情况后再彻底地手术。

表 3 - 1　患者耐受性的分类、分级

患者情况	一类		二类	
	Ⅰ级	Ⅱ级	Ⅲ级	Ⅳ级
骨科疾病对机体的影响	局限，无或极小	较少，易纠正	较明显	严重
主要脏器功能变化	基本正常	早期，代偿期	轻度，失代偿期	严重，失代偿期
全身健康状况	良好	较好	差	极差

（三）术前讨论

在明确患者诊断、确定其具备手术指征并除外手术禁忌后，应提请术前讨论。此阶段的主要目的在于解决手术方法的问题。

在术前讨论中，首先由主管医师介绍患者的病史、重要体征以及辅助检查等资料，作出诊断，提出强有力的手术指征，同时提出手术治疗的目的及手术方案（包括术前准备情况、手术操作步骤、需要准备的特殊器械、术后结果评价以及术后护理注意事项等）。科内医生对此提出建议及评价，首先需要再次确认诊断是否正确，是否需要进一步检查；其次，评价手术方案是否合理，例如手术途径是否合理等等；最后，确定最终手术方案。

（四）术前交待

因为患者及其家属的决定才是最终的决定，也只有他们才能决定是否可以接受手术的危险，所以一旦医生方面对治疗的意见达成一致，那么就需要在术前向患者本人及家属或单位交待清楚疾病的治疗原则、手术方案以及预后等，与其协商治疗方案，使患者方面从心理上认清接受手术的必要性，对手术要达到的目的及可能发生的并发症与意外事项等有所了解。如果医生与患者两方面最终对手术方案达成一致，应嘱患者或其监护人、委托人签好手术同意书。

（五）调整患者的健康状态最佳化

任何一种骨科手术，都需要将每个患者的手术前情况调整到最佳状态。这也是术前准备的目的。通常，手术前需要以下准备工作：

（1）患者心理方面的准备：手术对患者是一极严重的心理应激，多数患者怀有恐惧感。患者住院后，由于生活环境的改变和工作、家庭联系的暂时中断，特别是对自身疾病的种种猜疑，患者的思想是很复杂的。对即将进行的手术治疗，怀着各种各样的顾虑：害怕麻醉不满意而术中疼痛；担心手术后不能坚持工作和丧失劳动力；对肿瘤根治性手术的效果悲观失望等。医护人员应和家属、亲友一起共同做过细的思想工作，有针对性地解除患者的各种忧虑，增强患者与疾病斗争的决心。同时，医生和护士要优质服务和满腔热忱、无微不至地关怀，使患者对手术充满信心，让患者从医护人员的言行中，建立起对手术的安全感和必胜的信念。

（2）适应性锻炼：长期吸烟者，住院后应立即戒烟。要求特殊体位下手术的患者（如颈椎前路手术，术中取头后仰、颈部过伸姿势），术前 2～3d 应在医生指导下进行相应的训练。术后病情需要较长时间卧床者，术前应进行卧床大、小便的练习。

（3）饮食的管理：中小手术的饮食一般不需严格限制，但必须在术前 12h 禁食，术前 6h 禁饮，以防麻醉和手术过程中发生呕吐而误吸入肺。

（4）肠道的处理：局部麻醉下的一般手术，肠道无须准备。需要全身麻醉和硬膜外麻醉者，手术前一日晚灌肠一次，排出积存的粪块，可减轻术后的腹胀，并防止麻醉后肛门松弛粪便污染手术台。

（5）手术前用药：体质差伴营养不良的患者，术前数日可适当输入适量的白蛋白液、复方氨基酸等，并口服各种维生素。手术复杂和时间较长或在感染区内的手术，术前 48h 开始预防性抗生素的应用，可使手术过程中血液内和手术野内保持一定浓度的抗生素，对减少术后切口感染的发生率有一定作用。

（6）手术部位的皮肤准备：病情允许时，患者在手术前一日应洗澡、洗头和修剪指（趾）甲，并更换清洁的衣服，按各专科的要求剃去手术部位的毛发，清除皮肤污垢，范围一般应包括手术区周围5～20cm，剃毛时应避免损伤皮肤。备皮的时间多数在手术前一日完成。手术前日晚主管医师应该仔细检查皮肤准备情况，如发现切口附近皮肤有破损、毛囊炎，应推迟手术日期。

（7）如术前应用抗凝药物，则应停用抗凝药物一周以上，并复查出凝血时间。

（8）高血压、糖尿病患者应控制血压及血糖接近正常水平。

（9）术后功能锻炼，器械的学习与使用。由于骨科手术后患者大多需要配合康复锻炼，因此术前应指导患者学习使用。

（10）如预计要输血，查血型，交叉配血试验，备血、预存自体血或准备吸引－收集－过滤－回输装置。

（11）特殊患者的术前准备：术前慢性贫血、营养不良的患者，应给以高蛋白质及高糖饮食，并补给各种维生素，必要时多次少量输血或血浆。幽门梗阻的患者常伴有较严重的水与电解质紊乱，术前应加以纠正，同时每晚用温盐水洗胃一次，共3～5d，有利于胃黏膜炎症与水肿的改善。肝脏疾病的手术前准备应加强保肝措施，以增加肝糖原的储备。

婴幼儿有些器官发育不完善，基础代谢率高，糖原储备量较少，而且总血量明显低于成年人。手术前应特别注意水、电解质失调的纠正；宜常规应用维生素K，以纠正术中的出血倾向；即使是短时间禁食，术前也应静脉滴注5%～10%的葡萄糖溶液。

老年人的重要生命器官逐渐出现退行性变，代偿和应激能力较差，消化和吸收功能日益减弱。另外，老年人常伴慢性心血管疾病和肺气肿，对手术的耐受力相应较弱。术前应该特别注意改善心功能和肺功能，加强营养，纠正贫血，最大限度地增加手术的安全性。

（六）细化医生准备

1. 术前测量与设计　术前有关的绘图、设计、测量等是术前必须做好的准备工作，例如股骨上端截骨术，截骨线的设计、矫正的角度及矫正后的固定措施等都必须在手术前通过描图、剪纸计划好，以期术中能够达到预期矫正的目的。

2. 手术径路的选择　骨科手术途径非常之多，选错途径将增加手术困难，并有损伤重要结构的可能，一般来说以分开软组织少而能清楚显示病灶的手术途径为最佳途径。

3. 手术体位　手术体位与显露病灶的难易极有关系，为了显露满意，要慎重选择体位和铺无菌巾的方法。

4. 手术部位的定位　在术前要考虑周到，采用何种方法才能做到准确无误，特别是胸椎及胸腰段，如有变形或畸形，术中的定位标志常不明确，易发生错误，应该在术前找好标志，必要时应借助术中X线透视或照片定位。

5. 器械准备　骨科手术常需要一些特殊器械和内固定物，为了方便手术，有些器械需要术者亲自选好，交手术室护士灭菌备用。

6. 其他科室准备　术中需要行放射线造影、特殊化验检查和冰冻切片检查时，主管医师应在手术前一日与有关科室取得联系。

（邝冠明）

第二节　手术后处理

手术的结束并不意味着治疗的结束，术后处理是手术治疗的重要组成部分之一，忽视术后处理往往会对手术效果产生负面影响。术后处理也有全身和局部之分，短期和长期之别。

一、全身处理

与一般外科手术的术后处理基本相同，骨科手术后当天和短期内，须密切观察和及时处理手术创伤和失血反应、麻醉反应、手术并发症，以及观察是否继续失血、原有病情是否加重等。常规观察血压、脉搏、呼吸、体温、神志、液体出入量，治疗方面包括输液、镇痛及抗菌药物的应用等等。需要强调以下几个问题：

（一）麻醉后反应

骨科手术的麻醉，成人上肢常用臂丛神经阻滞，下肢常用硬脊膜外麻醉，除儿童外，很少对四肢手术应用全身麻醉。脊柱手术或经胸手术的患者，在术后应重点护理。麻醉的改进并不意味着可以放松术后观察和处理。

（二）输液与输血

禁食期间，每日应由外周静脉补入一定数量的葡萄糖、盐水和电解质。成年人每日补液总量为2 500～3 500ml，其中等渗盐水不超过500ml，其余液体由5%和10%的葡萄糖液补充。三日后仍不能进食者，每日可静脉补钾3～4g，如有大量的额外丢失，应如数补入。术后有严重低蛋白血症者，可间断补入复方氨基酸、人体白蛋白和血浆，以利于手术创口的愈合。慢性失血伴贫血的患者，术后应继续给予输血，以保证手术的成功。

（三）饮食与营养

骨科手术很少干扰胃肠道，多从口服途径给液、给药和补充营养。一般情况下，局部麻醉后饮食不需严格的限制。较大的手术，进食的时间和饮食的种类取决于病变的性质和手术及麻醉的方式。由于手术创伤的影响、麻醉和镇痛药物的作用，术后短时间内患者的食欲有所减退。全身麻醉的患者有正常排气和排便后，开始正常进食。口服饮食的原则是先从容易消化吸收的流质开始，逐步过渡到半流质，最后恢复到正常的普通饮食。

（四）抗感染

预防性应用抗生素大大降低了术后感染的发生，但是随便地预防性应用抗生素，非但不能减少感染的发生，反而有促进耐药菌株生长的危险，使医务人员忽视无菌术和手术基本操作的要求，错误地用抗生素来弥补无菌术和手术操作上的缺陷。

一般对于血运丰富的部位，如手部手术、一般软组织手术、时间短、不超过1～2h的无菌手术，均不需预防性使用抗生素。但对于人工关节置换术、大关节开放手术、脊柱手术等较大的手术或使用内固定的手术，均可考虑预防性应用抗生素。使用的方法为在麻醉后或作切口前从静脉给予抗菌药物1个剂量，若手术时间长或污染严重，可在4～6h后再给药一次。一般术后使用3d，有内固定物者5～7d，体温正常即可停用。

一旦手术部位出现感染迹象，宜及时更换广谱、高效及敏感的抗生素，并给予全身支持疗法，当发现切口内有脓液时，宜及时切开引流或闭合冲洗。

（五）止痛、镇静和催眠药物的应用

几乎所有的骨科急症患者都会有疼痛和焦虑，使患者情绪尽快稳定下来非常重要。用药应根据患者的体表面积、既往药物应用剂量和病情来决定。

理想的止痛、镇静药物用量应使患者保持规律的昼夜作息制度，即白天清醒无痛，夜间安然入眠。日间因可以分散注意力，轻度的疼痛不适可以忍受，而夜间不同，失眠可导致患者虚弱。可考虑在患者入院后应用非成瘾性止痛剂。

1. 止痛剂　应用前应了解患者疼痛的严重程度。最有效的止痛方法是使用由患者控制的胃肠外途径鸦片类止痛剂。胃肠外应用止痛剂，可在避免毒性作用的同时保持血液中最低有效浓度。吗啡和度冷丁是最常用的药物。临床上常用的仍然是阿片类药物，一般在术后可用度冷丁50～100mg或吗啡5～10mg，肌内注射，疼痛持续者必要时可以4～6h重复1次。患者自控镇痛（PCA）和椎管内给药镇痛法，如硬膜外注药镇痛是近年来发展的较新的镇痛技术，若使用得当，临床效果较好。

2. 麻醉剂　这些药物有共同的不良反应，持续应用4周后会产生成瘾性。药物的作用和不良反应都有个体差异，要通过实验性应用药物尽快找出适合患者的最有效的药物。注意，对于慢性疼痛病史的

患者，麻醉剂不能有效地控制疼痛，一般要联合应用止痛剂。药物的不良反应包括抑制呼吸和咳嗽反射、降低膀胱的敏感性和结肠活动、恶心呕吐等，要及早采取干预措施。

3. 镇静催眠药物　对于过度焦虑的患者，镇静药联合止痛剂往往有效。如患者正在接受功能锻炼，要在当天避免使用肌松剂。

（六）预防静脉血栓

血栓栓塞是困扰每个手术者的棘手问题。老年人和卧床超过 1 天者都应采取预防措施，包括抬高患肢、鼓励患者做肌肉收缩功能锻炼改善循环，有条件时可应用弹力绷带和弹力袜或使用足底静脉泵。高危患者包括：既往有血栓病史；既往下肢手术史或慢性静脉曲张病史；口服避孕药；肿瘤；骨盆、股骨骨折；吸烟；下肢行关节置换后等。对这些患者应常规预防性治疗，腰麻或硬膜外麻醉可能会减少深静脉血栓（deep venous thrombosis，DVT）发生的概率。对于高危患者，术前应行多普勒超声检查。华法林及低分子肝素和四肢静脉泵，均可应用于预防性治疗。在预防血栓治疗的同时，要注意抗凝引起的并发症（出血、感染等）。

（七）各种管道的处理

由于治疗上的需要，骨科手术后的患者常常带有各种管道，因放置管道的目的不同，各管道的拔出时间不尽相同。因此，必须认真管理，既要发挥各管道的治疗作用，又要防止因管道所产生的并发症。

1. 留置导尿管　肛门和盆腔手术后常留有导尿管，留管时间长短不等，少数可长达 1～2 周。留管期间应记录每日尿量，定时更换外接管和引流瓶，应防止尿管过早脱出。留置时间较长的导尿管，应用呋南西林溶液冲洗膀胱，拔管前数日可先试夹管，每 4h 开放一次，以促使膀胱功能的恢复。

2. 体腔引流管　手术后胸腔引流管等在治疗上有重要意义。术后应仔细观察引流物数量和性质方面的变化，定时更换外接管及引流瓶，保持清洁，防止脱出。引流管的留置时间差异较大，确实达到治疗目的后才能考虑拔管。关于拔管的方法、步骤及适应证，可参考各有关章节。

3. 切口引流的处理　部分手术为了防止术后切口内积血或积液，术毕于切口内留置有橡皮条或细橡皮管作为引流用，一般 24～48h 后拔出。手术创面较大、渗出物较多时，可适当延长时间，但要经常更换已被浸透的敷料，防止切口污染。

二、局部处理

患者从手术室返回病室后，对于手术肢体的局部处理，应注意以下几点：

（一）患者的体位

手术后患者的卧床姿势取决于麻醉方法、手术部位和方式，以及患者的全身情况。全身麻醉未清醒之前应平卧并将头转向一侧，以防呕吐物误吸。硬膜外麻醉和腰麻手术后应平卧 6h，可减少麻醉后并发症如头痛的发生。胸部、腹部和颈部的手术，如病情许可常采用半侧卧位，有利于呼吸和循环。脊柱或臀部手术后，常采用仰卧位或俯卧位。对于四肢手术，术后多需抬高患肢，其高度一般应超过心脏平面，以利于淋巴、静脉回流，减轻肢体水肿。

（二）观察患肢血液循环

手术当天与以后几天密切观察患肢血液循环，是骨科术后处理的重要环节。其次，手术后用引流或负压吸引装置将伤口内的渗血渗液引出，对改善患肢血液循环和预防感染也极为重要。除负压吸引装置外，引流条的放置时间不可超过 36h，否则可增加伤口感染的机会。

（三）预防褥疮等并发症

患者手术后常需长期卧床休养，容易发生褥疮、肺炎、尿路感染或结石等并发症，故定期翻身、协助四肢活动、鼓励起坐、主动活动、深呼吸、多饮水等，都是重要的预防措施。

（四）手术切口的处理与观察

1. 无感染的缝合切口　缝合切口无感染时应按时拆除缝合线，并根据切口愈合情况，按统一的要求作出准确记录。

（1）拆线的时间：经临床观察无任何感染迹象的切口，不应随意更换敷料。结合患者的年龄、营养状态、手术部位和切口大小等情况，决定缝线拆除的时间。颈部血运丰富，切口愈合较快，术后4～5d即可拆线；胸腹部切口需7～10d；下肢、腰背部切口需10～14d；腹部减张缝合线的拆除时间不得少于两周。切口一旦发生感染，拆线的时间应该提前。

（2）切口的分类和愈合的记录：根据手术中的无菌程度，通常将缝合的切口分为三类，分别用罗马字Ⅰ、Ⅱ及Ⅲ来表示。而切口愈合的情况也分为三级，分别用甲、乙和丙来表示。每一个患者出院时都要对切口的愈合等级作出正确的记录，如Ⅰ·甲、Ⅰ·乙、Ⅱ·甲或Ⅲ·丙等。有关分类和分级条件归纳于表3-2及表3-3。

表3-2　缝合切口的分类

切口	基本条件	表示法
无菌切口	手术基本上在无菌情况下进行	Ⅰ类
污染切口	手术野与消化道、泌尿道及呼吸道相通	Ⅱ类
感染切口	化脓、坏死的手术	Ⅲ类

表3-3　切口愈合的等级

愈合级	愈合特点	表示法
甲级愈合	切口愈合良好，无不良反应	甲
乙级愈合	切口愈合欠佳，如有硬结、积液等，但未化脓	乙
丙级愈合	切口化脓感染及切口裂开	丙

2. 感染切口的处理　切口一旦发生感染，应及时拆除缝线，敞开伤口充分引流。交换敷料时，要仔细清除异物和坏死组织，脓性分泌物应作需氧菌和厌氧菌培养及药敏试验，以便能准确地选用有效的抗生素。若感染逐渐控制，肉芽组织迅速生长，可争取二期缝合，以缩短病程。

3. 观察创口出（渗）血　骨与关节手术后常因骨面继续渗血而创口流血。如渗血面积不大，应加压包扎，流血自止；如流血不止，则需手术探查，予以止血。

4. 观察创口感染　创口疼痛，体温上升，白细胞总数和中性粒细胞百分比上升，切口部位肿胀、波动和压痛等，显示有化脓性感染，治疗原则是有脓排脓。

（五）石膏护理

石膏固定待石膏干硬后才能搬动，注意观察末梢血循环情况，防止并发症，后期还应观察石膏有无松动或折断，防止固定失败。拆石膏的时间，则决定于所做的手术以及X线摄片征象。

（六）功能锻炼

功能锻炼可促进局部功能的恢复和全身健康，手术后应尽早活动，活动强度和幅度要循序渐进。早期活动可改善呼吸和循环，减少肺部并发症和下肢深静脉血栓形成的机会，也有利于胃肠道和膀胱功能的迅速恢复。

三、手术后的对症处理

（一）恶心、呕吐

手术后恶心、呕吐是麻醉恢复过程中常见的反应，也可能是吗啡一类镇痛剂的不良反应。随着麻醉药和镇痛药作用的消失，恶心和呕吐即可停止，不需要特殊处理。但频繁的呕吐也可能是某些并发症的早期症状之一，呕吐有阵发性腹痛时，应想到机械性肠梗阻的存在。处理上要有针对性，如果无特殊情况，给以适当的镇静剂或解痉药即可。

（二）腹胀

腹部手术后胃肠道的蠕动功能暂时处于抑制状态，手术创伤愈大，持续时间愈长。胃肠道蠕动功能约在术后48~72h逐渐恢复，大致经过"无蠕动期 - 不规律蠕动期 - 规律蠕动期"三个阶段。胃肠道蠕动功能未能恢复之前，随着每一次呼吸所咽下的空气在消化道内大量积存，是引起腹胀的主要原因。严重的胃肠胀气可压迫膈肌影响肺的膨胀，压迫下腔静脉使下肢血液回流受阻，增加了深静脉血栓形成的机会。非胃肠道本身的手术，防治术后腹胀的主要措施是肌内注射新斯的明0.5mg，每四小时一次，能促进肠蠕动的恢复。

（三）排尿困难

多发生于肛门、直肠和盆腔手术后的患者，全身麻醉或脊髓内麻醉后也可引起，前者系由于切口疼痛反射性引起膀胱括约肌痉挛，后者是由于排尿反射受到抑制的结果。少数患者由于不习惯卧床排尿，下腹膨胀有排尿感，但无法排出。处理方法：病情允许时，可协助患者改变姿势（或侧卧或立位）后排尿，也可于膀胱区进行理疗、热敷和按摩，以促进排尿。一般措施无效时，应在无菌操作下予以导尿，并留置尿管2~3天后拔除。尿潴留：创伤或术后尿潴留并不少见，如果膀胱已经扩张，需要有数天时间才能恢复至正常的敏感性，因此如果患者需要导尿的话，应使用细尿管，5ml气囊，留置尿管接引流袋。尿管应放置到患者下地行走或白天不用麻醉剂治疗为止。

（四）便秘

尽量采取有效的措施，保证患者的大便习惯不受影响，饮食习惯改变和止痛剂的应用常会引起便秘。如果患者正常进食后仍有便秘，可口服通便灵或麻仁润肠丸，必要时可用开塞露塞肛或灌肠。矿物油也会有所帮助，但会造成维生素吸收障碍。

（五）肺炎

长期卧床的患者容易发生坠积性肺炎。术后鼓励患者咳嗽、雾化吸入、使用化痰药，防止术后肺不张。一旦发生肺炎，需要使用敏感的抗生素及有效地排痰。

（六）褥疮

褥疮容易出现在高龄、重症疾病及神经系统疾病的患者中，好发部位为腰骶部、足跟、臀部等。褥疮可以成为感染源，甚至危及生命。加强护理、经常变换体位、使用特殊床垫、积极治疗全身疾病及纠正营养不良是预防褥疮的基本手段，一旦发生后，对严重程度达三度者应尽早行清创及肌皮瓣覆盖。

（七）心血管系统并发症

对于老龄患者，术前许多人并发有心血管疾病，术后可以发生心律失常、心绞痛、心肌梗死，严重者可以发生心力衰竭、心搏骤停。术后宜加强监测，必要时送入ICU病房，一旦发生意外，需及时处理，并请内科会诊。

（邝冠明）

第三节　术后康复

骨科手术后康复治疗的目的是通过综合性康复治疗，巩固和扩展手术效果，改善和恢复功能，预防疾病的复发，使患者重返社会和改善生存质量。广义的术后康复治疗除了功能训练和假肢矫形器辅助治疗以外，还包括物理治疗、心理治疗、康复咨询、药物、护理等。

一、功能锻炼

在骨科临床中常用的功能锻炼在康复医学中也称为运动疗法，是利用运动锻炼，通过促进功能恢复或功能代偿来促进机体康复的方法。功能锻炼对预防并发症及保持整体健康有重要意义，为大部分骨科患者所必需，是骨科康复的基本方法，其他康复疗法则起辅助及补充作用。功能锻炼时的肢体和躯干运动，按运动方式分主动运动、被动运动和助力运动。外力作用于人体某一部分所引起的动作称为被动运动，一般用于维持或增大已受限制的关节活动范围、防止肌肉萎缩和关节挛缩。依靠患者自身的肌力进行运动的方式称为主动运动，主要用于维持关节的活动范围、增强肌力和持久力以及增强肌肉间协调性的训练。助力运动在肌肉主动收缩的基础上施加被动助力，适用于肌力在三级以下或病体虚弱时完成运动，以保持和改善肌力及关节活动度。应用专用的器械，在一定的范围内作持续的被动运动，以改善关节及周围组织的血液和淋巴循环、改善组织营养的方法称为连续被动运动。当肌力和关节活动度恢复到一定程度后，还应通过进一步的功能锻炼，如跑步、行走、骑车、游泳、跳绳、踏车和平衡板等增进机体的运动耐力、运动敏捷性和协调性，为即将回到日常工作和运动中作最后的准备。这些锻炼同时能增进患者的耐力。

（一）肌力锻炼

肌纤维按碱性染色的深浅分为Ⅰ型和Ⅱ型纤维。Ⅰ型统称为慢肌纤维，其收缩较慢，厌氧潜能很低，对抗疲劳的能力很大，是做低强度运动及休息时维持姿势的主要动力。Ⅱ型统称为快肌纤维，其中ⅡB型收缩快，厌氧潜能很高，产生张力高，易疲劳，是做高强度运动时的主要动力。不同的肌力锻炼方式，对运动单元募集率的程度及Ⅰ、Ⅱ型纤维的作用程度不同。一般而言，损伤后首先萎缩的是慢肌纤维，这可能主要是由于慢肌纤维容易反映正常本体感觉的消失，因此，应先做慢速功能的康复治疗，然后做快速功能的康复治疗。肌力锻炼时应正确掌握运动量与训练节奏，根据疲劳和超量恢复的规律，无明显疲劳时不会出现明显的超量恢复，故每次肌肉训练应引起一定的肌肉疲劳，但过大的运动量可引起肌肉急性劳损，过于频繁的练习易使疲劳积累，导致肌肉劳损。肌力锻炼时还应注意无痛锻炼，因为疼痛往往是引起或加重损伤的警告信号。有心血管疾病的患者，在锻炼时还需注意心血管反应和必要的监护。

1. 等长锻炼　等长锻炼是指肌肉收缩但肌肉长度和关节位置没有发生明显改变，是肢体被固定、关节活动度明显受限制或存在关节损伤等情况下防止肌肉萎缩、增强肌力的一种康复技术。优点是容易执行和重复，不需要特殊仪器和花费不多。缺点是有显著的角度和速度特异性，有报道认为这种锻炼对增强肌肉的耐力作用较差，同时对改善运动的精确性、协调性无明显帮助。通过选择一定的角度进行锻炼（多角度等长练习）能最大程度地全面增强肌力，同时减少对组织愈合的影响。通过双侧肢体的锻炼，可最大程度地利用"交叉"效应（cross - effect），即健侧肢体锻炼同样能增强患肢的肌力（大约30%）。每次等长收缩的时间不宜过长，一般不超过 5～10s。对那些因为害怕疼痛而不愿做自主收缩者，可用经皮电神经刺激（transcutaneous electrical nerve stimulation，TENS），刺激强度应介于其感觉和运动阈之间，每次治疗时间约为10min。

2. 等张锻炼　等张锻炼时肌纤维长度改变，张力基本不变，同时产生关节活动。根据肌肉在收缩中长度变化的不同，又分为向心性和离心性收缩。向心性收缩时肌肉两端相互靠近，是维持正常关节活动的主要方式；离心性收缩时肌肉被动拉长，主要用于姿势的维持。等张锻炼典型的方法是直接或通过滑轮举起重物的练习，如哑铃或沙袋等。其优点是容易执行，需要的器械很少，能够很好地提高肌肉的肌力和耐力；缺点是等张锻炼时肌力输出和所受的阻力，将随着不断改变的关节角度和力矩而变化，还受到运动加速及减速的影响，阻力负荷不能大于运动周期中最低的肌力输出，否则无法完成全幅度运动。这样，在每一个周期中大部分时间所承受的负荷偏低，影响锻炼效果。

渐进性抗阻训练（progressive resistance exercise，PRE）是 Delorme 于 1945 年首先提出并逐渐发展起来的经典的等张收缩训练。其原理是基于大负荷、重复次数少的练习有利于发展肌力。先测得某一肌群重复 10 次所能完成的最大负荷，以此负荷量为基准分三段训练。第一段取 50% 的最大负荷量重复 10 次；第二段取 75% 的最大负荷量重复 10 次；第三段取 100% 的最大负荷量重复 10 次。每天完成三段训练一次。当在最大负荷量下能完成 15 次时，需提高最大负荷标准。

3. 等速锻炼　1967 年首先由 Hislop 和 James Pernne 等提出等速运动的概念，被认为是肌力测试和训练技术的一项革命。等速收缩需依赖特殊的等速肌力仪，锻炼时关节的活动速度恒定，但阻力会随肌力而变化。肌纤维可缩短或拉长，产生明显的关节活动，类似肌肉等张收缩。运动中等速仪提供的是一种顺应性阻力，如果肌肉收缩产生过多的力则为设备所吸收，转化为阻力，阻力和肌肉收缩时产生的力相互适应，即在一定的范围内用力越大，阻力也越大，所以等速收缩兼有等张和等长收缩的某些特点或优点，可使肌肉在短时间内增强肌力。等速技术在临床上主要运用于对肌肉功能进行评定、对各种运动系统伤病后的肌肉进行针对性的康复训练、对康复治疗进行客观的疗效评定等。等速锻炼的优点是安全、客观、重复性好、锻炼效率高等。缺点是这种锻炼是非生理性的，而且设备昂贵，锻炼时花费时间较多，使用过程中最好有康复师指导。

（二）关节活动度练习

疾病和手术后的关节活动障碍主要是因为关节韧带、关节囊和关节周围肌腱挛缩或关节内外粘连所致，属于纤维性挛缩。制动后肌肉发生萎缩，首先发生萎缩的是慢肌纤维，可能是由于慢肌纤维容易反映本体感觉的消失。在制动第 5 周，股四头肌大约萎缩 40%。如果固定在肌肉短缩的位置，其萎缩的速率还可以加快。肌肉萎缩伴随着肌力下降。缺乏运动和负重的刺激，软骨细胞和纤维软骨细胞的营养就会受到影响。产生的废物也不能被消除，因而影响其正常的新陈代谢，表现为软骨细胞的异染性、含水量下降，细胞聚集成团，软骨受到破坏。这种变化超过 8 周就不可逆。成纤维细胞产生的胶原纤维循着应力方向排列，缺乏应力刺激其排列就会缺乏规律。在关节囊部位，这种变化加上原有胶原纤维的吸收会造成关节僵硬。对于韧带会造成韧带附着部位的吸收，韧带中胶原纤维顺应性和张力下降。制动 8 周后，韧带止点处的强度减少 40%，刚度减少 30%。由于制动产生不利于功能恢复的变化，而且制动超过 6 ~ 8 周后，这种变化的结果将非常严重，有些甚至是不可逆的，因此在条件允许的前提下，应该尽早进行主动或被动运动。

关节活动度练习的基本原则是逐步牵伸挛缩和粘连的纤维组织，需要注意的是及早地活动关节能防止关节组织的粘连和萎缩。大多数锻炼能够并且应该由患者单独完成，少数则需在康复师的指导下或借助特殊的器械来完成。应强调依据患者的个体情况决定活动开始的时间和活动范围。方法主要有：

1. 主动运动　动作宜平稳缓慢，尽可能达到最大幅度，用力以引起轻度疼痛为度。多轴关节应依次进行各方向的运动。每个动作重复 20 ~ 30 次，每日进行 2 ~ 4 次。

2. 被动运动　按需要的方向进行关节被动运动，以牵伸挛缩、粘连的组织。但必须根据患者的疼痛感觉控制用力程度，以免引起新的损伤。

3. 助力运动　徒手或通过棍棒、绳索和滑轮装置等方式帮助患者运动，兼有主动和被动运动的特点。

4. 关节功能牵引法　利用持续一定时间的重力牵引，可以更好地牵伸挛缩和粘连的纤维组织，从而更有效地恢复关节活动度。

（三）耐力锻炼

耐力是指有关肌肉持续进行某项特定任务的能力。特点是肌肉维持姿势及作较低强度的反复收缩，主要针对不易疲劳和中度耐疲劳的 I 型和 II A 型纤维。其能量消耗依靠糖原及脂肪酸的氧化分解来提供，而不同于大强度快速运动时依靠无氧酵解供能，故不易造成体内的乳酸积聚。耐力性运动涉及全身性大肌群时，机体的有氧代谢大大活跃，故也称为有氧运动。有氧代谢能力同呼吸系统的摄氧、循环系统的运氧和参与能量代谢的酶的活力有关，因此有氧训练实质上是一种增强呼吸、循环、代谢功能的方法，其运动强度约为最大耗氧量的 40% ~ 70%。有氧运动锻炼可维持或提高患者的有氧运动能力，减少日常活动中的劳累程度，提高日常生活的活动能力，还可以改善心、肺及代谢功能，控制血脂及体重，对防止血管硬化及心血管疾病、提高远期生存率有重要作用。

（四）持续被动锻炼

自 Salter 在 20 世纪 70 年代初提出关节的持续性被动活动（continue passive movement，CPM）的概念以来，CPM 已成为关节外科康复中的一个重要内容。CPM 被证明能增进关节软骨的营养和代谢、促进关节软骨的修复和向正常的透明软骨转化、预防关节粘连、防止关节挛缩、促进韧带和肌腱修复、改善局部血液淋巴循环、预防静脉血栓、促进肿胀、疼痛等症状的消除等。CPM 需用专用的器械进行，关节活动度一般从无痛可动范围开始，以后酌情增加。运动速度一般选择每分钟 1 个周期。运动持续时间原为每天 20h，现多缩短为每日进行 12、8、4h，也有每日 2 次，每次 1 ~ 2h。CPM 适用于人工关节置换术或韧带重建术后，也适用于关节挛缩、粘连松解术或关节软骨损伤修复术后、自体游离骨膜或软骨膜移植修复术后、四肢骨折尤其是关节内或干骺端骨折切开复位内固定术后等康复锻炼。

二、物理疗法

物理疗法简称理疗，是康复医学的重要组成部分，主要是利用各种物理因子作用于人体，预防和治疗疾病，促进机体康复。按作用的物理因子分类，一般分为两大类。第一类为自然的物理因子，包括矿泉疗法、气候疗法、日光疗法、空气疗法、海水疗法等；第二类为人工物理因子，包括电疗法、光疗法、超声疗法、磁疗法、冷疗法及水疗法等。骨科康复多采用人工物理因子，主要治疗作用包括消炎、镇痛、改善血循环、兴奋神经及肌肉组织、促进组织再生、促进瘢痕软化吸收、促进粘连松解和调节中枢神经系统及自主神经系统功能等。

（一）光疗法

光疗法是利用日光或人工光线（红外线、紫外线、激光）防治疾病和促进机体康复的方法。

1. 红外线疗法　应用光谱中波长为 $0.70 \sim 400 \mu m$ 的辐射线照射人体治疗疾病，称为红外线疗法。红外线治疗作用的基础是温热效应。在红外线照射下，组织温度升高，毛细血管扩张，血流加快，物质代谢增强，组织细胞活力及再生能力提高。红外线治疗慢性炎症时，可改善血液循环，增加细胞的吞噬功能，消除肿胀，促进炎症消散。红外线可降低神经系统的兴奋性，有镇痛、解除横纹肌和平滑肌痉挛以及促进神经功能恢复等作用。红外线还经常用于治疗扭、挫伤，促进组织水肿与血肿消散，减少术后粘连，促进瘢痕软化，减轻瘢痕挛缩等。红外线疗法在骨科多应用于亚急性或慢性损伤、扭伤、肌肉劳损、周围神经损伤、骨折、腱鞘炎、术后粘连等，但有高热、出血倾向及恶性肿瘤者都禁用红外线治疗。

2. 紫外线疗法　紫外线的光谱范围是 $100 \sim 400 nm$，应用人工紫外线照射来防治疾病称为紫外线疗法。紫外线的治疗作用包括抗炎、镇痛、加速组织再生、调节神经、脱敏、增强免疫功能等。多适用于各种感染性疾病、术后感染、神经痛和神经炎等的防治，恶性肿瘤、红斑狼疮、光敏性皮炎、出血倾向等都禁用紫外线治疗。

3. 激光疗法　应用物体受激光辐射所产生的光能来治疗疾病，称为激光疗法。激光的生物学效应包括热效应、机械效应、光化学效应和电磁效应。激光的治疗作用为消炎、止痛和促进组织再生。在骨科可适用于伤口感染、扭挫伤、神经炎和肩周炎。

（二）电疗法

1. 直流电疗法　直流电疗法使用低电压的平稳直流，通过人体的一定部位以治疗疾病，是最早应用的电疗方法之一。目前，单纯应用直流电疗法较少。但它是离子导入疗法和低频电疗法的基础。在直流电的作用下，局部小血管扩张，血循环改善，加强组织的营养，提高细胞的生活能力，加速代谢产物的排除，因而直流电有促进炎症消散、提高组织功能、促进再生过程等作用。直流电可改变周围神经的兴奋性，并且有改善组织营养、促进神经纤维再生和消除炎症等作用，因此，直流电常用以治疗神经炎、神经痛和神经损伤。断续直流电刺激神经干或骨骼肌时，在直流电通断的瞬间引起神经肌肉兴奋，而出现肌肉收缩反应。断续直流电可用以治疗神经传导功能失常和防治肌肉萎缩。直流电疗法在骨科适用于骨折、骨折延迟愈合、周围神经损伤、神经痛、神经炎、术后瘢痕粘连等的治疗。急性湿疹、急性化脓性炎症、出血倾向禁用。

2. 直流电药物离子导入疗法　在直流电场的作用下，使药物离子从皮肤黏膜进入体内以治疗疾病的方法，称为直流电离子导入疗法。该疗法的作用是直流电和药物的综合作用，适用于周围神经炎、神经痛、骨折、术后瘢痕粘连等。

（三）超声波疗法

频率 $>20 kHz$ 的高频声波对组织有温热和机械作用。与其他热疗作用一样，超声波也具有镇痛、缓解肌肉痉挛和加强组织代谢的作用。此外，还能促进骨痂生长。对新鲜的软组织损伤，超声波可以止痛、弥散血肿和软化瘢痕组织。在骨科可用于腕管综合征、急性腰扭伤、肩周炎、腱鞘炎、网球肘等，但若使用过量，可能会损伤组织，须格外小心。

（四）传导热疗法

利用各种热源直接传给人体，达到防治疾病和康复目的的方法称为传导热疗法。以蜡疗常用。石蜡加热融化后涂布于体表，将热能传至机体。石蜡的温热作用能促进局部血液循环增快，使细胞通透性增强，有利于血肿吸收和水肿消散，提高局部新陈代谢，从而具有消炎作用。由于石蜡在冷却过程中凝固收缩，对皮肤产生柔和的机械压迫作用，能防止组织内的淋巴液和血液渗出，促进渗出液的吸收，并使热作用深而持久。此外，石蜡内含有油质，对皮肤和结缔组织有润滑、软化和恢复弹性的作用。适用于扭挫伤、肌肉劳损、关节功能障碍、瘢痕粘连及挛缩、局部循环障碍。但恶性肿瘤和有皮肤感染者禁用此法。

（五）磁疗法

利用磁场作用于人体治疗疾病，称为磁疗法。不同强度的磁场具有镇痛、镇静、消肿和消炎作用。适用于软组织损伤、肌纤维织炎、创伤及术后疼痛、肩周炎及网球肘等。

（六）冷疗法

利用寒冷刺激人体皮肤和黏膜治疗疾病，称为冷疗法。冷疗法的作用为消炎止痛、抗高热和抗痉度降低，感觉敏感度减弱。常用的冷疗法是局部冰袋或冰水湿敷，还可用雾状冷却剂。适用于扭挫伤、撕拉伤、肩周炎、肌肉痉挛等。但有感觉缺失、闭塞性脉管炎、雷诺病、高血压时禁用。

三、心理康复

骨科患者常伴有一定的心理障碍，他们悲观失望、情绪低落，甚至有轻生念头。对这些患者应做好心理康复工作。心理康复的原则是观察患者各阶段的心理反应，采取必要的对策。通过宣传解释、讨论交流、经常鼓励等方法，给予心理支持，使患者建立康复信心，提高功能锻炼的积极性，克服悲观、抑郁、消极情绪及各种思想负担。必要时使用行为疗法及抗抑郁、抗焦虑的药物治疗。

医师与患者之间应建立相互信任。对患者讲述病情和预后要简练、通俗，有说服力。避免模棱两可的意见或使用威胁性语气。目的是使患者了解病情，得到安慰和稳定情绪，增强战胜疾病的希望。在对患者解说病情和治疗方案时不应夸大其词，因为对疾患的过度忧虑往往会加重病情，甚至使患者产生逆反心理，拒绝治疗。心理康复要因人而异，对患有同一种疾患的不同患者，其心理治疗的方法是不同的。

此外，对严重功能障碍的患者应鼓励其参加力所能及的活动和工作。使他们感到自己是一个有用的人，这对心理康复也极有帮助。

四、作业疗法

作业疗法是针对身体、精神、发育上有功能障碍或残疾，以致不同程度地丧失生活自理和原有职业能力的患者，进行个体化治疗和作业训练，使其恢复、改善和增强生活、学习和劳动能力，在家庭和社会中重获有意义的生活。作业疗法其实就是将脑力和体力综合运用在日常生活、游戏、运动和手工艺等活动中进行治疗。

作业疗法的适应证十分广泛。凡需要改善四肢与躯干运动功能（特别是日常生活活动和劳动能力）、身体感知觉功能、认知功能和情绪心理状态、需要适应生活、职业、社会环境者，都适宜作业疗法训练。骨科的许多疾病都是作业疗法的适应证，例如截瘫、肢体残缺、周围神经损伤、手外伤和老年性骨科疾病患者等。

专门的作业疗法活动包括：①教授日常生活技巧。②提高感觉－运动技巧，完善感觉功能。③进行就业前训练，帮助就业。④培养消遣娱乐技能。⑤设计、制作或应用矫形器、假肢或其他辅助器具。⑥应用特殊设计的手工艺和运动，来提高功能性行为能力。⑦进行肌力和关节活动锻炼和测试。⑧帮助残疾人适应环境等。

五、假肢、矫形器

对于伤残者可通过康复工程的方法和手段提供功能替代装置，促使功能恢复、重建或代偿。这类装置主要包括假肢、矫形器等。

（一）假肢

假肢是为恢复原有四肢的形态和功能，以补偿截肢造成的肢体缺损而制作和装配的人工上、下肢。

1. 上肢假肢　目的是为了在上肢截肢或缺失后，用类似于上肢外观的假体改善外观形象，并利用残存功能或借助外力代替部分功能。

上肢假肢包括假手指、掌部假肢、前臂假肢、肘离断假肢、上臂假肢、肩离断假肢。按动力来源可分为自身动力源与外部动力源假手，按手的使用目的分为功能手、装饰手和工具手。

（1）功能手：假肢有手的外表和基本功能，动力源来自自身关节运动，分随意开手、随意闭手二类。

（2）装饰手：假肢无自动活动功能，只为改善仪表或平衡重力。

（3）工具手：为了从事专业性劳动或日常生活而设计、制造的。由残肢控制与悬吊装置、工具连接器和专用工具构成，一般不强调其外观，但很实用。

（4）外部动力假手：分电动和气动两类。电动手以可重复充电的镍镉电池为能源、微型直流电机为动力驱动假手的开闭。按其控制方法可分为开关控制和肌电控制，后者即肌电假手或称生物电假手，其控制原理是利用残存的前臂屈肌、伸肌群收缩时产生的肌电讯号，由皮肤表面电极引出，经电子线路放大，滤波后控制直流电机的运动。肌电手开闭假手指随意、灵活，功能活动范围较大，但结构复杂，费用高，使用前应经较长时间的训练。

2. 下肢假肢　目的是为了满足负重，保持双下肢等长和行走。下肢假肢除需模拟下肢一定的活动度外，要求有很好的承重及稳定性能，并坚固耐用。与上肢假肢相比，下肢假肢发展更早，使用更普遍。随着科学技术的进步，专家们提出了较完善、系统的假肢装配理论，使假肢学逐步成为涉及面颇广的一门学科，并不断地发展和完善。近几年在下肢假肢的研究中，值得注意的是不满足于使患者站立和行走这两个基本要求，而且发展了适应不同需要的、具有各种不同功能的假肢，以及直接与骨骼相连的种植型假肢。与此同时，围绕着改善患者步态、节省体力、适应不同截肢残端等要求，进行了大量的研发工作。

（二）矫形器

矫形器又称辅助器，用于人体四肢、躯干等部位，通过外力作用以预防、矫正畸形，治疗骨关节及神经肌肉疾患并补偿其功能。

矫形器的主要作用包括：①通过限制关节的异常活动或运动范围，稳定关节，减轻疼痛或恢复承重功能。②通过对病变肢体或关节的固定促进病变痊愈。③防止畸形的发展或矫正畸形。④可减少肢体、躯干的轴向承重，减轻关节受力，保护关节。

1. 脊柱矫形器　主要用于限制脊柱运动、稳定病变节段、减轻疼痛、减少椎体承重、促进病变愈合、保护麻痹的肌肉、预防和矫正畸形。可分为颈椎矫形器、固定式脊柱矫形器及矫正式脊柱矫形器。值得注意的是各型脊柱矫形器都具有制动作用，长久使用必然引起肌肉萎缩、脊柱僵硬等不良后果，故应掌握好适应证，尽可能避免长期使用。并注意使用期间配合主动运动锻炼。

2. 上肢矫形器　主要作用是保护麻痹的肌肉，防止拮抗肌挛缩，防止或矫正关节畸形，改善功能。按其主要功能分固定性、矫正性和功能性三大类。

（1）固定性上肢矫形器的主要作用是局部相对制动，用于辅助治疗骨不连、关节炎或保护愈合组织等。

（2）矫正性上肢矫形器对某些关节的挛缩畸形起持续矫正作用，或限制关节的异常活动以防止畸形。

（3）功能性上肢矫形器可用于上肢肌肉瘫痪时，通过稳定松弛的关节来改善功能活动。

3. 下肢矫形器　主要用于辅助治疗神经肌肉疾患、骨与关节疾患。按其功能分为承重性、稳定性和矫形性，按其覆盖范围分为足矫形器、踝足矫形器或称短腿支具、膝踝足矫形器或称长腿支具、带骨盆带的长腿支具等。

（邝冠明）

第四章

3D 打印技术在创伤骨折的应用

第一节　3D 打印技术在肱骨近端粉碎性骨折的应用

一、概述

　　肱骨近端粉碎性骨折较为复杂。肱骨近端骨质较疏松，周围附着三角肌等大肌肉，韧带丰富。肩关节是人体活动度最大的关节，肩关节的功能极其重要。粉碎性骨折保守治疗效果不佳，因为保守治疗患肢制动时间长，造成上肢肌肉挛缩、僵硬甚至造成失用性萎缩，严重影响肩关节的功能。目前对于肱骨近端粉碎性骨折主张手术治疗，手术中对骨折断端要求解剖复位或者接近解剖复位。传统的肱骨近端粉碎性骨折切开复位内固定术，容易出现内固定失败、骨不连或肱骨头坏死等并发症，对肩关节功能产生较大的影响。在传统治疗方法中，术者依据体格检查及 X 线片对肱骨近端骨折进行初步诊断，再通过 CT 三维图像明确诊断并制订骨折手术治疗方案。术中选用厂家提供的钢板进行内固定，有时会遇到钢板与骨面不匹配导致无钢板可用的情况。肱骨近端粉碎性骨折多累及关节面，螺钉因为长度或者方向不合适而容易置入关节腔。随着计算机技术的发展，数字化设计越来越多地应用于医学领域。应用数字化设计可以对肱骨近端骨折进行三维重建。从任意角度对骨折情况进行观察，详细了解骨折块之间的相对空间情况。术者为患者制订个性化的手术方案，并打印骨折模型。在术前演练手术过程中，预估术中可能出现的情况和提前制订对应的办法。3D 打印技术帮助术者熟悉手术过程，缩短手术时间，选择合适的钢板或者定制个性化的钢板，实现精准化、个性化手术。

二、术前规划与数字化设计

　　患肢进行肱骨 CT 检查，将 CT 扫描数据以 DICOM 格式导出。在三维重建软件 Mimics14.0 软件中导入 DICOM 数据。选择肱骨部位数据层面最多的文件，选择合适的阈值显示骨骼，消除软组织的影响，对需要进行数字化设计的肱骨进行区域生长操作。在 Mimics 软件中对肱骨进行三维重建，应用三维编辑功能分离肱骨近端骨折块（图 4-1）。利用平移、旋转功能对肱骨近端骨折进行虚拟复位（图 4-2）。保持肱骨干的位置不变，先复位关节面的骨折块，再复位肱骨大、小结节，恢复关节面的平整。将现有的肱骨近端钢板进行同样参数的 CT 扫描，再进行三维重建，以供虚拟内固定物置入。根据虚拟复位的肱骨近端在钢板扫描库中选择合适的钢板（图 4-3）。

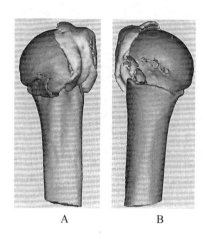

图4-1 应用三维编辑功能分离肱骨近端骨折块

A. 肱骨近端骨折正面观；B. 肱骨近端骨折背面观

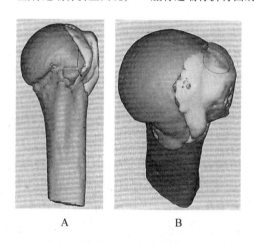

图4-2 虚拟复位肱骨近端骨折块

A. 从正面观察左肱骨近端骨折内侧复位标记点平移内侧骨折块；

B. 根据关节面是否平整来旋转调整外侧骨块

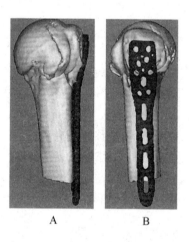

图4-3 选择合适的肱骨近端钢板

A. 从正面观察所选钢板的贴合程度；B. 从侧面观察钢板的位置是否合适

三、3D 打印技术与模拟手术

3D 打印虚拟复位前和复位后的肱骨近端骨折模型。观察未复位的骨折模型，了解骨折块之间相对空间位置关系。对未复位的模型进行手术模拟训练。经过模拟手术，找出最佳的复位标记点以及骨折复位顺序。在模型上选择合适的肱骨近端锁定钢板（图 4 - 4）。钢板的高度不宜超过大结节。植入螺钉，观察螺钉的位置，并记录长度和方向。

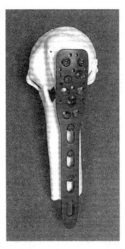

图 4 - 4　选择肱骨近端锁定钢板

四、手术操作

手术入路采取肩关节外侧入路。逐层切开皮肤、皮下和三角肌筋膜。钝性分离三角肌肌束至肱骨头，暴露骨折端。注意保护肱骨头的血运。助手牵引患肢远端，利用软组织的牵拉作用间接复位，使用骨膜剥离器撬拨辅助复位，并用克氏针或点状复位钳临时固定。将导航模板卡位在复位骨面外侧，按照导航模板的套筒置入克氏针。取出模板，把术前选定的钢板或 3D 打印的钢板按照对应的钉孔套入克氏针中。用松质骨螺钉依次替换克氏针，拧入近端和远端螺钉。放置引流管，逐层缝合切口。

五、术后处理

术后 24 ~ 48h 应用抗生素预防感染，适当镇痛处理。老年患者应注意预防下肢深静脉血栓形成。用三角巾屈肘悬吊患肢或用外展支架外固定患肢。术后第一天进行肘关节主动活动锻炼。术后第二至第三天开始进行肩关节被动的外展、前屈和后伸活动。2 ~ 3 周后进行肩关节主动功能锻炼。严重粉碎性骨折的病例适当延长功能锻炼时间。

六、注意事项

剥离软组织时要注意保护关节囊以及肩袖周围的重要神经、血管，如腋神经、桡神经和旋肱前后动脉。尽量避免破坏肱骨头的血运，减少肱骨头缺血坏死的发生。术中血肿要清除干净，减少术后肩关节粘连的可能。对于比较难复位的骨折块可以利用螺钉的拉力作用协助复位。术前应评估患者骨质疏松程度，对需要植骨的患者进行植骨。

（邝冠明）

第二节　3D 打印技术在肱骨远端粉碎性骨折的应用

一、概述

肱骨远端粉碎性骨折常由较强的暴力引起，是严重的肘关节损伤。肱骨远端的解剖特点是结构不规则、远端骨质较疏松。该部位的骨折复位和内固定比较困难，骨折再移位的概率较高；保守治疗使用石膏外固定时间过长，容易形成压疮，导致肘关节粘连和肘关节僵硬，疗效欠佳。目前主流方法是切开复位内固定术，目的是早期进行功能锻炼，最大限度地恢复肘关节的功能。传统的切开复位内固定术因缺乏个性化的手术方案，影响手术效果。应用数字化设计可以为患者制订全新的个性化治疗。该方法手术设计以骨折 AO 治疗原则为基础，利用 3D 打印的复位骨折模型，预弯钢板或设计个性化的钢板，达到优化手术效果的目的。肱骨远端粉碎性骨折复位较困难，可以利用预弯的重建钢板或个性化钢板指导骨折复位，利用螺钉的拉力作用，可以协助骨折块复位。预弯钢板与复位骨面贴合良好，从而获得坚强的固定。患者可早期进行功能锻炼，获得更好的治疗效果。

二、术前规划与数字化设计

术前行患肢肱骨全长 CT 检查，将 CT 扫描数据以 DICOM 格式导出，在三维重建软件 Mimics14.0 软件中导入 DICOM 数据。选择肱骨部位数据层面最多的文件，在 Mimics 软件中对肱骨骨折进行三维重建，分离骨折块（图 4 -5），虚拟复位（图 4 -6），分别把复位前、后的数据以 STL 格式输出，用于 3D 打印实体模型。

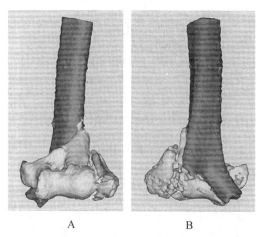

A   B

图 4 - 5　应用三维编辑功能分离肱骨远端骨折块
A. 左肱骨远端骨折正面观；B. 左肱骨远端骨折背面观

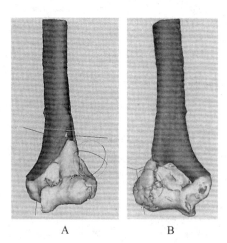

A   B

图 4 - 6　虚拟复位肱骨远端骨折块
A. 肱骨远端骨折正面观；B. 背面观

三、3D 打印技术与模拟手术

3D 打印虚拟复位前和复位后的肱骨远端骨折模型，观察骨折块之间位置关系以及肘关节的情况（图 4 -7）。按照术前规划进行切开复位内固定手术模拟训练。从虚拟的手术切口方位进行操作，并记录骨折复位的解剖标记点。复位目标为恢复肱骨内上髁和外上髁的解剖位置，恢复肱骨干与肱骨远端的前倾角。在虚拟复位的模型上选择肱骨远端锁定钢板或重建钢板，根据 3D 打印的虚拟复位模型折弯重建钢板（图 4 - 8）。置入螺钉，观察螺钉的方向，注意避免螺钉穿入肘关节腔。记录每枚螺钉的长度和方向。

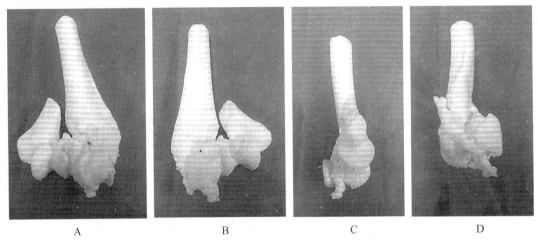

图 4 - 7　从不同角度观察肱骨远端粉碎性骨折情况
A. 左肱骨远端粉碎性骨折模型正面观；B. 左肱骨远端粉碎性骨折模型背面观；C. 左肱骨远端粉碎性骨折模型桡侧面观；D. 左肱骨远端粉碎性骨折模型尺侧面观

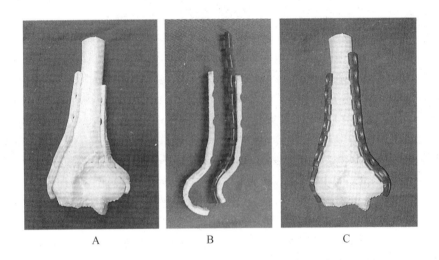

图 4 - 8　虚拟复位模型和肱骨远端重建钢板预弯
A. 3D 打印的复位骨折模型以及设计的钢板；B. 预弯钢板；C. 预弯钢板与模型贴合良好

四、手术操作

经尺骨鹰嘴截骨入路，取肘后正中纵向切口，切开皮肤、皮下组织，分离两侧皮瓣，在肱骨内上髁后方尺神经沟内解剖分离出尺神经，牵开保护。在距鹰嘴尖 2.0 ~ 2.5 cm 处与尺骨干纵轴垂直的平面垂直截骨，使鹰嘴尖连同肱三头肌向近端翻转，暴露肱骨远端骨折。先复位髁间骨折，用克氏针临时固定。复位髁上骨折，以游离的小骨折块对位于有软组织相连的大骨折块，力求解剖复位，用多枚克氏针临时固定。然后用预弯的钢板或个性化定制的钢板及螺钉固定骨折端，其中需要双钢板固定的病例，将术前选好的钢板分别置于桡背侧干骺端及内侧的髁嵴上。肱骨远端骨折复位内固定良好后，将尺骨鹰嘴截骨端复位，用克氏针加钢丝张力带固定，将尺神经前置，放置引流管，逐层缝合切口。

五、术后处理

术后给予24~48h抗生素预防感染，术后24h拔除引流管。患者予以适当镇痛。口服吲哚美辛预防异位骨化的发生。术后1~2d进行肘关节被动活动。术后3d进行肱二头肌、肱三头肌等长收缩，主动活动肩关节、腕关节。术后3~5d进行肘关节主动屈伸活动。术后4~8周进行患肢肌力、关节活动度训练。

六、注意事项

肱骨远端剥离软组织时，要注意显露并保护尺神经，避免术中损伤尺神经。术毕应行尺神经前置术。预弯钢板时，先折弯大的弧度，再调整小的弧度。争取一次到位，减少钢板同一个部位反复折弯的次数，避免钢板强度下降。对于比较难复位的骨折块，可以利用螺钉的拉力作用协助复位，以免影响肘关节活动。

（邝冠明）

第三节　3D打印技术在尺桡骨骨折的应用

一、概述

尺桡骨骨折多发生于坠落伤、跌倒、车祸等。对于不稳定性骨折，骨折端存在移位明显、成角畸形、短缩畸形、旋转等，外固定往往不牢靠，且闭合复位困难，容易损伤周围神经及血管，绝大多数需要施行骨折切开复位钢板内固定手术治疗。尺桡骨干骨折传统术前规划，以患者受伤机制、术前X线片、CT平扫及三维重建等临床资料为基础，手术医师多依据个人经验，选择合适患者的固定物，具有一定的盲目性，术前对骨折无法获取全方位、多角度的观察，无法做出安全、可靠的术前规划，从而导致手术效果欠佳，图4-9展示了正常解剖结构的前臂X线片，图4-10是前臂尺桡骨中段双骨折术后患者的X线片。对比这两图，可明显看出图4-10的解剖结构发生了明显改变，人为地改变了尺桡骨的生理解剖结构。复位后的桡骨过直，桡骨的前弓、后弓以及桡骨的最大弧度发生明显改变，从而导致前臂力学的改变，桡骨小头脱位，骨折不愈合或延迟愈合，内固定物断裂等一系列严重的并发症，从而导致患者前臂功能丧失。3D打印技术的出现，正可以弥补以上不足。通过3D打印技术可以按1∶1比例打印出传统影像学方法难以达到的、可直观了解骨折情况的复杂类型骨折的三维实体模型，很好地协助医师进行术前诊断，帮助医师了解骨折的分型及每一骨折块的移位情况，有助于做出正确的术前诊断、评估。手术医师术前可以利用三维模型进行模拟手术操作和练习，对钢板进行干预塑形，根据骨折复位模型的具体情况，术前明确钢板的位置以及钢板的预弯角度，不仅位置最优、唯一，而且精度高。在以往的临床实际操作过程中，术前无法确定钢板预弯的角度以及预弯后位置的变化，在这种情况下常常会将钢板进行多次折弯，从而导致钢板强度减弱，而通过3D打印技术可避免此类情况的发生。

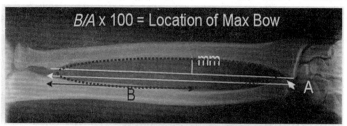

图4-9　尺桡骨正常解剖的X线片

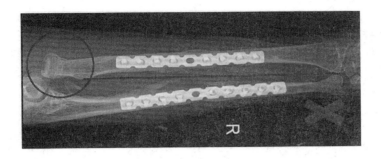

图 4 - 10　医源性致桡骨弓变形 X 线片

二、术前规划与数字化设计

术前对患侧尺桡骨进行 CT 扫描，扫描条件为电压 120kV，电流量 150mAs；层厚 0.625mm，矩阵 512×512；输出 DICOM 格式图像。将 DICOM 格式图像通过 PACS 图像传输系统输出，并导入图像处理软件 Mimics14.0。选取原始 CT 平扫图像张数最多的一组导入后对其做阈值设定（Thresholding），在 Predefined Thresholds Sets 选择 Bone（CT），根据患者的骨质情况对所需骨组织的阈值进行调整，减少周围其他组织的显影干扰以获得理想的蒙板（Mask），以期得到更多更完整的骨组织。选择 Segmentation 中的 Edit masks 工具对图像进行分割，分别从冠状面、矢状面、水平面三个层面用 Erase 工具在尽量保持骨组织解剖轮廓的情况下，逐层擦除相连的组织，对所需的骨组织选择区域生长（Region Growing）操作生成一个新的蒙板。对每个骨折块选择 Calculate 3D from Mask 逐个建立三维模型（图 4 - 11）。

个性化钢板设计步骤：采集传统钢板厚度、宽度、长度等数据，在 Soliwork 2010 软件中依据所采集到的数据用直线、圆、直槽口等绘图工具绘制出钢板的二维草图，再通过拉伸命令将草图拉伸成设定高度的三维实体，最后通过倒圆角、倒直角等命令，获得钢板的基本模型（图 4 - 12）。

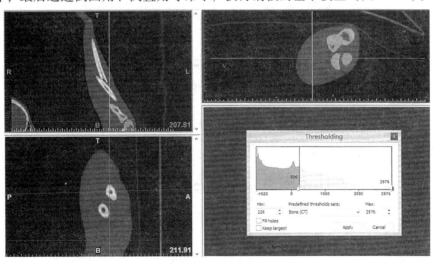

A

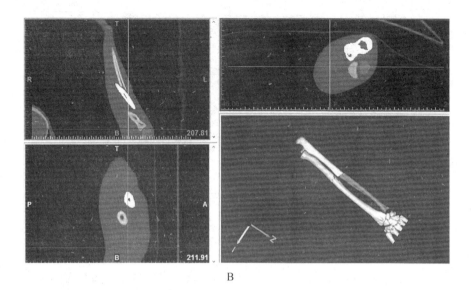

图 4 - 11　尺桡骨骨折数字化设计

A. 阈值设定（左上图为矢状面，右上图为横断面，左下图为冠状面，右下图为阈值设置窗口）；B. 分离骨折块并虚拟复位（左上图为矢状面，右上图为横断面，左下图为冠状面，右下图为骨折虚拟复位）

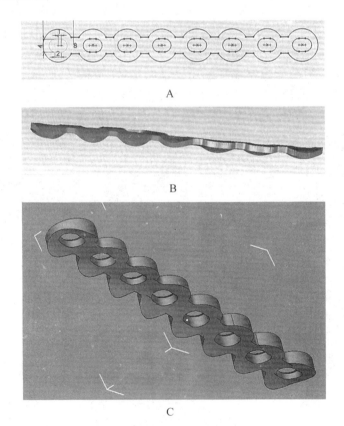

图 4 - 12　尺桡骨解剖钢板设计

A. 根据采集数据绘制钢板草图；B、C. 通过拉伸草图、倒角等获得钢板三维模型

　　将复位模型导入 Magic 软件中，采用 Cut 命令截取所需模型，以减少计算机运算量，保存所得的模型为 STL 文件，将 STL 文件导入 Geomagic 软件中，通过删除、搭桥填补、去除特征等命令，填补模型两端的面孔，最后通过精确曲面进行曲面拟合，获得一个光滑的曲面（图 4 - 13）。

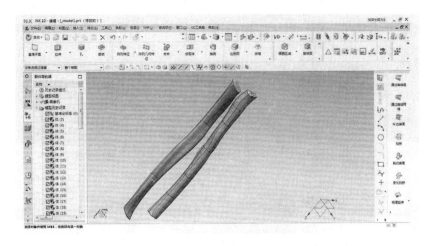

图 4 - 13　截取所需的模型

点击"精确曲面"按钮，然后探测轮廓曲线，通过计算，划分边界，抽取轮廓线，构造曲面片和格栅（图 4 - 14），目的是使模型更加光滑，并转化为可编辑的多面体，另存为 IGS 文件。将骨块模型与钢板草图再次导入 Magic 软件中，将钢板放置于骨折表面适合的位置，利用布尔运算求差，得到紧贴骨折表面所需的曲面，删除不需要的壳体，导出 STL 格式文件，再次导入 Geomagic 软件中，在多边形工具中抽壳加厚，依据所测得钢板的数据对其进行设置，导出 STL 文件即为所需的模型。

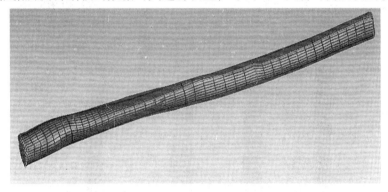

图 4 - 14　构造曲面片和格栅

三、3D 打印技术与模拟手术

将生成的各个骨折块三维模型全部显示，即可全方位、任意角度地观察患者术前的骨折情况（图 4 - 15）。运用 Move 与 Rotate 工具，根据骨折复位要求，逐一旋转、移位对骨折块进行虚拟复位（图 4 - 16）。

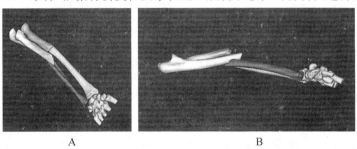

A　　　　　　　　　　　　　　　　　B

图 4 - 15　尺桡骨骨折复位前情况
A. 尺桡骨骨折正位观；B. 尺桡骨骨折侧位观

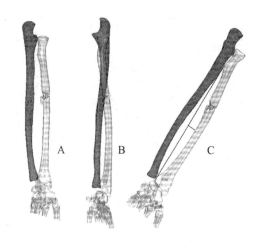

图 4 - 16　尺桡骨虚拟复位

A. 正位观；B. 侧位观；C. 斜位观

　　将完成设计的钢板与虚拟复位后的尺桡骨分别导入 Magic 软件中，将桡骨钢板置于桡骨骨折处掌侧适宜位置（图 4 - 17），尺骨钢板放置于尺骨骨折处背侧适宜位置（图 4 - 18），则可明显看出直行钢板与骨面无法贴合，将钢板按照桡骨旋转弓及尺骨生理弧度进行预弯，直至钢板与骨面贴合，再将预弯前、后的钢板放置在同一位置，术前即可通过测量明确术中使用钢板所需预弯的角度。截取部分所需的尺桡骨模型，使用 3D 打印机将其打印成实体，根据数字化设计结果，术前将所使用的钢板提前预弯（图 4 - 19）。术后复查 X 线片与 CT，将术前骨折虚拟复位及预弯钢板与术后 X 线片、CT 结果对比，发现骨折解剖复位术后效果与术前设计效果高度一致（图 4 - 20、图 4 - 21）。

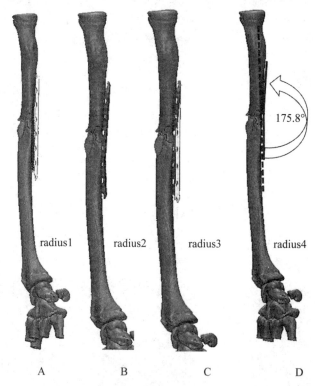

图 4 - 17　虚拟预弯桡骨钢板并测量角度变化

A. radius 1：钢板未预弯前，红色区域表示钢板与骨面之间的空隙；B. radius 2：钢板预弯后呈现与骨面紧贴，呈弧形，钢板与骨面之间的空隙消失；C. radius 3：钢板预弯前、后比较；D. radius 4：通过测量，明确钢板的折弯角度

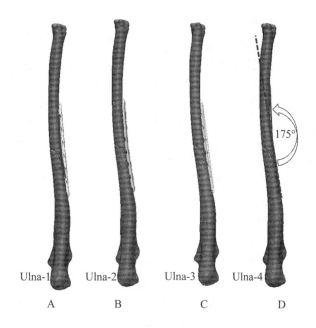

图 4 – 18 虚拟预弯尺骨钢板并测量角度变化

A. Ulna 1：钢板未预弯前，红色区域表示钢板与骨面之间的空隙；B. Ulna 2：钢板预弯后呈现与骨面紧贴，呈弧形，钢板与骨面之间的空隙消失；C. Ulna 3：钢板预弯前、后比较；D. Ulna 4：通过测量，明确钢板的折弯角度

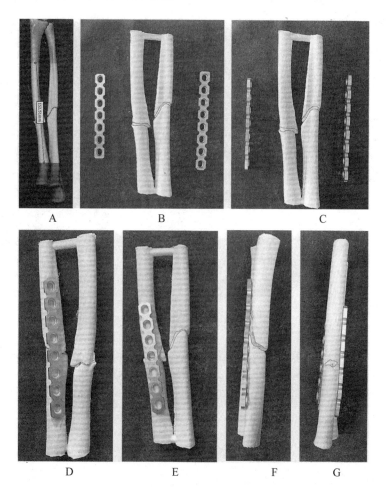

图 4 – 19 预弯钢板

A. 截取部分尺桡骨打印；B ~ G. 预弯尺桡骨钢板

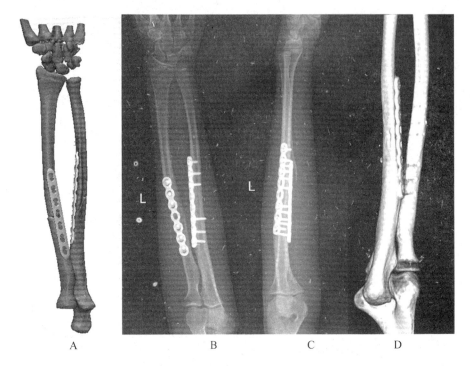

图 4 - 20　最终设计的结果与实际术后 X 线片及 CT 进行对比

A. 尺桡骨骨折虚拟骨折复位内固定；B、C. 术后复查 X 线正、侧位片；D. 术后 CT

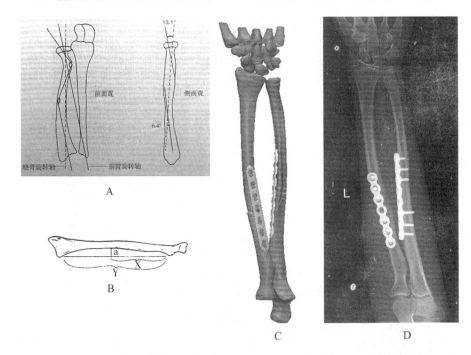

图 4 - 21　对比术后 X 线片结果，骨折解剖复位，术后效果与术前设计效果高度一致

A. 尺桡骨正、侧位解剖情况；B. 最大桡骨弓位置 a = X/Y × 100；C. 术前设计情况；D. 术后 X 线片

四、手术操作

在臂丛麻醉下进行手术，分别以左尺桡骨骨折端为中心，在背侧及掌侧各做一纵形切口，逐层切开皮肤、皮下组织和筋膜，钝性剥离前臂肌群，即可显露骨折端，牵开骨折端，探查有无血管、神经受压迫及损伤，清除骨折端嵌插的软组织。直视下按照虚拟复位方案将骨折解剖复位，并用持骨器固定，置入术前预弯的钢板，钻孔、攻丝并拧紧螺钉固定，螺钉长度以穿过对侧骨皮质为宜；C 臂透视确认骨折

复位及内固定物所在位置满意后，用生理盐水、碘伏冲洗后，逐层缝合切口。术毕。

五、术后处理

术后予以消肿、止痛、促进血液循环等对症处理。密切观察患肢伤口愈合情况，视伤口愈合情况注意抬高患肢，术后 14d 拆线。指导患者术后早期进行患肢肘、腕、手部活动。

六、注意事项

注意观察患者患肢有无疼痛、肿胀、麻木、苍白、无脉等症状，排除有无骨筋膜室综合征的发生。一旦发现骨筋膜室综合征，应立即切开予以减压治疗。应只缝合皮下组织和皮肤。因前臂深筋膜非常密集，如将之紧密缝合，水肿和出血可引起前臂间隔压力增高，易导致骨筋膜室综合征。可使用引流管减少血肿与肿胀，术后 24～48h 去除。桡骨钢板塑形可以预防桡骨弓的医源性消失，钢板准确塑形有助于桡骨骨折的解剖复位。当钢板被植于桡骨掌侧面时，在拧入螺钉时应确定不要用持骨钳将桡骨原有的解剖弧度人为地变直，否则可能出现医源性桡骨弓丧失。为维持正常的桡骨弓，钢板与骨轻微的倾斜是可以接受的。而尺骨钢板既可置于背侧面也可置于掌侧面。麻醉消退后，进行肘、腕、手的轻微主动运动。术后第 10d，患者可恢复到几乎正常的运动范围。

（邝冠明）

第四节 桡骨远端骨折畸形愈合 3D 打印截骨矫形的应用

一、概述

传统的桡骨远端骨折内固定术容易将内固定物穿入腕关节内，导致创伤性关节炎等手术并发症，尤其是桡骨远端关节面塌陷性骨折，会造成桡腕及桡尺关节骨关节炎、正中神经及尺神经卡压、顽固性关节疼痛等并发症。而术前利用数字化辅助手术设计，可在三维软件中全方位、多角度观察、调试，确定最佳的钻孔方向，避免电钻及内固定物进入关节腔内。

一、术前规划与数字化设计

患者入院后完善术前相关检查，排除手术禁忌证，包括采集患侧桡骨 CT 数据，以 DICOM 文件格式导出原始数据，导入 Mimics14.0 软件中，菜单操作 Segmentation \ Thresholding，按照骨骼（226～Max，Hu）设置合适阈值。菜单操作 Segmentation \ Region Growing，选定骨骼区域，对骨折块赋值，点击 CalCulate 3D，三维重建，并获得相应的三维模型，三维重建参数 Optimal。

三、3D 打印技术与模拟手术

根据实际情况及需要，通过 3D 打印技术可以确定截骨范围。具体操作：将重建后的桡骨模型作透明化处理，在 MedCAD 中选择 Create Cylinde 创建若干个直径大小为 100mm×1.5mm 的圆柱模拟术中截骨使用的克氏针，360°全方位、多角度观察桡骨三维模型，确定最佳进针位置及长度，观察进针点、进针方向及在桡骨远端的位置，调整大小、方向、角度、长度等多个参数，避免圆柱体进入关节腔内。最终以圆柱体在骨面留下的针孔作为截骨轨迹。根据上述截骨范围，使用 Simulation/Cut/Orthogonal to SCreen 工具，按照上述截骨轨迹对桡骨远端骨折面进行截骨。将所截的骨折块与桡骨体按照解剖复位标准，尽量恢复月-桡关节面平整，应用 Move 与 Rotate 工具在医学三维重建软件中对其虚拟复位。将重建的桡骨三维模型使用 Duplicate 复制一个新的桡骨三维模型，将其中一个模型选中，使用 Simulation→Reposition，水平向外平移约 10mm，获得两个前后位置不一、大小一致的桡骨三维模型。然后点击 Toggle Transparency 隐藏复制的桡骨模型，仍将视图做透明化处理，打开 MedCAD 选择 Create Cylinder，设计直径大小为 5cm×1cm 的圆柱模拟术截骨使用的克氏针导向柱，并与原有模拟术中截骨使用的克氏针圆柱体方向、角度相同，用于设计钉道及模块。将所设计的钉道、模块从 CAD Object 中以 STL 文件格式导出作为模板，然后重新导入 Mimics14.0 软件中。将钉道、模块与复制的畸形愈合桡骨模型通过选项 Simulation→Merge 得到融合后的模型，通过布尔运算（Boolean）、Cut 剪裁模块得出所需的导航模块，得到指导截骨的导航模板，在导航模板近端及远端设置 3 个克氏针导孔作临时固定导板，并以 STL 文件格式导出。同理，在复位后的桡骨模型上再设计一个复位导航模板指导复位，不同之处在于复位导航模板需在骨折块与桡骨体上分别设计导航模板，且需要连接杆连接两部分导航模板，并使复位导航模板与截骨导航模板克氏针临时固定孔相一致（图 4-22），导出 STL 格式的文件。将设计后的 STL 格式导航模板导 AMakerWare 软件中进行位置、角度等相关参数调整，以 X3G 格式导入 SD 卡中，使用 MakerBot 3D 打印机打印导航模板，备用。

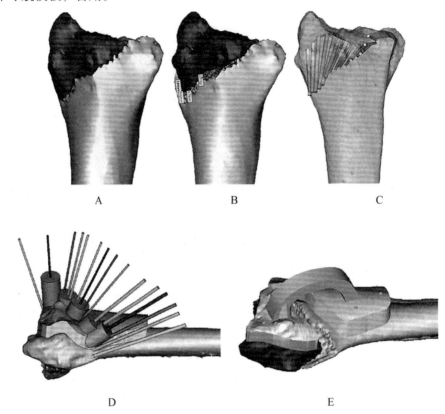

A

B

C

D

E

图 4-22　截骨导航模板数字化设计

A. 分离骨折块；B. 虚拟复位；C. 设置钉道，确定截骨范围；D. 截骨导航模板；
E. 复位导航模板

四、手术操作

麻醉后于桡骨远端背侧做一纵向切口，依次切开皮肤、皮下组织，牵开背侧肌腱、肌肉等组织，游离至桡骨表面，循骨性标志将术前消毒好的截骨指导导航模板放置于桡骨表面，钻入 3 枚克氏针作临时固定导航模板，按照术前设计的克氏针孔道依次钻入 1.5mm 克氏针。依次拔除克氏针，去除导航模板，克氏针孔即为截骨线。按照截骨线使用骨凿轻轻敲除骨皮质，将骨折块分离，使用撬棒撬拨塌陷的月-桡关节面，C 臂透视确认满意后放置复位导航模板，临时固定孔与截骨导航模板临时固定孔相对齐，依次钻入克氏针，并在侧面钻入 2 枚克氏针做临时固定。确认骨折块与术前虚拟设计一致，依次去除导孔内克氏针及导航模板。在桡骨背侧置入一块 5 孔 "7" 形钢板，依次钻孔、拧入螺钉，C 臂透视确认骨折复位及内固定物所在位置满意后，去除 2 枚临时固定克氏针，用生理盐水、碘伏冲洗，逐层缝合切口。

五、术后处理

术后常规予以消肿、止痛、促进血液循环、促进骨质生长和抬高患肢等处理，定期换药。指导患者进行上肢肌肉收缩和指间关节、掌指关节等各个关节的屈伸运动，并逐渐开始患侧手腕部轻微屈伸运动训练，逐渐增加腕关节的活动量，直至恢复接近伤前状态。伤口如无感染，于术后 14d 拆除伤口缝线。术后定期复查 X 线片。

六、注意事项

术中撬拨桡骨塌陷关节面时，尽量避免撬棒扎穿关节面，尤其对骨质疏松患者更应慎重。在 Makerware 软件中调整导航模板打印参数时应使骨骼贴合面朝上，避免支架产生于内侧面，影响导航模板与骨面贴合。

（马云山）

第五节　3D 打印技术在股骨颈骨折的应用

一、概述

股骨颈骨折后骨不连或股骨头坏死发生率较高，骨不连发生率约为 15%，股骨头坏死发生率为 20% ~35%。根据骨折治疗的 AO 原则，股骨颈骨折的主要内固定方法是空心拉力螺钉固定术，该固定方法抗旋转能力强，对股骨头的血运影响小，有利于减少股骨头坏死的发生率。股骨颈骨折空心钉的置入位置是维持内固定稳定的关键。由于股骨颈的位置较深，横截面积小，较难控制 3 枚空心钉的位置。传统手术通过术中反复透视确定导针的方向和深度，但影响置钉准确性的因素较多，如个体差异、透视图像质量、术者空间想象能力和置钉方向感等，螺钉误入关节腔的风险高。3 枚螺钉的位置需反复透视，增加了手术时间、出血量以及射线暴露。数字化设计可以虚拟复位骨折块，可以任意角度对骨折复位前和复位后的三维模型进行观察分析，设计钉道方向、长度以及相互之间的分布情况，决定最终的手术方案。同时设计导航模板精确引导螺钉置入，优化螺钉的位置，增加了置钉的准确性和安全性，实现精准手术的目标。

二、术前规划与数字化设计

将患者的 CT 数据以 DICOM 格式导入 Mimics14.0 软件中，通过阈值增长操作选择合适的阈值显示骨骼（图 4 -23）。通过区域生长操作选中需要数字化设计的股骨（图 4 -24），对患侧股骨进行三维重建（图 4 -25），从骨折线处分离股骨颈骨折块（图 4 -26），并进行虚拟复位（图 4 -27），在透视化和实体化模式下设计 3 枚空心拉力螺钉钉道（图 4 -28、图 4 -29）。通过提取股骨外侧粗隆骨面（图 4 -30），并设计导航模板（图 4 -31），准确引导导针到达预设的位置，优化螺钉置入位置以及提供个性化、精准化的置入方案。

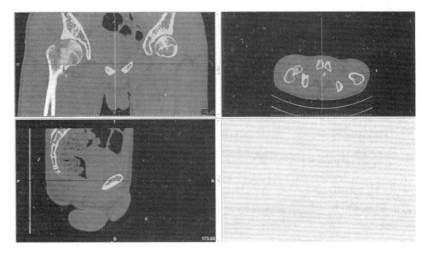

图4-23 通过阈值增长操作选择骨骼阈值

左上图、左下图和有上图分别为冠状位、矢状位和横截面观察界面，
选择合适的阈值显示骨骼为绿色，右下图为操作显示界面

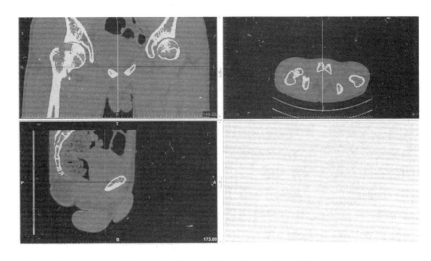

图4-24 通过区域生长操作选择股骨

左上图、左下图和有上图分别为冠状位、矢状位和横截面观察界面，
选中需要设计的股骨部分，显示为黄色，右下图为操作显示界面

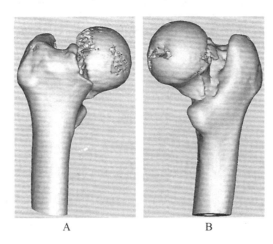

A   B

图4-25 股骨颈三维重建

A. 右股骨颈骨折正面观；B. 右股骨颈骨折背面观

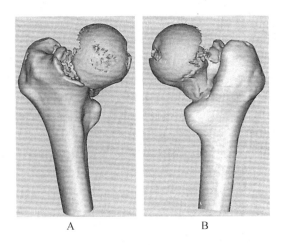

图 4-26 运用三维编辑功能分离骨折块

A. 右股骨颈骨折块分离后正面观；B. 右股骨颈骨折块分离后背面观

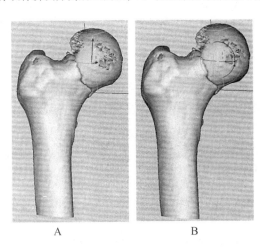

图 4-27 股骨颈骨折虚拟复位

A. 平移右股骨头；B. 旋转微调有股骨头

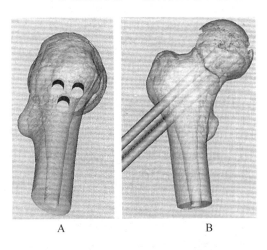

图 4-28 设计股骨颈空心钉钉道

A. 透视化外侧面观察钉道位置；B. 透视化正面观察钉道位置

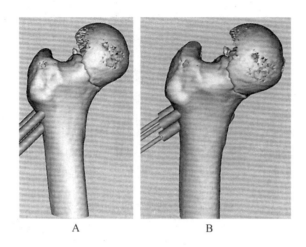

图 4 - 29　股骨颈空心钉钉道和导针针道

A. 实体化观察钉道的位置；B. 实体化观察导向针道的位置

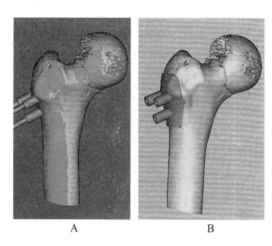

图 4 - 30　设计股骨颈空心钉导航模板

A. 提取局部骨面制作导航模板的基底部；B. 导航模板与右股骨粗隆外侧贴合良好

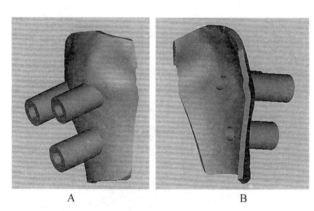

图 4 - 31　股骨颈空心钉导航模板

A. 导航模板外侧面观；B. 导航模板内侧面观

三、3D 打印技术与模拟手术

　　分别 3D 打印出复位前、后的股骨颈骨折模型和导航模板（图 4 - 32）。按照术前在计算机上虚拟复位的手术操作方案复位骨折块，把导航模板卡位在股骨大粗隆外侧，确认完全贴合后经导航模板套筒置入克氏针，达到术前设计的深度（图 4 - 33）。观察克氏针有无穿破骨皮质，确认没有穿破后依次扩孔、置入空心螺钉，检查空心螺钉固定股骨颈骨折模型的稳固性，验证手术导航模板的可行性。

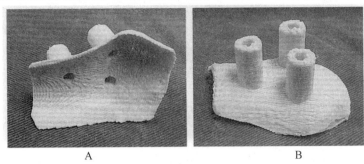

图 4-32 3D 打印的空心钉导航模板
A. 3D 打印的导航模板内侧面观；B. 3D 打印的导航模板外侧面观

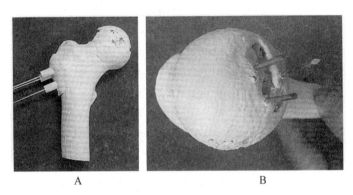

图 4-33 术前模拟股骨颈空心钉置入
A. 导航模板贴合良好，验证导针的导向性良好；B. 克氏针穿出后显示位置良好

四、手术操作

在硬脊膜外麻醉下手术，采用仰卧位，利用骨科牵引床协助闭合复位，经透视确认骨折复位后，定位股骨大粗隆做标志。常规消毒铺巾，采用股骨近端外侧切口，切口以股骨大粗隆顶点向远端延伸 2~3cm，逐层分离组织，把软组织剥离干净。暴露股骨大粗隆上与导航模板的骨性契合点，把导航模板卡在股骨粗隆外侧，C 臂透视确认导航模板与骨面完全贴合后经导航模板套筒置入克氏针，达到术前设计的深度后扩孔、置入空心螺钉。再次 C 臂透视确认骨折没有移位和旋转、螺钉位置和长度合适后，冲洗切口，彻底止血，放置引流管，逐层缝合切口。

五、术后处理

术后 24~48h 使用抗生素预防感染，予以术后镇痛，术后当天进行患肢功能锻炼，进行下肢肌肉等长收缩锻炼，主动屈伸踝关节，主动活动足趾。休息时保持患肢外展中立位并使用丁字防旋鞋制动。按摩患肢，加速血液回流，预防下肢深静脉血栓形成。术后 2d 进行髋关节被动屈伸功能锻炼，髋关节被动屈曲至患者可承受的最大范围并维持，待患者适应后逐渐增大活动范围。术后 3d 进行 CPM 锻炼，从 15°开始，每天增加 5°~10°，术后 2~4 周逐渐增加锻炼强度，进行主动直腿抬高锻炼。术后 1~3 个月复查 X 线片，观察股骨颈骨折端骨痂形成情况，骨痂生长良好的患者可扶拐不负重行走，术后 3~6 个月根据骨痂形成情况决定是否负重锻炼。

六、注意事项

空心螺钉置入的准确性和手术安全性取决于在股骨颈骨折虚拟复位模型上设计的进钉点、方向和深度。术中骨折解剖复位以及导航模板与骨面完全贴合是安全、准确置钉的保障。闭合复位不成功的病例要适当扩大切口，用骨膜剥离器撬拨协助复位才能应用导板引导航模螺钉置入，且导航模板与骨面之间不能有软组织嵌顿。骨质疏松的病例要在螺钉尾部加钉帽。对于复位不理想的病例在应用导航模板时需借助 X 射线透视检查进钉位置和方向是否合适。如果置入空心螺钉时股骨头发生旋转，可将螺钉与动力髋螺钉联合应用。

（马云山）

第六节　3D 打印技术在股骨粗隆间骨折的应用

一、概述

随着交通运输业及建筑业的迅速发展，高能量损伤所致的股骨粗隆间骨折的病例越来越多见，股骨粗隆间骨折致伤机制复杂，多造成粉碎性骨折，骨折稳定性差。保守治疗容易造成骨折畸形愈合或不愈合，出现远期的髋内翻、下肢短缩等畸形，且患者需长期卧床就容易出现压疮、呼吸道感染、尿路感染、下肢深静脉血栓等并发症。目前多主张手术治疗，提供牢固的内固定，便于护理和早期进行肢体功能锻炼，恢复日常生活能力。股骨粗隆间骨折复位动力髋螺钉内固定术是一种经典术式，需要往股骨颈置入防旋钉，但由于股骨颈横截面积小，置钉过程中难以控制置入的位置和方向。传统手术往股骨颈内置入导针时容易摆动，方向存在不确定性，进针点难以把握，常需通过反复透视确认导针的方向、位置和深度，增加了患者及医务人员辐射暴露，延长了手术时间。数字化设计可以根据骨折 AO 治疗原则选择合适的主钉，优化导针置入位置，设计钉道的安全方向和长度，避免钉道穿破骨皮质和进入关节腔。3D 打印技术的导航模板可以准确引导导针置入，提高置钉的安全性、准确性，可引导螺钉置入到术前设计好的最佳位置，提高螺钉的生物力学作用，提供牢固的内固定。

二、术前规划与数字化设计

将患侧股骨 CT 扫描数据以 DICOM 格式导入 Mimics14.0 软件中，通过阈值增长操作选择合适的阈值显示骨骼，避免软组织的干扰。通过区域生长操作选中需要数字化设计的股骨，对患侧股骨进行三维重建，从骨折线处分离骨折块，并进行虚拟复位（图 4 - 34）。在透视化和实体化模式下设计股骨 DHS 术式的主钉最优化钉道（图 4 - 35），并设计导航模板准确引导导针到达预设的位置，优化主钉置入位置和提供个性化、精准化的置入方案（图 4 - 36）。

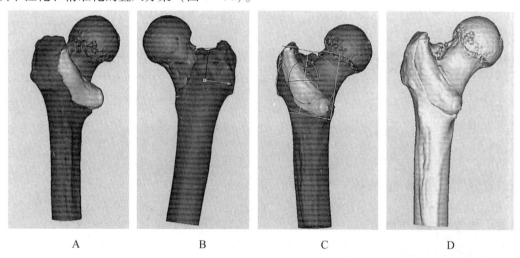

图 4 - 34　虚拟复位股骨粗隆间骨折

A. 股骨粗隆间骨折三维重建；B、C. 分离骨折块，旋转、平移骨折块进行虚拟复位；D. 合并为一个整体

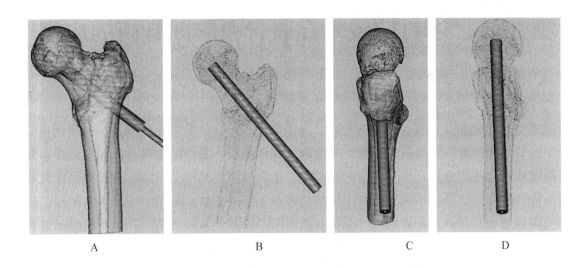

图 4 - 35 透视下虚拟股骨颈主钉位置

A、B. 正面透视化观察股骨颈钉道的位置；C、D. 侧面透视化观察股骨颈钉道位置

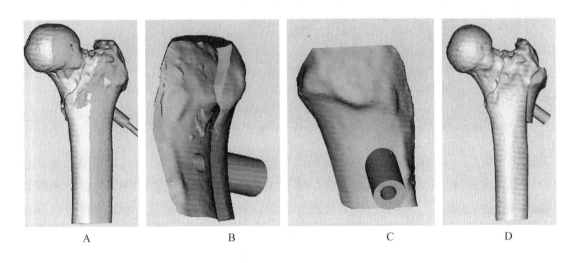

图 4 - 36 股骨颈主钉导航模板的设计

A. 提取股骨近端外侧骨面用于制作导航模板基底部；B、C. 导航模板内、外侧面观；D. 导航模板贴合良好

三、3D 打印技术与模拟手术

分别 3D 打印复位前、后的股骨粗隆间骨折模型和导航模板（图 4 - 37），按照术前手术操作方案复位骨折块。把导航模板卡位在股骨模型的大粗隆外侧，确认完全贴合后经导航模板套筒置入克氏针（图 4 - 38），达到术前设计的深度。观察克氏针有无穿破骨皮质和关节腔，确认没有穿破后依次扩孔，置 ADHS 股骨颈防旋钉，置入远端皮质骨钉。置钉完毕检查 DHS 股骨颈防旋钉的稳固性，验证手术导航模板的可行性。

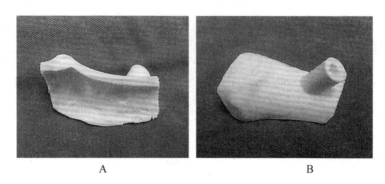

图 4 – 37　3D 打印的股骨颈主钉导航模板
A. 股骨颈主钉导航模板内侧面观；B. 股骨颈主钉导航模板外侧面观

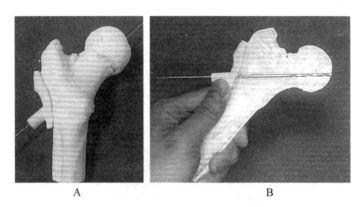

图 4 – 38　模拟股骨颈导针置入
A. 导航模板与股骨粗隆外侧骨面贴合良好；B. 从股骨颈纵切面观察钻头位置良好

四、手术操作

在硬脊膜外麻醉下手术，取仰卧位，利用骨科牵引床协助闭合复位，恢复股骨颈干角和前倾角，尽可能恢复股骨矩的连续性。经透视确认骨折复位，定位股骨大粗隆并做标志，常规消毒铺巾，采用股骨近端外侧纵向切口，切口长 6～15cm。逐层分离皮下组织、阔筋膜和股外侧肌群，触及大粗隆尖部，暴露导航模板的骨性契合点。把导航模板卡于股骨粗隆外侧，C 臂透视确认导航模板与骨面完全贴合后经导航模板套筒置入克氏针，达到术前设计的深度后用绞刀扩孔，置入股骨颈主钉。再次 C 臂透视确认骨折复位良好、螺钉位置合适后微创置入外侧动力钢板，用空心钻置入远端皮质骨螺钉，检查动力髋螺钉系统稳定性良好后，冲洗创面，彻底止血，放置引流管，逐层缝合。

五、术后处理

术后 24～48h 应用抗生素预防感染，对疼痛敏感患者予以镇痛。对老年患者还要注意其基础疾病的治疗，调整饮食习惯，预防便秘。24～48h 后拔除引流管。术后 1d 穿丁字防旋鞋固定患肢于外展 30°位，髋关节不进行功能锻炼，股四头肌、腓肠肌等肌肉进行等长收缩锻炼，主动活动踝关节和足趾辅以按摩，加强血液循环，避免静脉回流障碍和预防下肢深静脉血栓形成。术后 1 周如无明显疼痛，可进行患肢直腿抬高锻炼。术后 2～4 周开始进行主动屈伸髋关节、膝关节锻炼。术后 1 个月扶拐不负重下地行走锻炼，2～3 个月后复查股骨近端 X 线片，根据骨痂形成情况决定逐渐负重行走锻炼。

六、注意事项

闭合复位失败的病例要切开复位。数字化设计主钉钉道的位置时，应尽量靠近压力骨小梁和张力骨小梁交界的股骨头中心骨松质致密区，尽可能使主钉在股骨颈中的跨度更长，钉道尖端尽可能接近股骨头软骨下。对于股骨头有旋转的病例，可将螺钉与动力髋螺钉联合应用。对于内侧皮质缺损或粉碎性骨折的病例，由于股骨矩不连续，难以传导应力，易致钢板应力疲劳断裂，也容易造成主钉切割股骨头，造成螺钉滑出或者穿透股骨头。骨质疏松的患者不宜过早负重。

（马云山）

第七节　3D 打印技术在股骨远端粉碎性骨折的应用

一、概述

高能量损伤所致的股骨远端骨折多为粉碎性骨折。股骨远端骨质疏松，骨皮质薄，髓腔大，股骨髁周围有关节囊、韧带、肌肉和肌腱附着。伤后骨折极不稳定，骨折容易移位，下肢的力线发生改变，而且常累及负重区关节面，复位要求高，治疗难度较大。保守治疗需要长期制动，而且无法使关节面解剖复位，易发生压疮、肺炎、下肢深静脉血栓、膝关节僵硬、创伤性关节炎等并发症。目前多主张早期切开解剖复位，坚强内固定，尽早进行肢体功能锻炼，恢复膝关节的屈伸功能。膝关节结构复杂，韧带丰富，关节腔内有半月板，股骨远端粉碎性骨折合并韧带、半月板损伤的病例并不少见，这就增加了股骨远端粉碎性骨折的治疗难度。传统的股骨远端手术，基本上是依靠 X 射线检查图像和有限的几个股骨远端三维重建图像截图进行骨折诊断和分型。术者根据经验在大脑中设计手术方案，并根据术中看到的情况进行骨折复位，往往不易找到或需要花很长时间寻找骨折复位标记点。有时即使勉强复位，也难以找到与骨面贴合很好的钢板，手术时间长，且导致后期内固定松动或钢板断裂。数字化设计可以在计算机上从任意角度仔细观察每一块骨折块的相对空间位置，反复虚拟复位，找到最佳复位顺序的方案，反复模拟操作并记住容易辨认的解剖复位标记点，并可根据虚拟复位模型选用合适的钢板进行虚拟匹配。对于合并有髁间骨折的病例，可设计导航模板引导空心拉力螺钉置入，把复杂的骨折变为相对简单的骨折，在虚拟复位的模型上选择合适的钢板。对于比较复杂的病例，可以设计个性化钢板，调节钢板钉孔的位置，避开骨折线，避免发生无合适钢板可用的窘境。

二、术前规划与数字化设计

将患者 CT 扫描数据以 DICOM 格式导入 Mimics14.0 三维重建软件中，通过阈值增长操作选择合适的阈值显示骨骼，避免软组织的影响。通过区域生长操作选中需要数字化设计的股骨，在 Mimics14.0 软件中对股骨远端进行三维重建，分离股骨远端骨折块，虚拟复位恢复股骨远端解剖形态（图 4 - 39）。设计股骨髁间骨折拉力螺钉钉道，提取股骨远端外侧骨面（图 4 - 40），设计导航模板引导螺钉置入（图 4 - 41），根据虚拟复位模型从股骨远端钢板标准件扫描模型库中选择合适的钢板（图 4 - 42）。

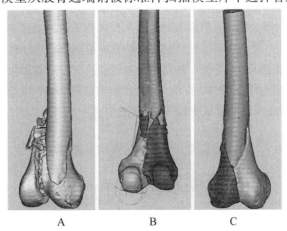

| A | B | C |

图 4 - 39　股骨远端骨折虚拟复位

A. 去除骨盆以及股骨近端等不需要数字化设计的骨骼；B. 分离股骨远端骨折块
并旋转、平移复位；C. 虚拟复位恢复股骨远端解剖形态

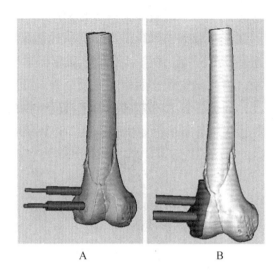

A   B

图 4 - 40　股骨髁间骨折螺钉导航模板

A. 提取股骨外侧骨面制作导航模板的基底部；B. 导航模板与股骨远端外侧髁贴合良好

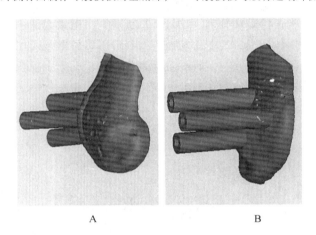

A   B

图 4 - 41　股骨髁间骨折螺钉导航模板

A. 股骨髁间骨折螺钉置入导航模板内侧；B. 股骨髁间骨折螺钉置入导航模板外侧

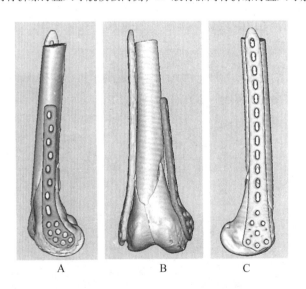

A   B   C

图 4 - 42　选择股骨远端内、外侧钢板

A. 从股骨远端钢板标准件扫描模型库中选择合适的内、外侧钢板；B. 内侧面观；C. 外侧面观

三、3D 打印技术与模拟手术

分别 3D 打印出复位前、复位后的股骨远端粉碎性骨折模型、钢板模型和导航模板，按照术前手术操作方案复位骨折块，熟悉术前确定的复位标记点。髁间骨折复位后把导航模板卡位在股骨远端骨折模型上，确认完全贴合时用电钻经导航模板套筒置入定位克氏针，达到术前设计的深度。观察克氏针有无穿破骨皮质、进入关节腔或髁间窝，确认安全后取出导航模板，扩孔并置入空心钉。把复杂骨折变成相对简单的骨折，维持骨折复位状态，按照数字化设计的位置置入术前选择的钢板或个性化定制钢板。再次观察，置钉完毕后检查股骨远端骨折内固定的稳固性，验证手术导航模板的可行性和钢板的贴合程度。

四、手术操作

在硬脊膜外麻醉下手术，取仰卧位，定位股骨内髁、外髁和股骨干并在体表做标记。常规消毒铺巾，取髌前正中标准切口或髌旁外侧切口，逐层分离组织，切开关节囊进入关节内。膝关节屈曲 60°左右，有利于股骨远端力线的恢复，向内翻转髌骨暴露骨折的股骨髁部，暴露股骨远端外髁导航模板的骨性契合点，找到术前确定的骨折复位标记点。按照数字化设计和在 3D 打印的股骨模型上模拟手术操作的复位顺序依次复位骨折块，整复关节面，股骨内髁、外髁解剖复位后把导航模板卡在股骨远端外侧。确认导航模板与股骨外髁骨面完全贴合后经导航模板套筒置入克氏针，引导空心拉力螺钉置入，把股骨远端大骨块固定为一个整体。把粉碎性骨折变成两部分骨折，再逐一复位其他骨折块，安放外侧解剖锁定钢板，用松质骨螺钉固定钢板远端。用 1∶1 比例的钢板模型定位股骨干的钉孔位置，用皮质骨螺钉固定钢板近端，置钉完毕后再次透视确认骨折复位良好、螺钉位置和长度合适。冲洗创面，彻底止血，放置引流管，修复关节囊，逐层缝合。

五、术后处理

术后 24~48h 常规应用抗生素预防感染，24~48h 后拔除引流管。术后 1d 活动以主动活动踝关节、足趾关节为主，术后 2~5d 进行股四头肌和腓肠肌等长收缩锻炼，内固定牢固的患者可早期行 CPM 锻炼。休息时辅以按摩患肢，推挤髌骨，增加膝关节活动，以加速静脉回流，减轻肢体肿胀，预防深静脉血栓形成，减少膝关节粘连。术后 1 周逐步加强膝关节主动伸屈功能锻炼，膝关节活动角度尽可能达到最大限度，在患者感觉疼痛的位置稍停留，待适应后继续加大活动范围，锻炼后出现患肢肿胀的需抬高患肢并辅以冰敷减轻疼痛和肿胀。术后 2~3 周把沙袋压在患肢远端，进行抗阻力直腿抬高锻炼及膝关节屈伸运动。术后 5 周进行扶双拐不负重行走锻炼，减少长期卧床的并发症。术后 8~12 周复查 X 线片评估骨折愈合情况，开始轻量负重行走锻炼，术后半年根据骨折愈合情况逐渐增加负重锻炼。

六、注意事项

开放性骨折感染的发生率约为 20%，对于污染重的开放性伤口不做一期缝合，应反复清创，待感染控制后再择期进行手术，以降低感染的风险。对于股骨髁上粉碎性骨折，复位后骨缺损较大的患者需取同侧髂骨松质骨或同种异体骨进行植骨。累及股骨髁部的粉碎性骨折，内固定强度不够者不宜过早进行康复锻炼，需增加支具或外固定来加强骨折的稳定性。术后 2~3 周复查 X 线片，评估骨折稳定后才能进行康复锻炼，早期由于疼痛无法进行康复锻炼导致膝关节粘连的患者，必要时在麻醉下行膝关节手法松解术。

（马云山）

第五章

关节置换术

第一节　髋关节置换术

一、髋关节置换术的历史回顾

髋关节置换术不仅可以矫正髋关节畸形、消除疼痛、改善关节功能，而且大大提高患者的生活质量。因此在 20 世纪没有哪项骨科技术能像髋关节置换术那样同时吸引医学界和公众的高度关注。

一般认为，截骨后将软组织置于截骨端之间，是第 1 例髋关节成形术（Murphy），再加上 Gluck 发明的将象牙球安放到股骨颈上，并用螺钉和骨胶固定的技术掀开了全髋关节置换术的进程。髋关节置换术能够达到今天的效果，凝聚了无数骨科医师、材料学和工程技术人员的不懈努力和不断追求探索。它是在原始的髋关节成形术基础上，经历无数次失败逐渐发展而形成的。

（一）髋臼杯成形术

Smith - Peterson 和他的同事观察到在从患者大腿内取出的玻璃碎片上有一层类似滑膜组织形成，由此推理用玻璃来做髋臼杯是否也会引起滑膜的生长，从而取得髋臼成形术的成功呢？他在 1923 年实施了第 1 个用玻璃材料的髋臼成形术。因为玻璃容易破碎，Venable 和 Stuck 使用牙科的铬、钴和钼等合金（商品名 Vitallium）材料来作为髋臼杯，随后 Smith - Peterson 在大量的实验中都用 Vitallium 作为髋臼杯材料。在临床回顾性研究中，做了髋臼成形术的患者只有半数成功地解除了疼痛；另外，髋臼成形术也不能解决骨缺损或畸形（如肢体短缩）等问题。尽管如此，髋臼成形术激发了人们对寻求重建关节的植入材料兴趣，这是迈向全髋关节成形术道路上的一个巨大进步。

（二）股骨头置换术

1939 年，Bohlman 因将铬 - 钴合金球用 Smith - Peterson 三翼螺钉固定到股骨头上而受到 Moore 的赞赏。同年，Moore 和 Bohlman 构建了一种特殊的铬 - 钴合金股骨头假体，用于置换 1 例因骨巨细胞瘤破坏了股骨近端 30cm 结构。术后患者功能恢复非常好，直到因其他原因而去世。这被称为髋关节外科发展史上的里程碑，这一技术后来发展成为 Moore 型假体。

1. 短柄股骨头假体　1946 年，Judet 兄弟用丙烯酸脂做了 1 个带柄的股骨头假体，其柄可插入股骨转子间区域，通过骨水泥（PMMA）固定，初期效果十分满意。但很快发生松动和磨损，而且机体对丙烯酸脂碎屑产生严重的炎症反应，改用铬 - 钴合金后仍未获得成功。随后，Mckeever、Valls 和 Thompson 以及其他一些人对这种股骨头假体做了大量的改进，但是大多数都没有成功。失败的主要原因是假体设计不符合生物力学原理，即在假体与骨界面存在超负荷的剪力。

2. 长柄股骨头假体　Moore 通过总结他与 Bohlman 的经验发现股骨髓腔内柄比转子间较短的柄有更好的机械支撑作用。在 19 世纪 50 年代早期，他将第 1 个 Vitallium 合金制作能够插入股骨髓腔内的股骨头假体植入患者体内。这种球形股骨头连接到长柄上最具代表性的有 Moore 型和 Thompson 型假体。Moore 型假体的颈领水平，其目的是为了保留更多的股骨颈，柄近端增大，以防术后下沉，背面有一侧翼，防止旋转，在柄的近端有一窗口，以便自锁。Thompson 设计了一种类似的，但不带孔的假体。在甲基丙烯酸甲酯骨水泥出现后，这种不带孔的假体可以作为骨水泥型假体。Thompson 型假体是头－颈领设计，有 1 个斜形股骨颈，术中需切除部分股骨颈，适用于治疗低位股骨头骨折、不愈合、坏死、股骨颈吸收及 Judet 假体失败的患者。Moore 型和 Thompson 型假体均在 1950 左右同时出现，引起骨科界的广泛关注。

3. 双动股骨头假体　Giliberty 和 Bateman 设计了一种复合承重的股骨头假体，这种假体带有 1 个套在股骨头假体上的髋臼杯，其可以相对于髋臼杯自由转动。其设计初衷是为了减少股骨头假体和髋臼软骨之间的摩擦。这种假体基本上是髋臼成形术和股骨头成形术的结合，通过骨水泥或压配固定于股骨髓腔内，在髋臼部假体下覆有一层聚乙烯，这就避免了金属和金属接触。现在对于双动头假体的使用有着很严格的指征，通常年轻的股骨头缺血坏死的患者是双动头置换的最佳对象。然而，难以接受的高失败率降低了人们对这种假体热情。

（三）全髋关节置换术

1948 年，Philip Wiles 发明了不锈钢制造的球－臼髋关节假体，但是植入体内后发生了机械性失败。

1. Mckee－Farrar 全髋关节　1951 年，美国 Mckee 和 Watson－Farrar 使用了不锈钢假体全髋关节置换术。他们在股骨侧使用了自己改进的 Mckee 的骨松质螺钉，并使用了金属的髋臼假体。Mckee 随后在 1956 年改进了这一假体，在股骨侧使用了 Thompson 的假体，在髋臼侧使用了球形的臼杯，这些都是用钴－铬合金制造的。

2. Charney 低磨损全髋关节　Charney 低磨损全髋关节的设计应用，是髋关节置换术发展历程上的一次重大理论性突破。他开创了全髋关节置换术（THR）的新时代，被誉为现代全髋关节置换术之父。Charney 采用超高分子聚乙烯（UMWP）作为髋臼假体或内衬材料，22mm 股骨头，髋臼和股骨假体均使用骨水泥固定，并采用经大转子截骨入路，通过术中抬高大转子以保持外展肌的张力而利于关节稳定。这种直径小的股骨头与直径相对大的臼窝相关节，股骨头在臼窝内产生扭矩相对小，符合工程学上的低磨损扭矩原理。

3. 金属髋臼杯与聚乙烯内衬髋臼假体　Harris 最早提出金属髋臼杯与聚乙烯内衬合用，逐渐被大家接受。Harris 还提出可用相同的聚乙烯内衬替换磨损的内衬。这种金属髋臼杯与可替换的聚乙烯内衬，成为最早的组合式假体，并成为 20 世纪 80 年代后期非骨水泥固定髋臼假体的标准式样。

（四）髋关节表面置换术

所谓的表面置换是为了更好的保留股骨上部的骨结构。在表面置换中，股骨头被加以塑形，以适合带上金属帽；髋臼的处理和全髋关节置换中的处理很相似，只是髋臼杯更大也更薄，这就增加了髋关节的活动度并降低了摩擦。1973 年，Amstuts 和其同事开始了他们 THARIES 表面置换的工作，同一时期，Wagner、Freeman、Gerard、Paltrinieri 和 Trentani，以及 Capello 和 Trancik 也设计了其他形式的表面置换假体。这些假体对于较年轻的患者相对较合适，但是因为高失败率，这种置换方式在当时没有被推广。随后，Amstutz 改进了表面置换的观念，并取得了一些早期的令人振奋的结果。

随着人们对表面置换兴趣的减退，出现了相对于表面置换和带柄固定较为保守的假体，即所谓的髓内固定装置。这种理念一直受到人们的关注，现在人们对其兴趣也越来越大，自 20 世纪 20 年代最小限度截骨量假体出现至今，人们一直在断断续续地对这种设计的假体进行改进。

二、髋关节置换术的摩擦界面

（一）超高分子聚乙烯

超高分子聚乙烯（UHMW），其原料是一些超高分子聚乙烯粉末（或树脂），经过一系列加工成为假体，用于制造髋臼假体已经有 40 年的历史。John Charnley 爵士是第 1 个将聚乙烯应用于临床的人，他与 1962 年成功地将聚乙烯应用于全髋关节置换术中。大量的临床结果证明，以超高分子聚乙烯作为摩擦界面的髋关节假体远期临床结果相当满意，髋关节置换 10 年成功率达到 90% 左右。

然而，无菌性松动仍然是髋关节置换术后主要并发症，常常导致疼痛，功能下降和骨折。尤其是对于年轻和活动量大的患者，这是我们面临的挑战。聚乙烯磨损颗粒引发的骨溶解是髋关节置换术后无菌性松动和翻修的主要原因。多位作者报道，每年聚乙烯磨损超过 0.2mm 引起骨溶解的概率明显增大。每年线性磨损达到 0.1mm，发生骨溶解的风险增加 4 倍，每年容积磨损达到 $40mm^3$，发生骨溶解的风险增加 3 倍。

对聚乙烯磨损颗粒的研究驱使人们去寻找能够替代聚乙烯的人工关节材料。近年来研发了一系列低磨损髋关节假体，主要包括：高交联聚乙烯、陶瓷对陶瓷髋关节假体和金属对金属髋关节假体。

（二）高交联聚乙烯

超高分子聚乙烯经过 γ 射线或者电子束照射，然后经过热处理减少其中自由基，成为高交联聚乙烯。根据生产厂家不同，有的温度超过其熔点（137℃），有的低于其熔点。在与传统非交联高分子聚乙烯相比，一些体外实验表明，高交联聚乙烯能够戏剧性减少其磨损，第一篇 RSA 体内研究文献显示交联高分子聚乙烯磨损非常低，无不良反应。Digas 等报道了类似的临床结果，相对于普通非交联聚乙烯，术后 2 年随访 Mrads 电子束处理交联聚乙烯减少了 62% 的磨损。在体外人工关节模拟实验下，即使使用大号股骨头，或者是关节间隙放入游离体，高交联聚乙烯抗磨损性能仍然较好。但是相同实验条件下非交联普通聚乙烯的抗磨损性能确要差得多。

与硬质的关节配伍（陶瓷－陶瓷，金属－金属）相比，高交联聚乙烯的临床应用更方便。聚乙烯臼或内衬的使用不仅为骨科医师所熟悉，容易操作，而且不用担心金属过敏、血清中金属离子浓度过高和陶瓷碎裂等。

辐照除了可以引起聚乙烯分子交联外，残留自由基与氧分子作用后引起更多聚乙烯分子分裂，从而使聚乙烯脆性增加，抗疲劳强度下降。因此 γ 射线辐照可以使聚乙烯机械性能受到损害，特别是为了达到高交联而使用大剂量射线辐照，其结果是使聚乙烯抗疲劳和抗骨折强度降低。虽然通过加热退火可以减少残留自由基水平，增强聚乙烯远期抗氧化降解能力。然而只有超过材料熔点温度才能够完全清除自由基，但同时会引起聚乙烯严重变形，而低于聚乙烯溶点温度仅仅能够减少自由基，不能完全清除自由基，残留自由基的交联聚乙烯存在潜在的长期被氧化性的风险。

然而，高交联聚乙烯的临床应用时间很短，缺乏长期的研究报告。很多人工关节生产厂家都在生产自己的高交联聚乙烯内衬。用于产生交联的辐照方式、剂量、退火方法和最后的灭菌处理都不相同，在临床大量使用之前，对每一种产品进行小样本体内研究，评价其生物性及磨损特性是非常必要的。

（三）陶瓷对陶瓷髋关节假体

陶瓷被认为是生物惰性物质，置入人体没有全身和局部的不良反应。与超高分子聚乙烯比较，其磨损颗粒在激活破骨细胞分化和分泌细胞因子等方面要弱。

1. 陶瓷的生物力学特性 为了减少磨损而选择陶瓷关节的先驱是法国的 Boutin 医师，他在 1970 年开展了全氧化铝陶瓷髋关节。第一代氧化铝陶瓷由于缺乏生产标准和工艺，颗粒粗大，容易出现松动和股骨头碎裂等并发症。在过去 30 多年中，陶瓷品质的改进包括纯度的提高，精细结构的改善和烧结技术的提高，显著提高了陶瓷的生物力学性能。现在我们能够得到密度高、颗粒小、强度可靠的氧化铝陶瓷。

由于氧化锆具有更加精细的结构，其强度比氧化铝陶瓷高，抗碎裂强度是氧化铝的 2 倍，抗弯曲强度达到 500～1 000Mpa（氧化铝为 500Mpa）。因此氧化锆陶瓷能够显著减少股骨头碎裂，允许加工成更长的股骨头从而满足股骨颈延长的临床需要。氧化铝和氧化锆混合成分陶瓷的力学性能要比它们单一成分陶瓷好。

2. 陶瓷的摩擦特性 很多实验结果显示陶瓷磨损非常小。Affatato 报道，在体外髋关节磨损模拟实验机上，未见氧化铝以及氧化铝和氧化锆混合成分陶瓷的磨损颗粒。Firkin 报道陶瓷对金属关节的磨损比金属对金属关节低 100 倍。陶瓷对高分子聚乙烯关节的磨损要比不锈钢或者钴－铬合金对高分子聚乙烯小。在第三体损害的模拟实验中，氧化铝和氧化锆陶瓷股骨头损害轻，聚乙烯关节面的损害也比与金属配伍的关节轻。

陶瓷关节的低磨损在临床上得到了可靠的验证。Bos 报道，通过 4～8 年随访，陶瓷对聚乙烯关节的磨损颗粒要比金属对聚乙烯关节低 3 倍，体外模拟实验和体内试验氧化铝陶瓷关节使用 22 年效果都非常良好。陶瓷关节破损关节表面电子显微扫描照片显示，氧化铝和氧化锆陶瓷的磨损都非常低。

3. 陶瓷关节的失败　陶瓷关节的失败与陶瓷的材料特性、加工过程和外科植入技术有关，设计和制造工艺低劣的假体是失败的原始原因。股骨颈的锥度由 14/16 改为 12/14 后，股骨头碎裂明显降低。陶瓷关节碎裂概率小，即使碎裂后通过手术仍然可以解决。但很多外科医师仍然不愿意使用陶瓷关节，因为他们把关节碎裂看作灾难性后果。

对于陶瓷对陶瓷关节，股骨头与内衬之间会反复发生微分离及复位，在此过程中股骨头与内衬之间发生碰击是不可避免。由于股骨头和内衬都是硬性材料，它们对这种由碰击产生的应力吸收差，潜在地这种增高的应力容易导致假体移位和松动。另外，由于股骨颈与髋臼内衬之间碰撞导致髋臼杯与骨界面之间应力增加也是陶瓷对陶瓷关节可能易于发生松动性的潜在风险，同样是临床上最关心的问题之一。

（四）金属对金属髋关节假体

1. 第一代金属对金属髋关节假体　所有早期金属对金属髋关节假体都促进了现代全髋关节置换术的发展，其效果要比金属对聚乙烯关节好。然而，由于不锈钢质量较差、制造工艺差和缺乏牢固的固定，早期金属对金属髋关节假体没有取得十分满意的疗效。直到 20 世纪 60 年代末和 70 年代初，由 McKee 和 Farrar 研制的金属对金属髋关节取得了成功，所用材料为钴－铬－钼合金，头大小为 32～34mm。上述关节磨损率非常低，20 年长期随访显示，McKee－Farrar 金属对金属髋关节松动为 77%，而同期 Charnley 关节松动为 73%。第一代金属对金属髋关节假体在 7 年代消失的原因是同时代 Charnley 低磨损关节的效果要好。

2. 第二代金属对金属髋关节假体　瑞士的 Weber 是首先认识到金属－金属关节的低磨损与关节的松动率低有关系的人士之一。他观察到工艺很好的第一代金属－金属关节临床和影像学表现都非常好。在上述观察基础上，Weber 和他的工程团队开始研制第二代金属对金属髋关节假体。主要技术标准包括：28mm 头和内衬之间的合理公差；选择锻造而不是铸造技术优化钴－铬－钼合金表面；发展符合关节摩擦学的股骨头和内衬球形形态；良好的质量控制。自从采用上述工艺标准制造的 Metasul 第二代金属对金属髋关节假体在临床上以来，目前世界上已经有超过 150 000 例关节置入人体。

材料的相互影响，直径与公差，表面形态和摩擦等因素对金属－金属关节磨损的影响要比对金属－聚乙烯关节大。第二代金属对金属髋关节能够达到上述条件，临床结果非常满意。对翻修回收的 Metasul 关节进行分析显示，第 1 年磨损为 25μm，以后降低到每年 5μm，与金属－聚乙烯关节比较，容积磨损降低 60 倍。

3. 第三代金属对金属髋关节假体　第三代金属对金属髋关节假体因为采用大头和小公差，实现了液膜摩擦，同时减少了撞击，因此磨损和松动发生概率降低。

4. 金属－金属磨损颗粒　金属－金属关节的磨损颗粒要比聚乙烯小。Doomn 发现来自 McKee－Farrar 和 Metasul 关节的磨损颗粒直径都＜0.1μm，透射显微电镜发现钴－铬－钼界面关节磨损颗粒呈圆形或者椭圆形，大多数直径＜50nm（6nm～0.8μm），金属－金属关节周围的巨噬细胞要比金属－聚乙烯关节周围少。

接受金属－金属关节置换的患者血清和尿液中钴和铬金属离子浓度升高，1 年后逐渐降低，且在患者淋巴结、肝、脾金属离子。但是没有证据显示血清和中钴和铬金属离子浓度升高与癌症有关。

三、髋关节置换术的假体固定

假体固定方式至今仍是髋关节置换术中争论的重点。甲基丙烯酸甲酯骨水泥的发明是人工关节发展史上又一个里程碑。Charnley 在 1958 年第 1 次用甲基丙烯酸甲酯很好的固定了髋臼和股骨侧假体。他的不朽之作："Anchorage of the femoral head prosthesis to the shaft of the femur" 成了全髋关节置换史上的一个转折点。Charnley 证明了假体的牢固固定是可能的，他自己把他对全髋关节成形术的贡献总结为："要对股骨髓腔进行扩髓，然后用大量的骨水泥填塞到其中，再将股骨柄插入骨水泥中。"

将聚甲基丙烯酸甲酯（骨水泥）引入临床是 Charnley 爵士对髋关节置换的三大贡献之一。它对人工关节外科具有十分重要的临床价值，是人工关节发展史上的一个重要里程碑。自 20 世纪 60 年代初 Charnley 倡导的骨水泥作为人工关节的生物材料以来，人工关节置换术的临床效果大为提高。

尽管骨水泥技术在临床使用中仍相当成功，但骨水泥臼杯在远期影像学评价中的松动率仍很高。据报道 20 年骨水泥臼杯影像学松动率可高达 48%。由于骨水泥和骨水泥灌注技术本身缺陷，第一代骨水泥技术失败率高，远期随访有较高的假体周围骨溶解和无菌性松动现象。由于这种失败骨水泥材料有关，进而提出了"骨水泥病"这个新概念，这使得抛弃骨水泥固定模式，研制新的生物固定性假体成为当时潮流。

20 世纪 80 年代初，出现了多种非骨水泥固定型假体设计，主要是利用假体表面的微孔层使骨组织长入或通过假体外形上的改进使之紧密嵌入髓腔，达到非骨水泥固定的目的。生物固定型假体尽管解决了一些骨水泥固定所带来的问题，但同样存在假体中、远期骨溶解和松动等并发症，其发生率与骨水泥假体相似。

同期骨水泥技术得到了很大的改进，采用第二、三代骨水泥技术固定的假体，其中、远期的良好疗效也陆续得到证实。人们又重新考虑骨水泥固定假体的使用价值，骨水泥假体重新得到重视。

（一）骨水泥固定技术

骨水泥型 THA 的效果可以根据髋关节置换的"代"进一步细分。第一代 THA 包括了未使用超级合金的柄及一些拥有尖锐而狭窄内侧缘的设计。骨水泥是通过手填充入股骨髓腔，并且没有使用髓腔塞。第二代技术使用了超级合金并有宽的内侧边的柄，髓腔使用骨水泥塞并且骨水泥是通过骨水泥枪采用倒退的方式注入。第三代技术加用了股骨假体表面处理以增强柄－骨水泥固定，并且使用真空离心技术减少骨水泥的空隙率。在许多更新的柄的设计中，近侧与远侧隔离片被用于确定假体的中心位并达到骨水泥套的平衡。

1. 第一代 Charnley 全髋关节置换　JohnCharnley 先生引入的全髋关节置换的设计与技术仍然是所有其他假体比较的金标准。Berry 等人回顾了在 Mayo Clinic's 使用的这种假体 25 年的临床结果。在 1969 年 5 月与 1971 年 7 月间共连续进行了 2 000 例 Charnley 全髋关节置换。这种股骨假体使用了光滑表面不锈钢整体，所谓的平背 Charnley 假体，与 1 个 22.25mm 股骨头。患者的平均年龄是 63.5 岁。有 82% 患者的诊断是骨关节炎。在这 2 000 个髋中，有 97% 的患者完成了 25 年随访或随访至翻修手术、假体取出或死亡。最长的随访时间是 28.4 年。未因任何原因取出假体的生存率是 80.9%。25 年无菌性松动的生存率是 89.8%。25 年髋臼与股骨假体无菌性松动的生存率近似。在最初 15 年的研究中，由于无菌性松动导致的股骨翻修数量多于髋臼翻修数量。但是在最后 10 年中股骨翻修的数量则少于髋臼翻修的数量。进行关节置换术时的年龄是影响耐久度的唯一重要原因，并且对每个年龄段来说，进行关节置换的时间越早，因无菌性松动的翻修率越高。男性的无菌性松动率大约是女性的 2 倍。类似的，Neuman 等人报道了在 <55 岁患者的假体生存率为 88.3%，而 >55 岁患者的假体生存率为 89.3%。

Charnley 假体的远期结果优于其他第一代骨水泥柄。Pavlov 报道了 512 个 Charnley－muller 髋关节置换 15 年的随访结果并发现需要翻修的失败率达 40%。Dunn 和 Hamilton 报道了使用相同股骨柄的 185 个髋术后 10～14 年的随访中松动率达 40%。第一代柄的其他设计（除了 Charnley 以外）包括可以导致高骨水泥应力的窄而锐利的内侧缘及导致骨水泥局限性菲薄的几何形状。

2. 第二代骨水泥全髋关节置换术　Mulroy 和 Harris 报道了 105 个不同设计的通过第二代骨水泥技术置入的初次股骨假体的 10～12.7 年（平均 11.2 年）的随访结果。在最终的随访中，有 2 个股骨假体因为松动进行了翻修，并且有 1 个有明确的松动，总的无菌性松动率为 3%，有 6.8% 的患者发生了局限性骨内膜骨溶解。

Stauffer 报道了也是使用第二代骨水泥与 HD－2 柄的 222 个髋关节置换 8.8～11.5 年（平均 9.6 年）的随访结果。无菌性松动股骨翻修率为 3.2%，确定的影像学股骨假体松动率为 4.9%，无无菌性松动

10 年生存率为 95%。

从瑞典关节登记系统得到的数据显示使用第二代骨水泥技术可以改善柄的生存率。总的来说，这些数据支持使用髓腔塞及使用骨水泥枪逆向填充股骨髓腔可以改善骨水泥柄的生存率。

3. 第三代骨水泥全髋关节置换术　Oishi 等人报道了 100 例使用第三代水泥技术及股滑侧 Harris 预涂层假体的混合型 THA（非骨水泥臼杯与骨水泥柄组合）6 ~ 8 年（平均 7 年）的结果。只有 1 例患者发生了需行翻修术的股骨假体松动，并且未发现有股骨假体影像学的松动。6% 的患者发生了局灶型股骨骨溶解。

使用第三代骨水泥技术的更远期随访结果正在陆续被报道。Duffy 等人回顾了 Mayo Clinic 使用 Pre-coat Stem 及第三代骨水泥技术的经验。他们对 90 例诊断为骨关节炎并使用 Precoat Plus 柄的初次全髋关节置换术进行了平均 12 年的随访，有 4 例（5%）因无菌性松动、假体剥离及骨溶解进行了翻修。所有 4 例无菌性松动初始的骨水泥等级均较低。12 年无无菌性松动的总生存率为 95%。Clohisy 与 Harris 报道了使用 Precoat 柄的 121 例初次全髋关节置换所达到的较好的效果。在平均 10 年的随访中，只有 1 例股骨假体因无菌性松动需要进行翻修，其余有 3 例股骨假体出现了影像学的松动。

骨水泥技术的进步只是明显减少了股骨柄假体的松动发生率，对髋臼假体的松动问题并没有带来大的改变。在长期的随访研究中，对超高分子聚乙烯髋臼假体的骨 - 骨水泥界面进行影像学观察，透亮线的发生率由 25% ~ 100% 不等。Stauffer 报道了 Mayo Clinic 使用骨水泥无金属外杯髋臼假体 10 年的临床经验，影像学透光线发生率接近 100%。现在大多数学者赞同骨水泥聚乙烯髋臼假体应用于 65 岁或 70 岁以上，或者可用于髋臼假体固定的宿主骨量少于 50% 的患者。

（二）非骨水泥固定技术

当今不需要骨水泥的生物学固定方法已被广泛的认可和接受。非骨水泥假体理论上有许多优点，包括假体安装方便；通过调整聚乙烯内衬的角度，可以更有效地防止术后脱位；对髋臼磨损患者的翻修，只需更换内衬，操作简单，并已在许多取回假体的研究中发现有骨长入。自从 20 世纪 90 年代早期，非骨水泥型臼杯的使用大量增加并且成为北美地区大部分患者首选置入物。

非骨水泥型假体的适应证主要是年轻的、活动量较大的患者。从理论上说，非骨水泥型假体需要满足以下要求：达到即刻的稳定；达到长期的生物学固定；提供良好的生物学相容性和长期的骨质重建。为实现这些目的，两种设计理念的假体被采用：紧压配合、大锁定、表面光滑的假体；紧压配合、微锁定、表面粗糙的假体。

最佳的表面特性是能够提供骨长入，表面微孔直径是 150 ~ 400μm。允许骨组织结合或贴附于植入体表面的 3 种处理方式有：金属球珠，金属丝网，等离子喷涂。表面微孔密度，结合强度，和孔的特性与不同的处理方式有关。当选择一个假体时，表面处理的 3 个方面因素应该考虑，即有孔涂层是片状分布还是环形分布；表面涂层是部分的，近端的或广泛的；表面是否应用陶瓷做了进一步增强，如羟基磷灰石，磷酸三钙或生长因子。

四、髋关节置换术的围术期处理与康复

现代人工关节置换技术是 20 世纪骨外科学的一次革命性进展。虽然髋关节置换术显示出优良的效 - 价比，由于其是高风险、高技术特点，随着置换关节使用时间的延长，以部分不可避免地会出现磨损和松动等并发症，必须严格掌握手术适应证和禁忌证。接受髋关节置换的老龄患者越来越多。老龄患者全身功能衰退，同时常有重要脏器的功能损害或失代偿，手术耐受性差，增加了围术期的风险和处理难度。围术期的康复指导有助于提高术后关节功能和减轻术后疼痛，促进全身尽快恢复健康。

（一）手术适应证

1. 髋关节骨关节炎　这是目前临床上常见的采用人工髋关节置换术治疗的老年性髋关节疾病之一。当髋关节骨关节炎患者无痛行走距离小于 500m，保守治疗效果不佳，影响工作和生活时，即可考虑手术治疗。

2. 髋部骨折　是一种老年人常见的创伤，也是人工髋关节置换术的又一大类适应证。据统计，美国每年有25万髋部骨折患者，直接经济损失为200亿美元。髋部骨折的类型众多，概括起来，需要关节置换手术的有以下几种情况。

（1）老年股骨颈移位骨折，骨愈合可能性较小。

（2）老年股骨颈移位骨折，全身情况差，不宜久卧床者。

（3）股骨颈陈旧骨折，因各种原因延误治疗或治疗后出现骨折不愈合或股骨头缺血坏死者。

（4）股骨颈骨折、转子间骨折或髋臼骨折前髋关节已有病变，如骨关节炎、类风湿关节炎或股骨头缺血坏死等，且病变已具备关节置换指证。

（5）股骨颈骨折、转子间骨折或髋臼骨折愈合后，出现继发骨关节炎、骨坏死和关节畸形引起疼痛和功能障碍。

3. 股骨头缺血坏死　其病理机制尚有待研究。老龄患者中常见的病因有激素性、乙醇性、外伤性或特发性，对于晚期股骨头已经塌陷的患者，人工髋关节置换术是消除疼痛，改善功能的有效措施。

4. 髋关节发育不良或先天性髋关节脱位　是一种较常见的髋关节疾病，国内平均发病率为3.9‰。尽管在新生儿期有专科医师进行普查，但仍有漏诊，直至成年后出现不可逆的假臼骨关节炎方来院就医。对于这类患者，若出现患髋疼痛伴腰部疼痛或健侧髋或膝关节疼痛者，人工髋关节置换术不失为一种有效的治疗方法，但手术难度较大。

5. 类风湿关节炎　侵犯的下肢关节以膝关节为主，髋关节受累的程度往往相对较轻。晚期类风湿髋关节炎患者可出现股骨头中心型脱位和严重骨质疏松，人工髋关节置换术的远期效果较差。

6. 强直性脊柱炎　其发病率为0.5%~2.3%，发病的高峰期在30~40岁，老年发病者少见。若髋关节病变药物效果不好，出现髋关节畸形、功能障碍者，可考虑手术治疗。

7. 由于髋关节感染、外科手术后残留关节强直　在老年阶段出现下腰痛、同侧膝关节疼痛或对侧髋、膝关节出现疼痛，可考虑行人工全髋关节置换术。另外，髋关节融合术后出现假性融合伴疼痛或非功能位融合，也是人工全髋关节置换术的适应证。

8. 老年髋部骨肿瘤　患者有以下几种情况可以采用人工全髋关节置换术。

（1）低度恶性肿瘤患者，或转移性肿瘤，但预期寿命较长的患者。

（2）瘤样病损，如嗜酸性肉芽肿、色素绒毛结节性滑膜炎，对于色素绒毛结节性滑膜炎，术中滑膜切除应力求彻底，同时术后要采取放疗，否则瘤样病变会很快复发，破坏骨质，造成假体早期松动。

（二）手术禁忌证

1. 绝对禁忌证　全身或局部的任何活动性感染；关节主要运动肌瘫痪或肌肉肌腱等组织破坏造成主动屈伸功能丧失者；各种原因引起的骨组织严重缺损，估计术后假体难以保持稳定者；老年衰竭患者，无法耐受手术。

2. 相对禁忌证　神经性关节病变；老年性精神障碍，不能有效配合治疗；老年体弱，内科疾病复杂，手术耐受性差；过度肥胖。

（三）围术期处理

1. 合并常见内科疾病的术前处理　如下所述。

（1）高血压：对于合并有高血压的老龄患者，适度控制血压可以尽可能避免术中血压出现大的波动。但不主张行大幅度降压治疗，以保证较高灌注压，满足重要脏器的供血和供氧。一般而言，将舒张压控制在80mmHg左右是较理想的状态。但是术前血压经常维持在160/100mmHg左右的病例，术后心血管意外发生率低，不刻意将血压降得过低。

抗高血压治疗必须持续到手术当天，可以于术日晨用少量清水将当天的药物吞服。但使用某些降压药物的高血压患者，术前应采取停药措施。例如使用利舍平类药物控制高血压者，术前应停药3d。因为利舍平类药物可以减弱心肌和血管对儿茶酚胺的反应性，在麻醉时可能导致心动过缓和低血压，术前注射阿托品可防止上述不良反应。术前使用单胺氧化酶抑制药如帕吉林者，术前也需停药，因此类药物可能加重麻醉药、安眠药的降压作用。

对于难以控制的重度高血压或需要急症手术、但未正规治疗的高血压患者，可静滴硝普钠控制血压，其药效快、作用强、持续时间短，能直接扩张小动脉及静脉血管。在给药过程中，须严密监测血压和心率，随时调整用量。

(2) 心脏疾病：对于有冠心病病史的老龄患者，术前应详细询问近期有无病情加重，表现为不稳定性心绞痛或是心前区疼痛时发时愈。如果冠状动脉疾患已经稳定，心电图重复检查无变化，无心绞痛症状或者心绞痛发作后经过了3个月以上已稳定者，可施行择期手术。如患者长期接受β肾上腺能阻滞药治疗心绞痛，不能术前突然停药，因为心脏的部分阻滞作用需要继续维持数天，一旦手术后发生心绞痛，患者非但得不到药物的有效治疗，且停药还可导致一段时间的β肾上腺能活性增高，可能因此产生不良的临床后果。对伴有冠状动脉供血不全的患者，术前应用双嘧达莫和吲哚美辛，不但能扩张冠状血管，而且对处于高凝状态的老年患者，能防止和减少深静脉栓塞及肺栓塞的发生。

手术前3个月曾有心肌梗死者，再发生率高达33%；手术前4~6个月曾有心肌梗死者，再发生率为16%；心肌梗死后6个月以上手术者，再发生率为5%；手术前无冠心病临床表现者，围术期心肌梗死发生率低于0.2%。因此如果不是挽救生命的急症手术，应尽可能推迟至少3周，纯属择期手术尽可能推迟半年以后。

大多数室上性快速心律失常，可用洋地黄类控制；而室性快速心律失常，可用利多卡因控制。偶发期前收缩或阵发性室上性心动过速对手术耐受力无影响，频发室性期前收缩者在麻醉和手术时因缺氧会使期前收缩增多，宜及时治疗。心房纤颤一般经洋地黄类药控制心室率在80~90/min，可耐受手术，危险性并无明显增加，但应随时警惕发生栓塞性并发症的可能。无症状的一或二度房室传导阻滞一般可耐受手术，但在麻醉及手术时须防止迷走神经张力增高而传导阻滞发展为三度。三度房室传导阻滞者，有发生阿斯综合征或心源性休克的可能，若非紧急情况，不宜手术。右束支传导阻滞而心功能良好者对手术无明显影响，完全性左束支传导阻滞发生于严重心脏病，需加注意，双侧束支传导阻滞者危险性增大。凡三度房室传导阻滞、有阿斯综合征病史，完全性左束支传导阻滞，完全性右束支传导阻滞并左束支分支传导阻滞者。当必须手术治疗时，需做充分准备，如术前、术中用异丙肾上腺素或阿托品以提高心室率，或最好先安置临时起搏器，使心室率稳定于生理水平或传导改善，以防止可能的意外发生。

(3) 肺功能障碍：若最大通气量和肺活量低于预计值60%、动脉氧分压低于6.67kPa、动脉二氧化碳分压高于7.20kPa、血氧饱和度低于90%，耐受外科手术的能力就显著下降。

对有慢性支气管炎、肺气肿及呼吸功能不全的老年患者应做积极的手术前准备。①手术前戒烟，术前戒烟2周能降低肺部并发症的发生率，术前戒烟8周能使气道黏膜充分恢复功能。②指导患者做深呼吸训练和咳嗽、咳痰练习，每小时不少于10次，有利于扩张肺组织，增加气体交换量，排除分泌物及痰液。③每天做雾化吸入治疗，可根据病情适当加入抗生素，解痉药物和蛋白溶解药。④口服祛痰药物，如碘化钾溶液或祛痰剂等。⑤手术前应做痰培养，参考药物敏感实验结果选用广谱预防性的抗生素。⑥对有哮喘患者，应定期吸氧，应用β-受体兴奋药物解除支气管痉挛，必要时可加用地塞米松等激素类药物。⑦有阻塞性或限制性通气损害的患者，可用支气管扩张药和间歇正压呼吸作为术前准备。⑧对有大量脓痰患者，除使用全身抗生素之外，应帮助患者体位引流，3次/d，每次15min，必要时于手术前做好预防性气管切开。肺功能障碍患者，其手术危险性与肺功能损害程度相平行。术后多数肺部并发症发生于原有肺部疾病。休息时尚不能维持足够通气的患者，只允许行紧急抢救生命的手术。呼吸功能代偿不全患者，择期手术应延至肺功能已最大限度的恢复时施行。

(4) 糖尿病：无论择期手术还是急症手术，对60岁以上的老龄患者应把血糖与尿糖的检查作为常规。对有糖尿病史或正在治疗中的老龄患者要全面了解患者的糖尿病控制情况，特别是要掌握有无老年糖尿病急、慢性并发症发生，以便制定合理的手术计划。老龄糖尿病患者大手术治疗中不仅要防止出现高血糖，而且更要防止低血糖发生。一般认为老龄糖尿病患者血糖控制在6.0~11.1mmol/L（110~200mg/dl），施行择期大手术是比较安全的。

术前用口服降糖药物或用长效胰岛素来控制血糖的老龄糖尿病患者，如需接受大型手术，则要在围术期数日内改用短效胰岛素，这样比较容易控制血糖水平。用胰岛素控制的患者，手术日早晨测定空腹血糖后，小手术停用胰岛素，大手术可用平时胰岛素用量的一半；术中需要 1h 测血糖 1 次，术后每 6h 测 1 次血糖。关节外科患者常常术后很快即能进食，因此没有必要在术后使用大量葡萄糖液。如果需要使用则根据 1：4 或 1：6 胰糖比在葡萄糖溶液中直接加入短效胰岛素，然后逐步恢复至患者术前的糖尿病治疗和控制状态。老龄患者病情波动很大，因手术的应激反应，胰岛素的需要量可能增加，也可能突然下降。因此，需要胰岛素控制的老龄糖尿病患者，术后要定时测血糖和尿糖，以便及时调节胰岛素的用量。老龄糖尿病患者，特别是伴有各种急慢性并发症者，原则上应尽量避免急诊手术。如必须急诊手术同时又对患者过去的病情了解较少时，除要急查禁食血糖、尿糖外，还要检查血钠、钾、氯化物、pH 和 HCO_3^-、酮体等项。如血糖控制在 11.1～13.9mmol/L 范围内，pH 超过 7.3，$HCO_3^- > 20$mmol/L，尿酮阴性，才能比较安全地施行急诊手术。

（5）血小板减少：对血小板减少的老龄患者，术前应详细询问患者的皮肤瘀点瘀斑、牙龈出血以及外伤出血史，查全血图、肝肾功能，备血及浓缩血小板，必要时请血液科会诊。患有血小板减少的老龄患者，使用腰麻或硬膜外麻醉时存在血肿形成压迫脊髓的风险，且瘫痪一旦出现，即使立即行椎管减压手术也不能完全避免永久性神经损害的可能性。因此，有凝血功能障碍的血小板减少的患者应选择全身麻醉。血小板（80～99）$\times 10^9$/L 患者按正常患者处理；（50～79）$\times 10^9$/L 患者术中补给全血或血浆即可，术前不需要特殊处理；血小板 $< 50 \times 10^9$/L 患者术中输入血小板 1～2U、全血 400～800ml，渗血明显时给予止血药，在不影响疗效的情况下，手术力求轻、柔、快、简。

对于全髋关节置换，当血小板 $< 50 \times 10^9$/L 时，患者所需输入的全血及血小板量明显增加，因此建议全髋置换术中及术后 48h 内的血小板应保持在 $50 \times 10g$/L 以上。

目前血小板减少的治疗方法主要有丙种球蛋白疗法、激素疗法、输入浓缩血小板等。术前及术中输入浓缩血小板是一种重要的治疗方法，对绝大多数血小板减少的老龄手术患者，输入血小板能提高患者的血小板水平，防止术中及术后出血。唐孝明等人的研究发现，血小板减少患者接受 1～2U 血小板输注治疗后，血小板计数平均上升 25×10^9/L，并且无明显的不良反应发生。

（6）低蛋白血症：当总蛋白 < 52g/L，白蛋白 < 25g/L 时，临床上即可诊断低蛋白血症。低蛋白血症是判断营养不良的最可靠指标之一，而营养不良又与手术后并发症和死亡率的增高密切相关。手术前如发现低蛋白血症时，应予纠正。对于拟行大型手术的老龄患者，可选用 5% 等渗白蛋白溶液或 20%、25% 的浓缩白蛋白溶液。

（7）肾功能障碍：血清肌酐测定及 24h 内生肌酐清除率是评价肾功能较可靠的指标。当肌酐测定值为 185.6～291.7μmol/L，24h 肌酐清除率为 51～80ml/min 表示肾功能轻度损害，对手术耐受力的影响不大；当肌酐测定值为 362.4～512.7μmol/L，24h 肌酐清除率为 21～50ml/min 为中度肾功能损害，手术可能加重肾功能损害，手术后容易发生感染、切口愈合不良等并发症，手术前需接受适当的内科治疗；当肌酐测定值为 627.6～733.7μmol/L，24h 肌酐清除率 < 20ml/min 为重度肾功能损害，手术后并发症的发病率高达 60%，病死率为 2%～4%，手术前需进行有效的透析处理。

对于老龄患者合并有肾功能障碍，手术前应努力设法改善肾功能，进低盐、优质蛋白饮食；及时纠正水、电解质紊乱；选用对肾脏损害最小的抗生素，如青霉素类和头孢菌素类；慎用血管收缩药，一般血管收缩药均可使肾内小动脉收缩，导致肾血流量显著减少、加重肾损害，尤其是剂量较大、使用时间较长则肾损伤更为严重。

严重肾功能损害的患者由于促红细胞生成素分泌减少，一般都有贫血。治疗时首先应纠正贫血，通过多次输血使血红蛋白维持在 10g/dl，血浆白蛋白维持在 30g/L。具有血液透析的指征时（血清肌酐水平 > 600μmol/L，肾小球滤过率 < 5ml/min），一般在手术前 1d 透析 1 次，使肌酐、尿素氮等指标接近正常水平，血液酸碱平衡矫正，电解质浓度接近正常，再行手术治疗。手术中须注意补充失血量、防止低血压，保持水、电解质、酸碱平衡，禁用对肾有毒性作用的药物。避免大量失血。

（8）长期使用肾上腺皮质激素患者：有些老龄患者由于治疗某些疾病的需要（如类风湿性疾病、胶原性疾病等），较长时间使用肾上腺皮质激素类药物，从而抑制了下丘脑、垂体合成和释放促皮质激素释放激素（ACTH），对这类患者在施行外科手术时应特别注意。因为较长时间使用肾上腺皮质激素治疗的老龄患者将会出现肾上腺皮质的反应性降低，特别是应激反应较大的大、中型关节手术后，将会出现肾上腺皮质功能不全的一系列临床表现，包括嗜睡、乏力、顽固性低血压、高热、心动过速、恶心、呕吐，严重的患者可出现昏迷、休克。

对于曾较长时间使用肾上腺皮质激素或者术前短期内曾大量使用过肾上腺皮质激素的老年关节外科患者，术中术后处理包括：①术中和术后当天静脉内滴注氢化可的松各100mg，术后第 1 天 100～200mg；术后第 2 天给100～200mg；术后第 3 天改为50～100mg，随后可以停药或转为患者手术前长期用药剂量。②当临床上出现肾上腺皮质功能不全危象时，立即静脉滴注氢化可的松100mg，以后每8h再滴入100mg；第 2 天用量可在300～500mg，待病情稳定后3d可开始逐渐减量。③为减少激素对切口感染和愈合的负面影响，该组患者应选择较广谱、高效的预防性抗生素，并适当延长切口拆线时间。

2. 术后处理　如下所述。

（1）休克：当手术后患者出现烦躁不安、心率增快、脉压缩小、尿量减少，即可诊断为休克。若神志淡漠、反应迟钝、面色苍白，呼吸浅快、脉搏细速、血压下降（收缩压＜90mmHg）时，患者已进入休克抑制期。因失血而引起的低血容量休克，治疗以补充血容量和止血为主。正常人血容量5～7L，发生中度休克时，失血量为全身血容量的20%～40%；严重休克时，失血量约为全身血容量的40%以上。观察血容量是否补足的重要指标是动脉血压、中心静脉压及尿量。当中心静脉压升至 0.98mmHg（10cmH$_2$O），脉压差＞4mmHg，尿量＞30ml/h，说明休克好转，血容量已补足；若中心静脉压已升至1.47mmHg（15cmH$_2$O）而血压仍偏低，应考虑心力衰竭或静脉血管床过度收缩，需用强心药物治疗。根据实验研究，在毛细血管处的氧运送，血细胞比容为30%时的效果要优于血细胞比容为50%时。因此，在补充血容量的时候，应组合交替输入红细胞悬液、胶体液和晶体液，使血细胞比容控制在30%～35%范围。在补充血容量同时，应该尽快止血。否则，尽管积极输血、补液，血容量仍不会恢复，休克也不能有效纠正。

此外，休克的治疗还有赖于纠正酸碱平衡失调，改善微循环，防止 DIC 和多器官衰竭。休克能降低患者对感染的抵抗力，应该在抢救开始时，即加大抗生素剂量，预防手术部位和肺部发生感染。

（2）深静脉血栓形成：深静脉血栓形成常见于老龄患者关节外科手术后，其中髋部手术后的发生率为40%～80%，发生于近躯干部的深静脉者占20%～30%。深静脉血栓形成后的最大危险是血栓脱落、循环至肺引起肺栓塞，发生率在4%～8%，其中1%～3%的患者可因抢救无效而死亡。

深静脉血栓形成约50%发生在术后第 1 天，约30%发生在术后第 2 天。深静脉血栓形成发生的机制是手术后血液处于高凝状态，静脉血液回流缓慢，以及血管内膜的直接损伤。深静脉血栓形成多发生在下肢深静脉，尤其是好发于小腿腓肠肌静脉丛，以左侧多见。Dauer 等通过静脉造影检查发现血栓起源于小腿静脉者占80%。Kakkar 应用放射性纤维蛋白原试验，也证实绝大多数的血栓形成起源于小腿。

如果血栓形成体积小，仅阻塞腓肠肌内小静脉，则表现为踝以下肿胀，皮肤苍白，伸直患肢、患足背屈时小腿肌肉深部疼痛（Homan 试验阳性），挤压腓肠肌时疼痛加重并有紧张痉挛感（Neuhof 试验阳性）。当血栓阻塞腘静脉时，小腿1/3以下部位肿胀，皮肤苍白及凹陷性水肿，腘窝内腘静脉呈条索状的轻压痛。当血栓形成体积大、阻塞股静脉及股深静脉时，典型的表现为整个下肢肿痛、苍白、皮肤发凉、表浅静脉怒张、Homan 试验阳性、腓肠肌和沿股静脉有压痛、远端动脉由于肢体水肿和动脉痉挛而搏动减弱，即通常所说的股白肿（phlegmasia alba dolens）。当下肢发生大量静脉血栓形成，髂内、外静脉、有时下腔静脉均受累时，肢体明显水肿及青紫，压痛广泛，在青紫区出现瘀点，发凉、紧张疼痛感，远端动脉搏动消失，下腹部也可有疼痛及压痛，还可能有心率加快、呼吸急促、体温升高、血压下降，甚至发生休克，此即所称股青肿（phlegmasia cerulea dolens），属急性暴发型深静脉血栓形成。

深静脉血栓形成的诊断依据除临床表现（肢体肿胀、皮肤苍白、Homan 试验阳性、静脉呈条索状、有压痛等）以外，为了进一步明确诊断及阻塞部位、范围，可进行 Doppler 超声、静脉造影、电阻抗体积描记、放射性核素等检查以帮助诊断和治疗。

已发生静脉血栓形成的患者，应卧床休息、抬高患肢、限制活动。对病程不超过72h者，可给予尿激酶或链激酶溶栓，链激酶有抗原性、致热性，不理想；尿激酶系人体衍化物，无抗原性、无毒性，应首选。为促使血栓加速溶解，可给人体纤维蛋白溶解酶。但纤维蛋白溶解酶可引起出血、发热及变态反应，使用时须注意。在溶栓治疗的同时，可加用肝素抗凝治疗，抗凝疗法的作用是防止血栓蔓延及再发生而不是消除血栓。

小腿腓肠肌静脉血栓形成的治疗以非手术疗法为主。髂-股段静脉血栓形成，血栓易脱落、并发肺栓塞；下肢静脉血液回流发生障碍，严重者，肢体末端坏死或发生顽固性血栓静脉炎，故除用抗凝、祛聚治疗外，应争取早期手术摘除血栓。早期，血栓尚未与静脉壁附着，易于摘除，手术效果较好；晚期，血栓引起炎症，致血栓与静脉壁黏着、静脉瓣受损，手术效果差。为防止血栓脱落，引起肺栓塞，可经皮置入腔静脉滤器或将栓塞静脉的近心侧结扎。

深静脉血栓形成的治疗应以预防为主。对好发的患者，手术后应抬高患肢，早期开始肌肉等长收缩训练，促进静脉和淋巴回流。对于不能主动活动的患者，应协助患者早期活动，经常翻身及变换体位，鼓励患者咳嗽、深呼吸，防止下肢血液淤滞。或以电刺激腓肠肌、使之收缩等均有利于促进静脉血液回流，从而降低深静脉血栓形成的发病率。对于深静脉血栓形成的高危人群，手术后短期内可考虑使用小剂量肝素抗凝及静滴低分子右旋糖酐祛聚。用抗凝药过程中，应定时监测凝血时间及凝血酶原时间，如发现有出血倾向，立即停药。

（3）肺栓塞：肺栓塞是血栓堵塞肺动脉或其分支引起肺循环障碍的临床综合征。手术后突然发生原因不明的胸痛、呼吸困难、心率增快、血压低，甚至休克等表现时，应想到肺栓塞的可能性。胸部 X 线摄片对小的肺栓塞诊断帮助不大。当胸部 X 线摄片正常时，可做肺扫描检查，如为肺栓塞，可见患处血流灌注减少，但非特异性检查，不过，肺扫描正常时，可除外肺栓塞。最可靠的诊断方法是肺血管造影，可显示不同大小的肺血管截断或充盈缺损。

预防肺栓塞的根本方法是预防下肢深静脉血栓形成。肺栓塞一旦发生，应及早进行正确的治疗，否则，可能有生命危险。肺栓塞的治疗应根据发病时间、栓塞的部位、范围及临床表现而定。除一般治疗包括吸氧、辅助呼吸、纠正低血压、止痛及给抗生素以外，选择溶栓、抗凝、或手术治疗，包括肺动脉血栓摘除术，下腔静脉滤器置入术，血栓动脉切除术。一般而言，根据血压和右心室动力学改变来选择肺栓塞的治疗方案：正常血压和右心室动力正常时，可考虑单纯抗凝和下腔静脉回流的控制。低血压或低右心室动力学时，可选择抗凝加溶栓治疗或用导管和外科行去栓子治疗。

（4）急性肾功能不全：一般来说，在尿量突然减少的同时，每日血肌酐增加 $8.4 \sim 176.8mol/L$（$1 \sim 2mg/dl$），血尿素氮升高 $3.6 \sim 10.7mmol/L$（$10 \sim 30mg/dl$），则急性肾功能不全的诊断可以成立。老年人肌肉萎缩、肌酐生成减少，因此在肾功能不全时，血肌酐可能正常或仅轻度增高。此时可参考血-尿尿素氮比值，手术后早期发生的急性肾功能不全，血-尿尿素氮的比值常在 1：15 ~ 1：8。

急性肾功能不全的治疗根据临床进程的不同而各有侧重。在积极治疗原发疾病的基础上，少尿期应严格控制水、钠摄入，"量出为入"；注意饮食和营养，控制蛋白摄入量；纠正代谢性酸中毒和高钾血症；对于经积极治疗并使用利尿药后，仍持续少尿或无尿，氮质血症进行性加重，出现意识障碍者，应果断采取透析治疗。透析的方法依病情及手术性质而定。非腹部手术或血液循环不平稳的患者，选用腹膜透析，透析液中可加入抗生素，由于腹膜吸收性能强、经肾排泄慢，故剂量宜小。刚做过腹腔内手术或发生过腹腔内并发症的患者，宜选用血液透析，其缺点为对心血管稳定性有一定影响。连续性肾脏替代疗法（又称血滤）可以 24h 连续进行，对人体的生理功能影响较小，不仅溶质清除能力优于常规血透，而且克服了后者所具有的血流动力学不稳定。多尿期的治疗重点是维持水、电解质和酸碱平衡，控制氮质血症，防治各种并发症，进入多尿期 1 周后，肌酐、尿素氮逐渐降至正常范围。此时可适当增加蛋白质摄入，已利于肾细胞的修复和再生。恢复期的患者已有活动能力，要避免过度劳累，定期随访监测肾功能，严格限制肾毒药物，防止肾再次受损。

非少尿型急性肾功能不全的病理生理基础尚不清楚，患者尿量正常，甚至增多，与氮质血症的升降呈平行关系，手术后第 10 天最多，第 20 ~ 22 天恢复至正常。病情较少尿者为轻，如处理及时，往往预后良好。治疗方法包括限制进水量；给予低蛋白高热量饮食，根据氮质血症下降的程度递增蛋白质摄入量；按照血、尿电解质浓度补充钠盐及钾盐，维持水电解质及酸碱平衡。

急性肾功能不全的老龄患者发生感染时，很少出现炎性疼痛。例如：发生溃疡穿孔并发弥漫性腹膜炎者，仅表现肠麻痹而无腹痛。对此特点，临床医师应有足够的重视。

（5）尿路感染：尿路感染是老年人关节外科术后较为常见的并发症，尿路感染的致病菌中最常见的是大肠埃希菌，其次为变形杆菌、葡萄球菌和铜绿假单胞菌等。慢性及有并发症的感染，可由衣原体或支原体引起。急性膀胱炎的临床表现是尿频、尿急、尿痛，偶有排尿困难，体检可有耻骨上区压痛。尿液浑浊或呈脓性，镜检可见较多的红细胞及脓细胞。感染自膀胱上行可引起急性肾盂肾炎，多见于女性患者。主要表现是高热、寒战、全身疼痛、食欲缺乏、恶心呕吐，体检常有肾区压痛、叩击痛。尿镜检可发现大量白细胞和细菌，尿培养阳性，菌落计数每毫升感染尿液细菌数在 10 万以上。

尿路感染的治疗包括：①全身支持治疗，大量饮水，维持每日尿量在 1 500ml 以上，有利于炎性物质排出。②根据致病菌，选用敏感抗菌药物，用药时间需持续至症状好转，尿中脓细胞消失，连续 2 次尿培养阴性。③对症治疗，口服颠茄类药，以解除膀胱痉挛，口服碳酸氢钠碱化尿液，降低酸性尿液对膀胱的刺激，全身疼痛者可适当使用解热镇痛药。老龄患者预防尿路感染的关键，首先在于保持足够尿量的同时防止尿潴留；其次术中导尿时，需严格执行无菌操作；术后留置导尿时，应保持尿袋处于低位，防止尿液倒流引发感染，同时应定期冲洗膀胱及更换尿袋。

（6）肺部感染：老年人手术后很容易并发肺部感染，肺部感染的早期症状多表现为体温轻度升高，由于咳嗽不明显，容易被术后正常吸收热所掩盖，导致漏诊，但此期肺部听诊可闻及少量湿啰音。如治疗不及时，病情进展，多发展为支气管肺炎，患者呼吸增快、体温升高、咳嗽咳痰症状加重、但有时痰液黏稠不易咳出。肺部听诊，呼吸音变粗糙，双侧中下肺可闻及哮鸣音和干湿啰音。X 线摄片检查可见肺纹理增粗。血常规检查显示白细胞总数和中性粒细胞分类计数均增多。

肺部感染的治疗原则是全身支持治疗的同时，积极去除发病原因，治疗肺炎症。抗生素的治疗应首先针对临床常见致病菌，足量有效用药，待细菌培养结果明确后再做调整。痰液黏稠不易咳出时，给祛痰药和雾化吸入。肺部感染的预防应从手术前开始，方法是注意保暖、避免受凉，加强口腔护理；鼓励患者进行咳嗽及深呼吸训练，增加肺泡通气量；严格呼吸治疗器械的消毒；鼓励患者术后早期坐起，拍背咳嗽，必要时雾化吸入，以保持呼吸道湿润，痰液稀释易排出。

（7）急性呼吸窘迫综合征：急性呼吸窘迫综合征是由多种肺内外病因导致的一种以急性呼吸窘迫和难治性低氧血症为特点的严重的肺部并发症。其共同的病理生理改变是弥漫性肺损伤，造成肺毛细血管通透性增加和肺表面活性物质减少，肺泡萎缩，导致肺内通气/血流比例失调，生理无效腔增加，功能残气量减少，肺顺应性降低。

急性呼吸窘迫综合征的临床表现除原发病如创伤、休克感染等相应症状和体征外。主要表现为突发性、进行性呼吸困难、气促、发绀，常伴有烦躁、焦虑。急性呼吸窘迫综合征的典型病程可分为四期：损伤期、相对稳定期、呼吸功能衰竭期、终末期。诊断依据为有发病的高危因素，且排除心源性肺水肿；突发性进行性呼吸困难，呼吸频率加快 >30/min，心率加快，一般氧疗无效；血气分析显示在给氧条件下 $PaO_2 < 8kPa$（60mmHg），$PaCO_2 > 6.66kPa$（50mmHg）；胸部 X 线片检查可见两肺弥散性浸润阴影。

急性呼吸窘迫综合征的治疗方法包括基础疾病治疗和呼吸功能支持两部分。基础疾病的治疗指去除致病原因，维持足够能量供应，纠正水电解质、酸碱失衡，改善微循环，要求每日出入液量呈轻度负平衡（入量少于出量 500～1 000ml）。呼吸功能支持包括：①给氧，吸气中氧含量应维持在 40%～50%，以免氧中毒，多数患者将 PaO_2 保持 >8kPa（60mmHg）即可。②如鼻导管给氧不能缓解缺氧状态，呼吸窘迫症状加重，PaO_2 持续降低，则应采用呼气末正压通气。呼气末正压通气（0.49～0.98mmHg，5～10cmH$_2$O）能有效地扩张萎缩的肺泡和小气道，改善肺内通气/血流比例。但是，呼气末正压会影响上下腔静脉血回流，在患者血容量偏低时，可导致左心室排血量减少，血压下降。因此临床应用呼气末正压通气时首先要保证有效循环血容量足够，同时呼气末压力不应过高（0.49～0.98mmHg，5～10cmH$_2$O）。其他常用治疗包括应用大剂量皮质类固醇，保护毛细血管内皮细胞，缓解支气管痉挛，抑制后期肺纤维化；应用支气管扩张药，降低气道阻力。为了防止弥散性血管内凝血，可给予肝素。预防感染和治疗感染引起的 ARDS，应使用敏感性强的抗生素。

（8）多器官衰竭综合征：多器官衰竭综合征系指同时或序贯性发生 2 个或 2 个以上器官或系统不能进行正常的功能活动而产生的一种综合征，简称 MODS（Multiple Organ Dysfunction Syndrome）。

MODS 的临床表现可以归纳为两个方面，全身炎症反应的表现和器官功能不全的表现。全身炎症反应的表现包括：体温高于 38℃或低于 36℃；心率 >90 次/min；呼吸频率 >20 次/min，过度通气，$PaO_2 <$ 30mmHg；白细胞 $>12 \times 10^9$/L 或幼稚细胞 >10%。各器官功能不全的特点如下：①心力衰竭：气急、端坐呼吸、咯血性泡沫痰、颈静脉怒张、心界扩大、心率快、肝大。②循环衰竭：面色苍白、四肢发凉、心排血量减少、血压低，需要血管活性药和（或）机械方法来维持。③呼吸衰竭：呼吸困难、急促，肺容量减小，血 $PaO_2 < 6.6$kPa（50mmHg），需用机械辅助呼吸来维持气体交换。④胃肠道衰竭。呕吐或由鼻胃管吸出大量的棕褐色胃液、肠麻痹、腹胀、黑粪。⑤肝衰竭：持续性黄疸，血总胆红素 > 34.2μmol/L，且有进行性加深趋势，SGPT 超过正常值 2 以上，晚期可发生肝性脑病。⑥肾衰竭：少尿或无尿，尿 $Na^+ >40$mmol/L，血肌酐 >176.8μmol/L，需要透析治疗。⑦凝血系统衰竭：皮肤黏膜有广泛出血点或瘀斑，切口渗血，弥散性血管内凝血，血小板减少，纤维蛋白原降低，纤维蛋白降解产物增加。⑧免疫系统衰竭：中性粒细胞的吞噬及杀菌能力减退，可导致全身性感染。⑨中枢神经系统衰竭：患者神志模糊、感觉迟钝、谵妄、昏迷。

MODS 的治疗主要包括 4 个方面的内容：积极治疗原发疾病，消除综合征的诱发因素；积极支持或替代衰竭器官的生理功能，减轻器官负荷；营养支持，维持能量正平衡；针对炎症介质的治疗。

（四）康复锻炼

1. 术前功能锻炼　术前功能锻炼与术后功能锻炼同样重要，通过术前功能锻炼一则可以增强老龄患者的体质、增加关节周围肌的力量；二则可以帮助患者了解术后康复的一般程序，术后尽快适应功能锻炼，恢复关节功能。

术前功能锻炼计划主要包括肌力训练、关节活动度锻炼、负重和行走锻炼。由于关节结构异常和疼痛，关节疾病患者术前多存在患肢不同程度的肌力下降或肌肉萎缩，因此进行关节周围肌的肌力锻炼非常重要。锻炼方法以关节主动屈伸、展收、旋转为主（抗阻或不抗阻），若是下肢关节，则还需辅以负重和行走锻炼，包括助行器的模拟使用。被动锻炼对于增加关节活动范围有所帮助，但如果不结合主动锻炼，则不仅肌力无恢复，而且增加的活动范围也很容易因为新生胶原组织的沉积而丢失。

少数老年性智能障碍患者，如果术前不能在医师指导下完成锻炼和学会使用助行器，则手术应暂缓进行。对于关节屈曲挛缩的患者，一般不主张进行术前牵引。术前皮肤牵引会干扰肌力锻炼和关节活动度锻炼的时间，术前骨牵引则还存在针孔潜在感染的可能性，是关节置换手术的禁忌。

2. 术后早期功能锻炼　术后功能锻炼的目的一则在于促进老龄患者增强肌力、增加关节活动度、恢复体力和动作协调性；二则在于帮助患者早日下床，避免老龄患者长期卧床可能出现的并发症。在术后功能锻炼中，应遵循早期主动、因人施教、循序渐进和全面锻炼四大原则。早期主动原则是指术后麻醉作用消失后即可开始指导患者进行肌肉的等长收缩活动。有研究表明，术后如不早期锻炼关节，新生胶原组织在术后第 2 天即开始迅速沉积在关节周围，这种随意沉积的胶原纤维将限制关节的运动。机械应力可调节新生胶原纤维的沉积方向，术后立即开始关节运动可使胶原纤维沿应力方向沉积，从而将瘢痕对关节活动度的限制降低到最低。多数学者认为，在术后立即进行功能锻炼，有利于患者关节功能恢复和减少并发症。

规律的功能锻炼可增加患者下肢的血液循环，预防血栓形成，保持髋部正常的肌力和关节活动度，并逐渐恢复日常活动能力，这对于老龄患者的完全康复非常重要。在手术结束麻醉清醒后患者应立即开始功能锻炼，应告知患者，早期功能锻炼在开始可能会引起一些不适，但将有利于后期的恢复。

床上练习动作包括：踝关节屈伸练习，膝关节伸直练习，髋关节屈曲、外展练习。以上动作 1h 做 10～15min，每天锻炼 8h。

站立练习从术后次日开始，老龄患者在初次下床站立时很容易出现直立性低血压，因此需要主管医师或护士在场指导监护。以后当患者体力重新恢复后，就可以独自站立练习了 站立练习动作包括站立位直腿抬高练习，站立位髋关节屈曲练习，站立位髋关节外展练习。以上站立练习每天做3次，每次重复10遍。

行走练习在站立练习成功后即可开始。对于老龄患者，术后1周内以每天3~4次，每次10~15min的行走练习为宜。考虑到老年患者的记忆力减退，因此在行走练习的指导方法上应注意简洁。助行器和拐杖的使用方法都可总结为：助行器（拐杖）先向前移动一小段距离，先迈患肢，再迈健肢。上下楼梯练习时，应记住"好上坏下"，即上楼梯时健肢先上，下楼梯时患肢先下。上下楼对于锻炼肌力及耐久度是一个非常好的练习。

五、髋关节翻修

髋关节翻修是关节外科医师面临的挑战之一。面临的困难主要有假体取出、骨缺损重建、假体与固定方法选择等，每一步都与手术是否成功有密切关系，需要认真考虑。

（一）髋关节翻修率和原因

初次髋关节置换术后的翻修率各国报道不一。美国2002年报道翻修病例占髋关节置换病例的17.5%，瑞典关节登记系统显示翻修率为7%，澳大利亚翻修率达14%。随着患者寿命延长，人工关节假体在体内时间延长，翻修率必然增加；同时由于患者对生活质量的要求提高，全髋关节置换在部分年轻关节疾病患者中的应用，这些患者活动量大，关节假体磨损增加，也会使翻修率增加。因此，随着全髋关节置换的患者增加（数量增加）和寿命增加（假体存留时间延长）及年轻患者增加（磨损速度快），必然会使髋关节翻修病例增多。

国外报道全髋关节置换术后翻修的原因包括：骨溶解假体松动占70%左右，关节不稳占10%~15%，感染占5%~7%。而我国翻修原因与国外有所不同，国内髋关节翻修原因中感染病例比例较高，是值得重视的问题。

（二）髋关节翻修术中假体取出

髋臼和股骨假体的取出要求暴露充分，完全在直视下操作，尽可能保留骨量。取出松动的髋臼和股骨假体，无论是骨水泥还是非骨水泥型，尚可容易。手术难度主要集中在取出没有松动的假体，股骨骨水泥鞘和断裂的远段股骨柄。

1. 稳定固定髋臼的取出 取出没有松动的骨水泥型髋臼假体时，下列方法单独使用或者组合使用，常常能够奏效，包括使用摆锯将聚乙烯内衬切割成4块；聚乙烯内衬上钻洞，拧入皮质骨螺钉，使聚乙烯杯与骨水泥界面分离；髋臼杯中心钻孔，拧入带T形把手的螺丝锥，向外拉出髋臼杯；借助薄型骨刀打入髋臼杯与骨水泥之间，将髋臼杯撬离骨水泥。

取出无松动的非骨水泥型髋臼假体，首先要取出聚乙烯内衬。薄型骨刀打入内衬和金属杯之间，将二者分离；或者在内衬中心钻孔，拧入螺丝钉，螺钉尖顶住金属外杯，使内衬与金属杯自动分离解脱。如果固定金属杯的螺钉头部磨损深陷于金属臼杯，无法用丝锥取出，用金属磨钻将螺头部磨削变小，取出金属髋臼杯后，再用小骨刀剔除螺丝钉周围骨质，暴露螺钉，然后使用专门的断钉取出器取出断钉。

Zimmer公司的Explant髋臼杯取出器利用股骨头替代物作为杠杆的支点，通过弧形的切割刀片在金属髋臼杯假体与宿主骨的界面切割，进一步旋转金属杯使假体与骨床分离，能最大限度保留髋臼骨量。在固定牢固的金属杯内注入骨水泥，固定聚乙烯内衬与金属杯，强度可靠，效果满意。

2. 稳定固定股骨柄的取出 首先清除股骨假体肩上区的所有的软组织和骨赘，这是不损伤股骨大转子而取出股骨假体的关键步骤。股骨假体取出过程中，一定要暴露充分，争取在有良好光源条件下直视操作，动作轻柔，助手与主刀密切配合，尽可能避免术中发生骨折。股骨髓腔近端骨水泥取出较为容易，在骨水泥横断面上，呈放射状多处凿开，再凿入骨与骨水泥界面，轻轻撬拔掉骨水泥碎片，钳夹取出。骨皮质常常变薄而且脆性大，要注意保护，避免骨折。

股骨柄远端骨水泥和断裂的远段股骨柄取出难度大，骨丢失多，发生骨折的风险高。有两种技术可采用：①股骨柄中远段开窗技术。②股骨大转子延长截骨术。股骨大转子延长截骨操作较简单，保证了直视下取出假体及骨水泥，骨损伤小，不影响翻修假体的固定，截骨面容易愈合，用于上述复杂病例翻修，优势明显。股骨截骨的长度需要根据股骨柄和骨水泥固定长度而定，术前应做好模板测定，翻修假体柄远端超过截骨远端长度应大于股骨直径 2 倍，至少 5cm。使用电动摆锯或高速尖头磨钻自大转子的基底部向远端实施转子截骨术，外侧的截骨块的宽度应该达到近端股骨干直径的 1/3。取出假体和骨水泥后还纳骨块，钢丝或线缆固定。

对于股骨柄与骨水泥分离而骨水泥与骨结合牢固而又能够排除感染的骨水泥鞘，可以保留。采用 Tap - out、Tap - in 技术直接在原来骨水泥鞘内安放骨水泥柄（cement within cement），经过 11 年随访，没有股骨翻修和假体松动，柄下沉与初次髋关节置换相似，效果理想。

（三）髋关节翻修骨缺损的重建

骨缺损是髋关节翻修的主要棘手问题之一。骨缺损的处理结果直接影响到翻修假体的稳定性和远期效果，因此，有效修复骨缺损，重建骨的解剖结构，是髋关节翻修术取得成功的关键因素之一。

髋臼骨缺损 AAOS（American Academy of Orthopedic Surgeons，AAOS）分类简单，容易为广大医师掌握，在临床上应用最为普遍。而股骨骨缺损 Paprosky 分类法考虑了股骨干的支持能力，提出了 3 个骨缺损的基本类型，对股骨假体的选择具有指导作用，明确定义了需要异体骨的支持，在临床上广泛应用。

骨缺损的重建方法主要有颗粒骨和结构骨移植。颗粒骨移植主要用于重建髋臼包容性骨缺损和股骨髓腔内植骨，颗粒移植骨起到充填和支架作用，新生血管能够较快长入骨小梁之间和颗粒骨之间，新骨形成先于骨吸收，植骨区力学强度持续升高。在植入颗粒骨过程中，常常使用打压植骨技术（impact graft），临床效果普遍达到 10 年生存率 90% 以上。

较严重的 AAOS 分类 I 型和 III 型髋臼骨缺损，通常需要结构性骨移植，其优点在于能够对假体提供结构性支撑和恢复缺损处的解剖结构，假体 10 年生存率达到 88.5%。结构性骨移植早期取得了良好的效果，但是随着移植骨再血管化和重塑可导致其被吸收和塌陷，严重者引起髋臼假体的松动和移位。结构性移植骨往往被纤维组织包裹，再血管化程度低，移植骨与假体接触面很少有骨长入，而宿主骨与假体接触面则有大量骨长入。

骨盆连续性中断型骨缺损是髋关节翻修手术中最难处理的问题，并发症高，可以采用钢板将髋臼前后柱固定，或者使用髋臼增强环，并且在骨缺损处植骨。最终结局取决于骨盆中断处是否愈合，如果发生不愈合，一切内固定只能起到临时支撑作用，最终都会松动和失败。

（四）髋关节翻修假体和固定方法的选择

当髋臼骨缺损经植骨修复后，需要采用恰当的髋臼假体重建髋臼，假体分为非骨水泥和骨水泥型两种，非骨水泥型假体要比骨水泥型假体应用得广泛。

1. 非骨水泥髋臼选择与固定　非骨水泥型假体要求髋臼臼缘保留 2/3 以上，且臼底完整或者臼底至少 50% 的面积可以与髋臼杯表面接触。如果髋臼骨缺损，臼缘完整，假体可被骨性髋臼缘环抱的包容性骨缺损或缺损较小的节段性骨缺损，经适当的非结构性植骨后，可用非骨水泥型髋臼杯，其远期效果较好。对于较严重的髋臼节段型骨缺损患者，虽然通过大块结构骨移植能够恢复髋臼解剖结构，创造非骨水泥假体植入条件。但是由于假体与活性宿主骨接触面积小，不利于骨长入假体表面，从而影响固定效果。另一方面，由于结构移植骨爬行替代过程中出现骨吸收要影响假体的固定效果。

对形态类似椭圆形的髋臼骨缺损，Oblong 假体的使用取得了较理想的效果。Oblong 假体 2 个不同直径半球状重叠在一体，金属外壳整个表面为多孔涂层，外形为椭圆形。假体置入后可以恢复髋关节旋转中心，获得早期稳定性。主要适用于髋臼顶部骨缺损（AAOS I / III 型），不可能通过无限扩大髋臼前后柱来接纳安放大直径的髋臼假体；如果髋关节旋转中心较对侧上升 15mm 以上，选择 Oblong 假体的优越性更加明显。对一些严重节段型骨缺损髋臼，例如 AAOS III 型髋臼，选择骨小梁金属加强杯能够获得早期稳定性和远期骨长入。

2. 骨水泥髋臼的选择 如果髋臼缘缺损 1/3 以上，骨性髋臼对假体的环抱固定作用减弱，则宜采用骨水泥型髋臼杯。单纯骨水泥型假体应用髋臼翻修的松动率高而逐渐弃用，主要用于骨质情况较差的患者，可以获得假体即刻稳定性。如果骨缺损巨大，应该考虑应用髋臼增强环罩，然后在罩内置入骨水泥型髋臼假体。髋臼增强环罩（Cage）的一侧或两侧带有侧翼，侧翼上有许多螺孔，供不同方向的螺钉固定，可以牢固地将环罩固定到髂骨、耻骨和坐骨上，为重建髋臼提供了一个解剖支架，增强了髋臼的稳定性。对置入的异体骨提供支撑固定，安放比增强环罩小 2～3mm 的骨水泥假体，便于术者调整髋臼的位置。这些髋臼重建装置，可以为异体骨提供机械性保护，有利于骨愈合和改建，从而对聚乙烯髋臼假体提供有效支撑，维持髋关节的旋转中心。

3. 非骨水泥股骨柄的选择 与初次髋关节置换不同，股骨翻修缺乏骨松质小梁对骨水泥的嵌合作用，骨水泥型股骨假体远期效果不如非骨水泥型假体。多数时候，股骨近端存在腔隙性或者节段性骨缺损，近端固定非骨水泥型假体并不适合于股骨翻修。广泛涂层远端固定的股骨假体应用较为广泛。广泛涂层股骨假体还具有既可承受轴向压力，也可承受抗旋转扭力的特点，应用于具有良好骨量的股骨，可提供即刻假体稳定，并为骨长入创造了条件。S－ROM 和 MP 等组配式假体同时追求假体近端和远端的最稳定化，通过干骺端锥形外套与股骨柄组合，能够较好地恢复髋关节的旋转中心，提供良好的股骨近端和远端匹配，恢复髋关节偏心距和肢体长度。对于股骨骨缺损患者，单纯使用股骨组配式翻修假体而不进行骨移植，随访结果令人鼓舞，10 年只有 4% 出现假体松动。

4. 骨水泥股骨柄的选择 股骨近端仅有少量骨缺损（AAOS Ⅱ 型 1 区 Ⅰ 度），可选择骨水泥型长柄假体，中远期效果与组配式、近端固定生物型假体相当；而股骨髓腔宽阔，股骨皮质菲薄，单纯使用骨水泥固定假体效果不佳者，可行股骨髓腔内嵌压植骨，重建新的股骨髓腔，然后使用骨水泥固定股骨假体；股骨近端严重混合型骨缺损时，先行结构性骨移植重建骨缺损，然后使用骨水泥股骨假体。如果取出初次置换的骨水泥柄后骨水泥鞘没有松动，能够排除感染，可直接在原来骨水泥鞘内安放骨水泥柄。

六、重视全髋关节置换术的有关问题

我国全髋关节置换术正处在普及与提高阶段，在普及中应该规范患者选择、假体和固定方式的选择，以及规范操作技术。尽量选择耐磨损界面和良好固定假体，减少磨损而引起的骨溶解和假体松动。

加强术后定期随访非常重要。通过定期随访，及时了解患者功能状况，从而进行针对性的功能康复指导；随访中也可以早期发现骨溶解，特别是局限性骨溶解，通过及时处理，尽可能避免由于骨溶解引起的假体松动。

重视围术期处理，减少髋关节置换术的感染率。要减少全髋关节置换术后感染发生，根本措施在于重视围术期的处理，术前通过问诊和查体要了解患者有无皮肤、牙齿、耳鼻喉、泌尿系统和呼吸系统等隐匿感染。如果患者存在体内隐形感染，应在术前进行处理，直至感染控制，血沉和 C－反应蛋白正常才能进行髋关节置换手术。术前 1 个月内要避免关节腔穿刺，预防性抗生素一般选择 1 代或者 2 代头孢菌素，手术前 30min 给药，术后使用 1～2d。

建立髋关节登记系统。开展髋关节置换登记，便于比较不同假体、不同患者以及不同手术医师的治疗结果。始于 1979 年的瑞典国家髋关节登记系统（The Swedish National Hip Arthroplasty Register），目前有 80 家医院向该系统提供数据，每年大约有 12 000 例髋关节置换术后患者的资料进入该系统。在假体评价、减少关节翻修以及假体效价比比较等方面收到了非常显著的效果，其数据广泛地被世界各国骨科医师应用。我国在有条件的医院可以率先启动髋关节登记系统，积累临床数据，提高髋关节置换效果。

（王树辉）

第二节　膝关节置换术

一、膝关节的功能解剖

（一）骨性结构

膝关节由股骨远端、胫骨近端和髌骨共同组成，从而形成髌股关节、内外侧胫股关节，即膝关节的三间室。

股骨远端形成内外侧股骨髁（femoral condylars），中间为髁间窝。外侧髁髌面较大而突起，能阻止髌骨向外脱位。股骨两髁侧面突起部分形成内外上髁，内外上髁连线（Insall 线）与股骨滑车的前后线（Whiteside 线）垂直，两者均可作为术中股骨截骨的参考线（图 5-1）。

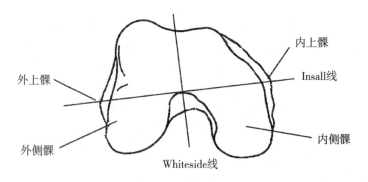

图 5-1　股骨远端结构

胫骨上端关节面形成胫骨平台，后倾 3°~7°、内翻约 3°（图 5-2），胫骨平台的这种结构对于胫骨截骨及假体的安装都有重要意义。胫骨外侧平台前 1/3 为一逐渐上升的凹面，后 2/3 则呈逐渐下降的凹面，内侧平台则呈一种碗形凹陷，胫骨平台这种特殊的凹面结构允许膝关节在水平面上有一定的旋转活动。

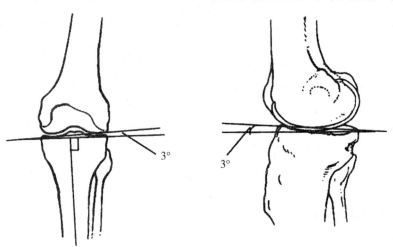

图 5-2　胫骨平台内翻和后倾

胫骨平台中央为髁间隆起，可限制膝关节的内外移动并避免股骨在胫骨上过度旋转。胫骨上端前方有一三角形隆起，称为胫骨结节。髁间隆起及胫骨结节均可作为胫骨截骨时的定位标记。

髌骨是人体最大的籽骨，与股骨形成髌股关节，起着增加股四头肌力臂和做功的作用。髌股关节由静力和动力两种结构维持。髌骨两侧有内外侧支持带，它是维持髌骨的静力性平衡机制。股四头肌内侧头附着于髌骨内缘 1/3~1/2，有对抗髌骨外移的动力性稳定作用。股内侧肌与股外侧肌的同步性收缩是维持动力性稳定的关键，因而股内侧肌的起点异常或肌肉收缩失同步可以引起髌骨轨迹异常。股四头肌肌腱、髌骨及髌韧带构成伸膝装置。

（二）肌肉

膝关节周围肌分为伸膝肌和屈膝肌两大群。

1. 伸膝肌　主要为股四头肌，其中股直肌越过髌骨表面后延伸为髌韧带，构成伸膝装置的重要部分；股外侧肌沿髌骨上缘2~3cm处延续为腱性组织，组成外侧支持带的一部分；股内侧肌组成内侧支持带的一部分，膝关节伸直最后10°~15°时股内侧肌起主要作用，内侧髌旁入路人工膝关节置换术时由于股内侧肌受损因而患者术后早期常出现伸膝无力；股中间肌肌纤维向下止于股直肌深面和髌骨上缘，其下深部有少许肌束止于关节囊，起伸膝和牵拉关节囊的作用。

2. 屈膝肌　包括股二头肌、半腱肌、半膜肌、缝匠肌、腘肌、股薄肌和腓肠肌。半腱肌越过内侧副韧带，同缝匠肌、股薄肌一起互相重叠交织形成鹅足，止于胫骨上端内侧，与内侧副韧带形成一个鹅足囊。半膜肌腱增强关节囊的后内角，部分纤维反折形成腘斜韧带，起屈膝、内旋胫骨及稳定膝关节后方的作用。

（三）韧带组织

1. 前交叉韧带　上端附着在股骨外髁内侧面，下端附着在胫骨髁间前方，并与内外侧半月板前角相连接，其纤维分为前内侧和后外侧两部分。前交叉韧带在膝关节屈曲时松弛，完全伸直时紧张，屈曲约45°时，前交叉韧带最松弛。其作用在于防止股骨向后脱位、胫骨向前脱位及膝关节的过度伸直和过度旋转。

2. 后交叉韧带　上端附着在股骨内髁外侧面，下端附着在髁间后缘中部，部分纤维与外侧半月板后角相连。屈膝时，后部纤维松弛，而其他部分紧张。其作用在于防止股骨向前脱位、胫骨向后脱位及膝关节过度屈曲。

3. 内侧副韧带　分为浅深两层（图5-3），浅层由前方的平行纤维和后方的斜行纤维组成，起于股骨内上髁，前部纤维向前下止于胫骨上端内面，与鹅足止点后方相邻。后部纤维在膝关节内后方与半膜肌交织，止于胫骨内侧髁后缘，参与形成腘斜韧带。充分伸膝时，内侧副韧带浅层的平行纤维及斜行纤维紧张；屈膝时，斜行纤维松弛而平行纤维紧张并在深层纤维表面向后移动从而维持关节的稳定。因此，人工膝关节置换术中纠正内侧挛缩时应首先松解内侧副韧带浅层的后部。膝关节内侧关节囊在内侧副韧带浅层深面时增厚形成内侧副韧带深层。内侧副韧带深层、鹅足各肌腱与内侧副韧带浅层之间均有滑囊形成以利于活动。

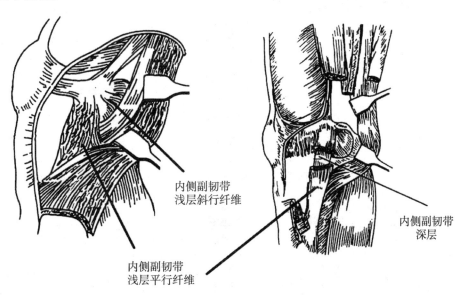

内侧副韧带
浅层斜行纤维

内侧副韧带
深层

内侧副韧带
浅层平行纤维

图5-3　内侧副韧带浅层和深层

4. 外侧副韧带　位于膝关节外侧后1/3，起自股骨外上髁，止于腓骨茎突。充分伸膝时，外侧副韧带紧张，屈曲时则松弛。

5. 腘斜韧带和弓状韧带 腘斜韧带为半膜肌的反折部，自胫骨后上方斜向上外，止于股骨外上髁后方，与关节囊后部融合防止膝关节过伸。腘斜韧带表面有腘动脉经过。关节囊后外侧部纤维增厚，形成弓状韧带，越过腘肌腱，向上附着于股骨外上髁的后面，向下附着于腓骨小头和胫骨外侧髁的边缘。

（四）半月板

半月板是关节内唯一没有滑膜覆盖的组织，周缘厚，内侧薄，下面平坦，上面凹陷，切面呈三角形，半月板的前后角借纤维组织连接固定于髁间棘周围。内侧半月板较大，呈"C"形，前窄后宽，与关节囊紧密结合，其后角与半膜肌相连，故有一定活动度。外侧半月板较小，呈2/3环形，前后角大小相当，半月板周围与关节囊的紧密结合被腘肌腱所打断，并在后关节囊上形成腘肌裂孔，故外侧半月板较内侧板的活动性更大。在它的后端，有一坚强的斜行纤维束附着于股骨内侧髁，与后交叉韧带相邻，根据其与后交叉韧带的关系，分别称之为半月板股骨前后韧带，又称第3交叉韧带。位于前面者又称之为Humphry韧带，位于后面者又称为Wrisberg韧带。在两板的前方有膝横韧带。半月板只有外缘10%~30%由邻近关节囊及滑膜的血管供血，损伤修复后可愈合，其他部位血供较差。

（五）关节囊、滑膜、脂肪垫及滑囊

膝关节关节囊薄而松弛，本身对关节的稳定无多大作用，周围有韧带加强。

膝关节滑膜是全身最大的滑膜，内衬在关节囊内侧。关节内多数无血管组织依赖关节滑膜分泌的滑液获得营养，部分滑膜隆起形成皱襞。

膝关节内脂肪垫充填在髌骨、股骨髁、胫骨髁和髌韧带之间，将关节囊的纤维层与滑膜分开，具有衬垫和润滑的作用。

膝关节周围有很多肌腱，因此滑囊也较多。

（六）血管及神经

膝关节由股动脉、腘动脉、胫前动脉和股深动脉发出的分支构成动脉网（图5-4）。旋股外侧动脉降支、膝最上动脉均发自股动脉，分别行于膝关节外侧和内侧，参加膝血管网；膝上内侧和外侧动脉均由腘动脉发出，与其他动脉吻合；膝中动脉从腘动脉发出，供应腓肠肌和关节囊，不参加膝血管网。膝下内外侧动脉均发自腘动脉，与其他动脉吻合。股深动脉第3穿支也发出分支参与膝关节血管网的血供。膝关节前部由股神经的肌皮支、闭孔神经前支及隐神经支配。部分患者全膝关节置换术后可出现髌骨外侧局部皮肤麻木，与隐神经至髌骨外侧的分支受损有关。

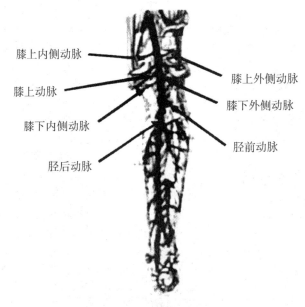

图5-4 膝关节动脉网

二、膝关节的生物力学

（一）膝关节的力学稳定

膝关节面表浅、匹配度小，其稳定机制主要包括3个方面：关节面和半月板提供的几何稳定性；关节囊、关节周围韧带提供的外在稳定性；膝关节周围肌肉提供的动态稳定性。其中，膝关节最大的稳定结构是提供动态稳定的肌肉和提供外在稳定的韧带组织。

1. 内侧稳定结构　包括内侧副韧带（medial collateral ligament，MCL）、后内侧关节囊、内侧半月板和交叉韧带组成的静力稳定结构以及半膜肌、股内侧肌和鹅足构成的动力稳定结构，其中MCL，是最重要的静力稳定结构。

2. 外侧稳定结构　包括外侧副韧带（lateral collateral ligament，LCL）、外侧和后侧关节囊、交叉韧带组成的静力稳定结构和股二头肌腱、腘肌腱、髂胫束、股外侧肌扩张部组成的动力稳定结构。

3. 对抗胫骨前移的结构　包括股四头肌、前交叉韧带、内侧副韧带和后关节囊以及半膜肌腱和腘肌腱。膝关节后方稳定主要有后交叉韧带和关节囊维持。

膝关节旋转稳定由上述结构共同维持，膝关节伸直位时，股骨在胫骨上内旋，股骨胫骨关节面匹配最好、侧副韧带和交叉韧带紧张，从而使膝关节获得最大的稳定性。在人工膝关节假体设计中，稳定性与关节的活动度是一对矛盾，但两者均是膝关节正常功能所必需的，人工关节置入后的稳定更多的依赖于关节周围的结构，尤其是侧副韧带的平衡。

（二）膝关节的运动

1. 膝关节的屈伸活动　膝关节正常屈伸范围约为145°。在矢状面，膝关节的屈伸活动并非围绕着同一个旋转中心，而是在运动过程中产生多个瞬时旋转中心（图5-5）。在不同的屈伸角度描出的瞬时旋转中心可在股骨髁上形成一个"J"形曲线。

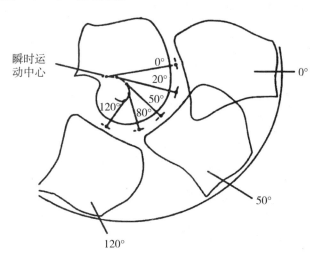

图5-5　膝关节瞬时运动中心

在膝关节屈伸活动中，由于交叉韧带的存在，膝关节屈曲时，胫骨和股骨之间不仅存在滑动还存在滚动。屈膝时股骨和胫骨的接触面相对后移、股骨在胫骨上发生后滚运动（roll back），伸膝时接触面则发生前移、股骨在胫骨上发生前滚运动（roll forward）。一般认为，膝关节从伸直到屈曲20°的运动方式主要是滚动，而从屈膝20°到完全屈曲则主要是滑动。

2. 膝关节的旋转活动　膝关节在完全伸直前具有一定的旋转活动。不同的屈膝角度下膝关节的旋转程度不同。如果以股骨髁为参照，膝关节屈曲90°，胫骨可出现20°的内旋；反之，伸膝时，伴有胫骨外旋20°。

胫骨棘对阻止膝关节旋转有一定的作用。当股骨试图越过胫骨棘时，膝关节的软组织张力将明显增加，从而组织膝关节的进一步旋转。

3. 膝关节的侧方活动　除屈伸、旋转运动外，作用于足部的力量还可以使膝关节产生轻度侧方运动。伸膝位，关节内外翻活动范围约2°，屈膝时增至8°左右。

4. 髌骨的活动　髌骨的活动和其与胫骨结节的位置、Q角、下肢力线及骨性解剖有关。在膝关节整个屈曲活动过程中，髌骨滑动范围约为7～8cm。

在日常生活中，膝关节具有一定的屈伸范围才能完成相应的动作。步行时，约需70°，上下楼梯需100°，从椅子坐起需105°，坐低沙发需要115°，地下拾物117°，上下台阶时所需活动度还与身高和台阶高度有关。行走时，膝关节外展约8°。

综上所述，膝关节的运动不是一个简单的屈伸运动，而是一个包含屈伸、滚动、滑动、侧移和轴位旋转的复杂的多方向的运动模式。所以，模仿膝关节生物学运动的假体设计是极其复杂的。

（三）膝关节的负荷与磨损

日常生活中，膝关节承受着很大的负荷，膝关节的受力与体重、肌力、活动、膝关节解剖异常（如内外翻畸形等）等有关。

平地行走时，膝关节作用力主要有：地面反作用力、髌韧带拉力和胫股关节压力。膝关节站立位的静态受力为体重的0.43倍，行走时可达体重的3.02倍，平地快速行走时可达体重的4.3倍，上楼梯时则可达体重的4.25倍，下楼梯时可达体重的4.9倍。

髌骨受力包括股四头肌肌力、髌韧带拉力和髌股关节压力，它们形成一个平衡系统。髌股关节压力随膝屈伸程度和受力发生变化。站立位屈膝30°时，髌股关节压力与体重相当，屈膝60°时，髌股关节间压力升至体重的4倍，屈膝90°为体重的6倍。上台阶时髌股关节受力可达3.3倍体重，下台阶时重力使股骨有向前移动的倾向，这主要靠髌股关节的反应力和后交叉韧带的张力来对抗。Q角的改变会使髌股关节面受力发生改变。

膝关节磨损与关节面接触面积大小等密切相关。膝关节借关节软骨、半月板、滑液等完善关节面匹配、减少接触应力，并均匀分布负荷。人工膝关节虽能模拟正常膝关节部分结构与功能，但仍有很大差距。

（四）下肢轴线（图5-6）

1. 解剖轴　为股骨和胫骨的中心纵轴。

2. 机械轴　为膝关节伸直位髋关节、膝关节、踝关节中点的连线。生理条件下，此轴线为一直线，与站立时的负重线一致。股骨机械轴是股骨头中心与膝关节中心的连线，胫骨机械轴为膝关节中心与踝关节中心的连线，胫骨机械轴与解剖轴基本一致，股骨和胫骨解剖轴形成一向外170°～175°的角，即胫股角。股骨解剖轴与机械轴形成一5°～10°的生理外翻角。外翻角与股骨颈干角、股骨颈长短、股骨内外翻等几何结构有关。

3. 膝关节线　股骨关节线为股骨远端的切线，股骨关节线与股骨解剖轴形成一向外约81°的角。正常情况下，胫骨平台关节线与股骨关节线平行，因此胫骨关节线与胫骨轴线向外形成约93°的角。站立时双脚并拢，关节线与地面平行，机械轴向内倾2°～3°。把脚略向外移，使机械轴与地面垂直，则关节线内端下移，形成2°～3°。行走时关节线与地面平行。

4. 股骨髁上线　即通过股骨内、外上髁的水平线，相当于内外侧副韧带止点的连线（图5-6）。股骨髁上线与股骨解剖轴形成平均约84°的角，与关节线成3°。股骨髁上线与下肢机械轴几乎垂直。

（五）膝关节置换术后的生物力学

人工全膝关节置换（total knee arthroplasty，TKA）的目的主要包括，消除疼痛畸形，恢复关节的正常功能，要求置入的人工关节能长期存活。具体来说，就是要求能替代病变结构、下肢负荷有合适的机械传导、尽可能恢复运动功能等。

从外表看，TKA术后的膝关节和正常的膝关节相似，但实际上二者有很大的区别。一方面，TKA术后的膝关节是发生了病理改变的膝关节；另一方面，虽然膝关节假体的表面与正常的股骨和胫骨关节面相似，但它们的几何学是完全不同的。

生理状况下，膝关节周围韧带上的负荷仅相当于它们所能承受负荷的30%。正常的韧带可被拉伸3%，并能恢复到原始长度，如果进一步拉伸，韧带将发生变形；当被拉伸到9%时，韧带将发生断裂。TKA术中，关节面和半月板几何形状提供的膝关节内在稳定性被破坏。如果切除交叉韧带，那么交叉韧带的机械力学功能及神经功能（本体感觉）也将被破坏。术中，肌肉也不可避免地遭到部分破坏。因此，TKA术后膝关节原有的内在稳定性和部分外在稳定性被破坏，这就需要利用假体本身的内在稳定性和必要的软组织平衡技术来重建膝关节的稳定。TKA术后膝关节的稳定性来源于假体的几何形状和它们的位置，如果通过假体的设计来获得膝关节稳定性，负荷就不可避免地被传导到骨－假体界面上。所以，设计者应该设法使传导到骨－假体界面上的负荷变小。

当膝关节的关节面和交叉韧带被切除后，正常膝关节的滚动－滑动机制就不复存在。目前，后稳定型假体一般是采用各种后稳定装置来重建膝关节的后滚运动，但如果某个运动是由假体产生的，就会有更大的负荷传导到界面上，假体就更容易松动。

总之，关节面提供的内在稳定性和交叉韧带提供的外在稳定性被破坏得越多，对假体的内在稳定性要求越高，这对于假体的长期固定来说是有害的。因此，TKA术后的膝关节稳定性最好由关节外的稳定结构来提供（肌肉、韧带和关节囊等）。

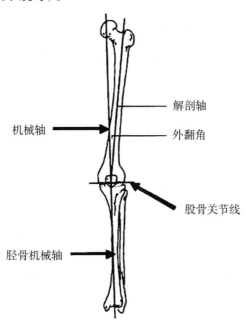

解剖轴

机械轴

外翻角

股骨关节线

胫骨机械轴

图5-6　下肢轴线

三、适应证及禁忌证

（一）适应证

人工全膝关节置换术的主要适应证为膝关节重度疼痛和功能障碍，相对适应证包括畸形和不稳定，但只有在正规保守治疗（包括理疗、药物治疗以及改变日常生活方式等）无效时，才可考虑手术。其具体适应证包括：

1. 骨关节炎（osteoarthritis，OA）　　站立位X线片上膝关节间隙明显狭窄和（或）伴有膝关节内外翻畸形，其症状已明显影响关节活动和生活的病例，经保守治疗不能缓解者。

2. 类风湿关节炎（rheumatoid arthritis，RA）、强直性脊柱炎（ankylosing spondylitis，AS）及其他炎性关节病的膝关节晚期病变　　RA及AS患者的平均年龄较OA小，但关节周围结构挛缩。因此对RA及AS患者的疗效不应期望过高。

3. 血友病性关节炎（hemophilic arthritis）　血友病性关节炎晚期患者，膝关节功能障碍和（或）畸形明显，对工作生活影响很大，X 线片上骨质破坏严重者。

4. 创伤性关节炎　如胫骨平台骨折后关节面未能修复而严重影响功能的病例。

5. 其他　如膝关节或股骨、胫骨干骺端的感染、膝关节骨软骨坏死不能通过常规手术方法修复、膝关节周围肿瘤切除后无法获得良好重建的病例。

（二）禁忌证

1. 膝关节周围或全身存在活动性感染　为手术的绝对禁忌证。

2. 膝关节肌肉瘫痪或神经性关节病变　如帕金森综合征等。

3. 膝关节周围软组织缺损　行 TKA 术后假体可能外露，必要时在整形手术之后或同时进行膝关节置换术。

4. 其他　无症状的膝关节强直、过高的生理或职业要求、一般情况差、严重骨质疏松、依从性差不能完成功能锻炼等。

四、膝关节置换术的术前准备

（一）术前教育

术前对患者进行系统的指导是术前准备的重要环节。首先要向患者做好自我介绍，向患者告知术前生理和心理准备、术后处理措施和术后恢复过程，这样有利于患者对医师产生信赖、促进患者功能恢复、提高患者满意度。根据患者病因学情况、病变程度、并发的疾病，向患者告知手术风险及可能的预期效果。如果不对患者进行这些教育，患者的期望值过高或患者对医师失去信任，那么无论多么成功的手术也不能使患者满意。另外，术前还需指导患者行股四头肌功能锻炼以促进术后康复。

（二）体检

全面检查脊柱、髋关节、踝关节等以排除这些部位同时患病的可能。

体检时还应注意有无牙龈炎、皮肤破溃等可能引起感染的病灶。应注意检查膝关节有无陈旧性伤口、慢性蜂窝织炎、下肢足背动脉搏动情况。记录患者膝关节活动度、稳定性、伸膝装置张力和股四头肌肌力。

（三）放射学检查

TKA 术患者的放射学检查应包括：站立位双下肢负重全长相、患膝正侧位、髌骨轴位相。下肢全长相有助于正确判断下肢的机械轴和解剖轴，并有利于判断下肢有无畸形，包括关节外畸形。膝关节正位片上应评估内侧和外侧间隙的关节面、有无骨赘及软骨下骨的情况。侧位片上，观察髌股关节情况及关节内有无游离体。髌骨轴位相能更好地评估髌股关节的对线、关节间隙和关节面的情况，有利于观察髌股关节是否存在髌骨脱位等。

五、人工膝关节假体的选择

随着技术进步及运动等研究的发展，现已设计出多种类型的膝关节假体。人工膝关节假体可有多种分型方法。

（一）固定方式

按固定方式分型，膝关节假体可分为骨水泥型、非骨水泥型和混合型。

骨水泥固定始于 20 世纪 60 年代末，至 20 世纪 70—80 年代取得了飞速发展。骨水泥的聚合过程需数分钟，可分为液体期、面团期和固体期。骨水泥的液体期和固体期不易受外界因素的影响，而面团期则对外界因素比较敏感。降低温度可延长液体期到面团期的时间，湿度也有同样的作用，但作用有限。真空技术和离心技术可将骨水泥的疲劳寿命提高到 136%。对于 TKA 骨水泥鞘，多数文献认为骨水泥鞘的理想厚度是 2mm，但并没有明确的规定，而且股骨和胫骨侧的骨水泥厚度也是不一样的。胫骨侧由于存在很大的应力，因此需要骨水泥提供坚强的支撑。

非骨水泥型和骨水泥型一样可以取得良好的长期效果，而且没有骨水泥并发症，对骨骼的损伤较小，但主要适用于年轻、活动量较大的骨关节炎患者，而且对手术的要求较高。非骨水泥型 TKA 中，仅股骨侧的固定是成功的，因而目前很少采用。

混合型 TKA 目前尚缺乏长期随访资料。在混合型 TKA 中，一般推荐采用骨水泥型胫骨和髌骨假体、非骨水泥型股骨假体。

（二）限制程度

按限制程度可将膝关节假体分为全限制型、高限制型和部分限制型。全限制型假体术后膝关节只限于单一平面活动，容易引起假体－骨水泥－骨界面应力集中，中远期假体松动、感染等并发症的发生率很高，常用的为人工铰链式膝关节假体，仅适用于膝关节翻修术、骨肿瘤重建或有严重骨缺损及关节稳定性差的病例。高限制型假体以 CCK、TC3 等为代表，主要用于侧副韧带严重受损的初次置换或关节不稳定的翻修术。部分限制型假体以后稳定型（PS）或称后交叉韧带替代型（CS）及后交叉韧带（CR）保留型假体为代表。后交叉韧带替代型假体通过胫骨垫片中央的凸起和相应的股骨髁间凹槽替代后交叉韧带的功能，其优点是适应证广，对于后交叉韧带功能不全或因膝关节屈曲挛缩无法保留后交叉韧带的病例无疑是最好的选择。后交叉韧带（CR）保留型假体保留的后交叉韧带维持了关节稳定性，因而允许胫骨关节面采用低限制设计从而获得更大的关节活动度。

（三）后交叉韧带保留型和替代型假体

1. 后交叉韧带保留型假体　其优点在于，后交叉韧带能增强膝关节的稳定性、分散应力、控制股骨在胫骨上的后滚运动并保留其本体感觉。但后交叉韧带保留型 TKA 中，胫骨平台后倾角度偏小或屈曲间隙过紧会产生杠杆作用，导致胫股关节之间应力过大，增加聚乙烯的磨损。如果胫骨平台后倾过大或 PCL 功能丧失，伸膝时胫骨将会向前发生半脱位，屈膝时则会发生胫骨后侧半脱位。后交叉韧带保留型 TKA 中，关节线升高或降低都会对 TKA 的手术效果产生明显影响。另外，老年患者的后交叉韧带往往发生了退变或强度降低，对于这些患者不应该选择保留后交叉韧带。

2. 后交叉韧带替代型假体　后交叉韧带替代型 TKA 软组织平衡更简单，可以很好的矫正膝关节严重畸形，不强调恢复关节线的高度，且膝关节的运动力学更接近正常、垫片磨损较小。

（四）固定垫片和活动垫片假体

固定垫片假体已有 30 年的历史、效果确切。人体膝关节除了屈伸运动以外，还有旋转、滑移、内外翻等多种形式的运动，从而使应力传导至胫骨假体的金属底座与聚乙烯垫片之间，引起聚乙烯垫片的下表面磨损。磨损产生的微小聚乙烯颗粒会引起明显的骨溶解，从而损害 TKA 的长期疗效。因此，假体设计必须解决胫股关节的高匹配度与旋转自由度之间的矛盾。

活动垫片型假体体现了人体膝关节的运动力学特点。聚乙烯垫片与胫骨和股骨假体形成双面关节，垫片上关节面与股骨假体部分或完全匹配下关节面平坦可在胫骨假体上旋转及前后左右移动。因而同时具有活动性与限制性，解决了假体胫股关节间轴向旋转和内外翻运动的问题，减少了传递至假体－假体或假体－骨水泥界面的应力，延缓了假体松动。体外模拟实验表明，与固定垫片假体相比，活动垫片假体接触面积较大，磨损较小；静态及动态分析提示活动垫片假体聚乙烯表面压力较小；模拟扭转压力或假体旋转不良时，活动垫片假体压力分布较固定垫片假体均匀，压力峰值较小。但需要说明的是，活动垫片假体可再分为很多类型，并不是所有的活动垫片假体都是一样的。根据不同的分类方法，活动垫片假体可进一步分为旋转平台和活动半月板假体、旋转平台膝和高屈曲旋转平台假体等。年轻患者术后功能要求高，我们建议采用高屈曲旋转平台膝。

六、膝关节置换术的手术入路

（一）皮肤切口

人工膝关节置换术的皮肤切口包括：膝正中切口、偏内侧弧形切口和偏外侧弧形切口。其中以膝关节正中切口最为常用，它可以方便手术显露，术后切口愈合也很好（图5-7）。如果患者膝关节局部有陈旧性切口，则尽可能利用原切口。自髌骨上极近端约5cm，止于髌骨下极远端约3cm，切开皮肤后，沿切口进一步向下切开皮下脂肪层和浅筋膜层，直达伸膝装置，然后在浅深筋膜之间向两侧适度游离内外侧皮瓣。不要过多剥离，也不要在皮下脂肪层进行剥离，因为皮肤的血供是由深部组织到深筋膜再到皮肤的，所以皮瓣一定要有一定厚度，否则，可能会引起皮肤坏死、感染，影响伤口愈合和术后功能锻炼。

（二）关节囊切口

1. 内侧髌旁入路（图5-8）　该入路优点是难度小，切口延长方便，显露充分，神经血管创伤小，大多数膝关节手术都可经此切口完成。不足之处在于不利于显露膝关节后方结构、也不宜于膝关节外侧手术。但并发症较少，最常见的是切口愈合不良，其次是隐神经髌下分支损伤，患者术后出现膝关节前外侧皮肤麻木。内侧髌旁入路切断了股四头肌肌腱的内1/3，术后早期患者伸膝功能受一定程度的影响，尤其是伸直最后20°。较严重的并发症是髌韧带断裂，常在勉强翻转髌骨时发生。

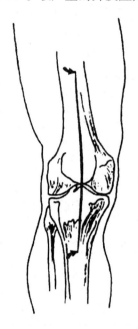
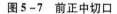
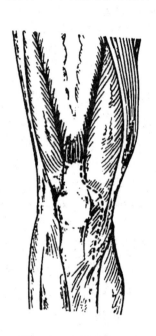

图5-7　前正中切口　　　　图5-8　内侧髌旁入路

沿股中间肌肌腱和股内侧肌之间切开，向下距离髌骨内缘约5mm切开关节囊及髌支持带至髌韧带内侧，延伸至胫骨结节内侧约1cm处。髌骨内缘保留0.5~1.0cm的腱组织，使两侧有足够坚强的软组织便于缝合伤口。必要时，为进一步显露可作股四头肌腱近端斜行劈开以便于翻转髌骨。切开内侧支持带、关节囊和滑膜，进入关节腔。

内侧关节囊切开后，清理髌上囊、髌下脂肪垫和内外侧间隙内的纤维性粘连组织，暴露胫骨近端。一般首先做胫骨近端内侧结构的骨膜下剥离。适度屈膝，将内侧支持带从胫骨表面剥离，向后直达后内侧半膜肌肌腱附着处。当内侧胫骨解剖到半膜肌止点附近时，屈曲外旋胫骨有利于减轻伸膝装置张力，方便膝关节的显露并避免髌韧带撕裂。可通过剥离内侧副韧带浅部、扩大胫骨内侧骨膜下解剖范围进行膝关节的内侧松解。

处理外侧胫骨时，应由里向外，从股外侧肌延伸到胫骨近端做外侧松解，这样可以游离和延长影响髌骨翻转的髌骨外侧索，减小翻转髌骨时髌韧带的张力。

伸膝位翻转髌骨，然后缓慢屈膝，注意观察髌韧带止点的张力情况，如果太紧，将切口向股四头肌近端延伸。如果暴露已经很充分，也可以不翻转髌骨。也有作者认为，翻转髌骨时过度牵拉股四头肌，可能造成患者术后股四头肌肌力下降、影响术后功能恢复，因此建议将髌骨向外侧脱位而不翻转髌骨。

切除内外侧半月板和前（后）交叉韧带，向前将胫骨平台脱位。咬除股骨、胫骨和髌骨骨赘，如果滑膜增生严重，尽量予以切除，从而减少周围软组织张力并避免术后假体撞击和软组织嵌入。

如股四头肌挛缩或膝关节强直，传统切口显露膝关节困难，可采用股直肌离断、股四头肌 V－Y 成形术或胫骨结节截骨术。

（1）股直肌离断（图5－9）：这种方法是在传统的内侧髌旁入路的基础上，将近端切口45°斜向股直肌外上方，在靠近股直肌腱腹联合处，离断股直肌。这种方法简单易行，不会伤及外侧膝上动脉，不影响术后康复和股四头肌功能。但该入路改善膝关节的显露效果有限，对于严重膝关节僵硬患者，可能需要采用显露效果更为良好的股四头肌 V－Y 成形术等其他方法。

（2）股四头肌 V－Y 成形术（Coonse－Adams 入路，图5－10）：主要适用于股四头肌长期挛缩、膝关节强直、其他手术入路无法满足要求的膝关节。此入路要求股四头肌功能基本正常，肌肉收缩能力良好，否则改行胫骨结节截骨入路。自股四头肌肌腱切口顶端接近股四头肌腱腹联合处另做一个与肌腱切口方向成45°夹角的向外下方的延伸切口，切断股四头肌，此时股四头肌腱连同髌骨、髌韧带，向远端翻转，完全显露膝关节前方结构。

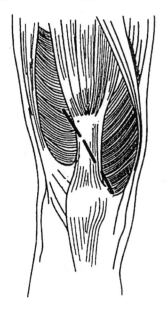

图5-9　股直肌离断

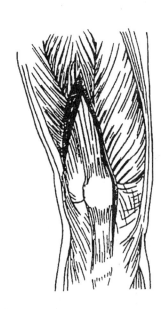
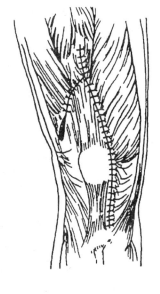

图5-10　股四头肌 V－Y 成形术

关闭切口时，在允许膝关节有90°屈膝的前提下，尽可能将软组织在解剖位缝合，防止伸膝装置的过度延长，对髌骨外侧支持带的斜形切口，可根据髌股关节对合情况，只做部分缝合，这对髌骨外脱位或半脱位可起到外侧松解作用。

（3）胫骨结节截骨术（Whitesides）：胫骨结节截骨入路可用于伸膝装置重新对线、髌股活动轨迹异常、需要充分显露僵直膝关节、纠正胫骨结节位置异常、松解挛缩伸膝装置。膝前内侧髌旁内侧入路切口，向远端延伸，止于胫骨结节下8～10cm。骨膜下显露胫骨内侧近端胫前嵴，用电锯自内向外截取一块包括胫骨结节和胫骨前嵴近端在内的长约7cm、近端厚度约2cm，远端宽度1.2～1.5cm，厚度约1cm的骨块。骨块外侧缘仍与小腿软组织、筋膜、股四头肌扩张部相连，以保留血供。截骨完成后将整个骨块向外翻转，手术完成后骨块复位，可用2～3枚皮质骨螺钉固定或用钢丝结扎固定。但螺钉可能造成植骨块局部应力异常，容易出现骨折，所以通常采用钢丝捆绑固定截骨块。从胫骨内后穿入3根钢丝，其中1根经截骨块近端穿出，防止截骨块移位，另外2根从胫骨外侧穿出，出孔位置要高于内侧入孔。

2. 股内侧肌下方入路（Southern 入路）　该入路最大的优点是保护了伸膝装置。其次，该入路有利于保护髌骨血供。走行在股内侧肌中的膝上内侧动脉，是构成膝关节血管网的重要组成，内侧髌旁入路常损伤该动脉。

该入路适应证与内侧髌旁入路一样，但不适用于翻修术、胫骨近端截骨史和肥胖患者。另外，该入路对外侧间室的暴露不如内侧间室，所以严重畸形或关节僵硬的患者也不适用。

屈膝 90°，自距髌骨上极约 8cm 处，沿膝前向下至胫骨结节内侧旁开 1cm 处，切口皮肤、皮下脂肪、浅筋膜层。钝性分离股内侧肌与其下方肌间隔，然后向前牵开股内侧肌肌腹。在髌骨中部水平，横断股内侧肌肌腱关节囊移行部 2~3cm。接着，向前外侧提拉髌骨，从髌上囊、经髌下脂肪垫、向下至胫骨结节，切开关节囊。伸膝位向外翻转髌骨，然后逐渐屈曲膝关节。如果髌骨翻转困难，可进一步松解髌上囊或向近端分离股内侧肌肌腹与股内侧肌间隔的连接。

3. 前外侧入路（外侧髌旁入路）　前外侧入路主要适用于严重外翻畸形患者。因为严重外翻畸形时，常规内侧髌旁入路对膝外侧结构暴露不充分，对膝外侧挛缩组织松解不彻底使外翻畸形矫正不足。另外，内侧髌旁入路切断了髌骨的内侧血供，而且膝外侧支持带松解会进一步破坏髌骨血供，造成髌骨血供障碍或坏死。该入路不利之处在于手术技术要求高，膝关节内侧结构保留不充分，髌骨翻转较困难，膝关节外侧需用髂胫束或筋膜修复外侧组织缺口。

膝前稍外侧做皮肤弧形切口，胫骨结节处旁开 1.5cm，远端止于胫骨结节以远 5cm 处。切口皮肤、皮下组织和浅筋膜层，向内侧剥离髌骨支持带浅层纤维直至伸膝装置边缘，切开深筋膜进入关节腔。切开深筋膜时距离髌骨外缘 1~2cm，经 Gerdy 结节内缘，距胫骨结节外 2cm，向下进入小腿前肌筋膜。截除胫骨结节并连同髌骨一起向内翻转，保留髌下脂肪垫，屈膝 90°，显露关节。

4. 经股内侧肌入路　该入路的优点在于不损伤股四头肌腱和股内侧肌的附着，保护伸膝装置的完整。主要缺点在于术中显露较内侧髌旁入路差。肥胖、肥大性关节炎、胫骨高位截骨史和屈膝 <80° 的患者，不宜采用该入路。

屈膝位，采用标准的膝前正中切口，依次切口皮肤、皮下组织和浅筋膜，向内侧分离，显露髌骨和股内侧肌与股四头肌肌腱交界的位置，钝性分离股内侧肌，然后距离髌骨内缘 0.5cm 向下，远端止于胫骨结节内侧 1cm，切开关节囊。

七、膝关节置换术的手术要点及软组织平衡

显露后，膝关节手术的要点在于截骨和假体的安装及软组织平衡。

TKA 手术包括 5 个截骨步骤。不管采用骨水泥型还是非骨水泥型固定，这 5 个步骤是相同的。对于常规 TKA，在截骨并去除骨赘后，根据韧带的平衡情况决定是否还做其他处理。

TKA 的 5 个基本截骨步骤包括（图 5-11，5-12）：胫骨近端截骨；股骨远端截骨；股骨前后髁截骨；股骨前后斜面截骨；髌骨截骨。对于后交叉韧带替代型假体，需进行髁间截骨并去除后交叉韧带。

股骨与胫骨截骨的先后顺序无明确要求。如果膝关节相对较松弛、胫骨平台显露容易，则可先行胫骨截骨，此时可参考胫骨的截骨面确定股骨假体的外旋。如果膝关节紧张或后倾较大，胫骨平台难以充分暴露，则先行股骨截骨。

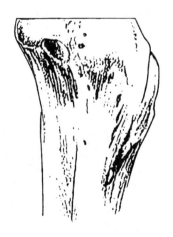

图 5-11　胫骨平台截骨

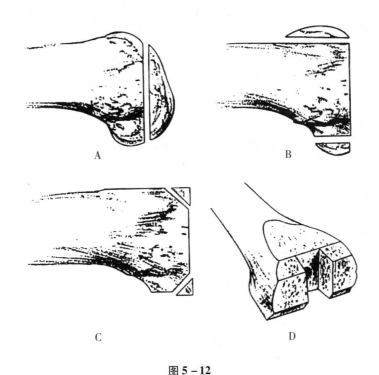

图 5 - 12

A. 股骨远端截骨；B. 股骨前后髁截骨；C. 股骨前后斜面截骨；D. 股骨髁间截骨

（一）胫骨截骨

一般认为，术中只要能做到准确运用，髓内、髓外定位的临床效果应该是完全一致的。髓内定位的关键是准确选择髓腔入点，通常在前交叉韧带止点的外侧缘与外侧半月板前角附着部之间或胫骨结节中内1/3 对应的位置。确认方向正确后即可钻孔开髓。开髓口应比髓内定位杆的尺寸略大，以利于髓腔引流。髓腔定位杆插至合适位置后，固定截骨模块。此时，取出定位杆，保留截骨模块。髓外定位时，定位杆沿胫前肌向下，与胫骨前缘平行，指向距骨中心。需要注意的是，胫骨平台中心与距骨中心的连线为力线方向，而距骨中心位于内外踝中点偏内侧 3～5mm。因此，在采用胫骨髓外定位时，不要将定位杆远端直接对准内外踝连线中点，而应稍偏内侧，并处于第二趾上。

胫骨截骨的厚度应与胫骨假体的厚度相等。大多数情况下，胫骨垫片的厚度可选择 10mm，因此，截骨的位置应在正常胫骨平台下 10mm。存在骨缺损时，一般不应为了消除骨缺损而任意加大截骨的厚度，残留的缺损根据情况做相应处理。如果残留的缺损仅有 1～2mm 时，可增加截骨厚度以消除缺损；但对较大的缺损，应先按 10mm 厚度截骨，然后根据残留缺损情况决定进一步处理方法。对内外侧胫骨平台都有骨缺损的患者，不能一味强调截骨量和替换假体厚度对等的原则，因为随着截骨厚度的增加，胫骨骨质的强度减弱，还会损伤侧副韧带的附着结构，影响关节线的位置。此时，应根据具体情况，采用自体、异体植骨或垫片加强等方法来进一步处理。

在冠状面上，胫骨截骨有两种方法。最常用的一种是胫骨截骨面与下肢力线垂直。由于正常胫骨平台存在3°左右的内翻角度，因此这种方法切除的平台外侧骨量要多于内侧。另一种方法是，使截骨面与胫骨关节面相平行、与下肢力线呈3°内翻，此时胫骨平台内外侧截骨量相等。但临床研究发现，内翻造成的不良后果要远远超过外翻者，而且，胫骨近端3°的内翻截骨并不能明显改善临床效果。因此，大多数学者倾向于垂直于下肢力线行胫骨近端截骨。需要注意的是，无论胫骨采取哪种截骨方式，股骨截骨必须与其相对应。如胫骨采取垂直下肢力线的方法截骨，那么股骨截骨时应有 3°外旋或股骨假体具有相应外旋角度。如果垂直于胫骨平台截骨，则股骨截骨时无需外旋。临床上最常见的是胫骨截骨时过度内翻，胫骨定位系统安装不当是其主要原因。

正常胫骨关节面有一3°～7°的后倾角，因此术后假体关节面同样应有一向后3°～7°的倾斜角，以便膝关节屈曲活动的完成。如果假体不带后倾，胫骨近端截骨时需有一定的后倾角度；如果假体本身具有后倾角度，则垂直下肢力线截骨即可。

胫骨假体应尽可能多的覆盖胫骨截骨面，这样假体获得的支撑就越大。但临床上，假体很难完全与截骨面匹配。如果假体前后径较截骨面略小，应将假体偏后放置，因为胫骨后方骨质强度大。但如过度偏后，可能加重对后交叉韧带磨损及增加关节周围软组织张力。胫骨假体内外旋及内外侧位置的安装，可依据股骨假体的位置为参考，也称为自定位法。方法是，首先确定股骨假体试模的位置，然后安装胫骨假体试模，屈伸膝关节，胫骨假体会顺应胫股关节面的几何形状自动对合股骨髁。然后根据胫骨假体试模的位置在胫骨皮质上做好标记，供制作胫骨骨槽参考。

（二）股骨截骨

股骨截骨一般选用髓内定位系统，也可选用髓外定位，但不如髓内定位准确。髓腔入点位于股骨髁间切迹中点、后交叉韧带止点前缘约10mm处。将手指放在股骨干前方有助于估计钻孔的方向。为保证髓内定位杆的准确性，定位杆近端必须抵达股骨干峡部。髓内定位杆表面带有纵向减压槽，或者呈中空，使脂肪组织能顺利流出髓腔，防止髓内压过高造成脂肪栓塞。另外，髓内定位杆入点较定位杆直径大，也有利于脂肪组织流出、防止脂肪栓塞。

1. 股骨远端截骨　安装髓内定位杆并固定于外翻4°~6°。一般情况下，对于内翻或中立位膝关节，可选择5°外翻截骨，而对膝外翻患者可选择7°外翻。取出髓内定位杆，以外侧髁为基准，要求截骨的厚度与假体的厚度相等，通常为8~12mm。一般认为，截骨水平位于髁间切迹最低点，与髓内入孔处平齐时即可获得合适的截骨厚度，截骨合适时，截骨块一般呈横"8"字形。在骨质硬化时，摆锯锯片偏离骨面的趋势，并因此导致对线不良和安装假体试模困难，因此截骨时必须注意这一点。

2. 股骨前后髁截骨　股骨前后髁截骨决定了旋转程度，直接影响屈膝时的内外翻稳定性和髌骨轨迹。前髁截骨面过高会增加髌骨支持带张力，阻碍膝关节屈曲或导致髌骨半脱位；截骨面过低会引起股骨前侧切迹，造成局部应力增加导致骨折的发生。

绝大多数股骨假体要求有3°~5°外旋。一般估计，内侧后髁比外侧后髁多截2~3mm就能保证术后屈膝间隙内外对称、内外侧副韧带平衡。在胫骨平台假体垂直下肢力线的前提下，术前胫骨平台的内外翻程度决定了股骨假体的内外旋方向及程度。术前胫骨平台内翻的患者，要求股骨内侧后髁多截一些，使股骨假体处于外旋位。不过，原则上外旋应不超过5°，否则会引起关节内外旋失衡。相反，当胫骨平台外翻时，则要求股骨假体处于内旋位。但在实际中，由于膝外翻患者存在髌骨外侧支持带紧张，此时如将股骨假体内旋将会加重髌骨脱位倾向。因此，对于膝外翻患者，股骨假体也应置于轻度外旋位。

目前有4种评价股骨假体外旋的方法。

（1）3°外旋测定法（图5-13）：参考股骨后髁连线，以此线为参考，再作一条3°外旋线，后者即为假体的外旋角度。如后髁有明显骨缺损，该参考线的正确性就值得商榷。

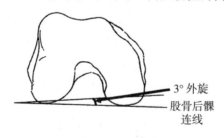

3°外旋
股骨后髁连线

图5-13　外旋测定法

（2）张力下四方形屈曲间隙法：在股骨髁截骨前，先完成胫骨平台的截骨，然后在屈膝位，在关节间隙内置入撑开器，使关节内外侧软组织保持一定张力，然后根据屈膝间隙"四边形"成形原则，调整股骨内外后髁的截骨量，这样也因此确定了股骨假体的外旋程度。该方法要求充分平衡好膝关节内外侧支持带，松解挛缩的关节囊，但临床上有时不容易做到这一点。

（3）经股骨内外上髁连线（Insall线）：在实际操作中，准确确定股骨内外上髁的最高点有一定困难，但在股骨前后髁均有破坏的情况下，该连线成为唯一的可参照依据。

（4）股骨髁前后轴线（Whiteside 线）：即髌骨滑槽最低点与股骨髁间窝中点连线，该线的垂线即为股骨假体的外旋角度。该参考线术中容易确定，其准确性有赖于髌骨滑槽结构的完整，严重髌股关节炎的患者局部结构常有破坏。各种方法各有利弊，为保证假体准确的旋转，通常综合运用多种方法。

确定股骨假体外翻和外旋角度后，就要测量其型号。常用的方法有前参考和后参考两种方法。

前参考法就是以股骨前方皮质为参考，先切割前髁，然后以此截骨面为参考确定假体大小及内外后髁的截骨量，前髁截骨量为一确定的厚度。这种方法的优点是可避免前髁截骨过多出现股骨髁上骨折的可能。当股骨髁测量大小介于两种型号之间时，如果选择小一号的假体，则后髁多截骨，屈曲间隙相对增加；如果使用大一号的假体，则后髁截骨减少，屈曲间隙减小。不过，目前大部分膝关节假体相邻型号的差距只有 2 ~ 3mm，因此对屈膝间隙的影响不是非常明显。

后参考法时首先确定后髁截骨厚度，通过调整前髁截骨厚度调节与股骨假体的匹配关系。这种方法屈膝间隙稳定，但存在股骨前方皮质切割的问题。

3. 股骨前后斜面及髁间截骨 在截骨模块的引导下，这些截骨相对较容易。

安装股骨假体时，在允许的情况下，应尽可能将股骨假体适当外移，从而减少髌骨外侧脱位的倾向。

（三）髌骨截骨

翻转髌骨，去除其边缘的滑膜和脂肪组织及增生的骨赘，显露髌骨边缘。要注意正确掌握髌骨截骨厚度。大多数髌骨的厚度为 25m，一般常用的假体厚度为 10mm。因此，截骨后的髌骨应保留 15mm。髌骨过厚会使支持带紧张，增加外侧半脱位的风险；髌骨过薄会增加骨折的风险。髌骨截骨分两步进行，第 1 步截除中央嵴，然后调整髌骨厚度，第 2 步截骨面应与髌骨前面及股四头肌肌腱止点处平行，同时应检查股四头肌肌腱与髌骨上极的关系，截骨面应在股四头肌肌腱止点上 1mm 并与之平行。修整髌骨边缘、钻孔。

髌骨假体应尽可能多的覆盖髌骨截骨面，但在某些情况下，当截骨面大于髌骨假体时，宜将圆弧形假体偏内放置。如果允许假体在髌骨截骨面上下移动一定范围，应向上安置髌骨假体，这样假体就可以获得更多的骨组织的支撑。

（四）内翻畸形的软组织平衡

膝关节内翻畸形主要表现为内侧或内后方稳定结构的挛缩，外侧稳定结构多无明显松弛。因此，软组织平衡以松解挛缩的结构为主。其中，内侧副韧带的松解通过骨膜下剥离胫骨内上止点。

根据内翻畸形的严重程度，可以逐步松解内侧副韧带的浅层、深层、鹅足，必要时可以松解比目鱼肌深层、半膜肌胫骨干骺端附着点。松解过程中，反复作外翻应力实验检查松解是否满意。

（五）外翻畸形的软组织平衡

膝关节外翻畸形的软组织平衡是人工膝关节置换的难点，一方面外侧稳定结构的解剖构成复杂；另一方面，膝关节外翻时常伴内侧稳定结构的松弛。不过，膝关节外翻的软组织平衡同样以松解挛缩的软组织结构为主。膝关节外翻时，可能需要松解的软组织结构包括：髂胫束、弓形韧带、外侧副韧带、腘肌、股二头肌、腓肠肌外侧头、外侧髌旁支持带、后交叉韧带等。与内翻畸形的软组织平衡一样，术中应该边松解边评估软组织平衡情况，以逐步进行松解。

（六）屈曲畸形的软组织平衡

膝关节屈曲挛缩时应该分步进行软组织松解，边松解边检查伸膝间隙的情况。第 1 步，首先平衡膝关节内侧或外侧软组织，使膝关节在冠状面上线达到平衡。在合并内翻畸形的患者，膝关节侧方平衡后屈曲畸形也可获得明显矫正。第 2 步，松解后方挛缩结构。切除半月板和交叉韧带后，极度屈曲膝关节，沿股骨后髁及髁间窝后上缘向上骨膜下剥离后方关节囊。第 3 步，松解腓肠肌在股骨上的起点。第 4 步，如果经以上处理后，伸膝间隙仍然很紧，应考虑增加截骨。但要注意，增加截骨会影响关节线的位置，从而改变关节的机械力学，因而应慎重。

八、术后并发症及防治

（一）术后疼痛

TKA 的手术目的是获得一个无痛、稳定、功能良好的关节，因此，疼痛的缓解程度是评价手术成功与否的一个重要指标。术后早期疼痛多由于手术创伤、软组织组织炎性反应等引起。针对术后早期疼痛，可有多种处理方法，如硬膜外置管给药、静脉止痛泵、术中关节腔药物注射、神经阻滞、哌替啶、非甾体类药物等。目前，有人提出超前镇痛的概念，即术前即开始给予止痛药物以降低痛阈。

（二）深静脉血栓栓塞（deep venous thrombosis，DVT）

DVT 是人工关节置换术后的主要并发症之一。邱贵兴等报道，关节置换术后 DVT 的发生率增高，未预防组为 30.8%，预防组为 11.8%。但绝大多数是无症状性 DVT，体检时发现小腿、踝部软组织肿胀、腓肠肌压痛。DVT 严重者可发生肺栓塞，甚至可造成死亡。临床中怀疑 DVT 时常进行下肢静脉彩超以明确诊断。目前常规给予低分子肝素预防性抗凝，常用药物有速碧林、克赛等。此外，可使用足底静脉泵或下肢脉冲加压装置以促进静脉回流，以减少 DVT 的发生。术后早期下地活动也有助于预防 DVT。但已经发生 DVT 的患者不能采用以上加压装置，并应限制活动、将患肢抬高、增加抗凝药物剂量。

（三）切口愈合不良

切口愈合问题与手术技术直接相关。因此，注意手术细节及仔细关闭伤口非常重要。一般而言，避免伤口缝合过紧，切口边缘要整齐以便于对合并恢复组织的解剖层次。

（四）对线不良

由于对下肢力线重要性的认识的提高及手术器械的改进，目前，对线不良的发生率较以前明显减少，但严重的对线不良会导致假体磨损和松动。

（五）假体松动

假体的松动与磨损是一个长期的并发症。临床主要表现为活动后疼痛；X 线检查出现透明带或透明带增宽，有时与低毒感染所致松动很难鉴别。常与手术技术相关，如对线不良、软组织平衡缺陷、骨水泥技术不到位，此外，亦与肥胖、活动量及负荷量过大等有关。

（六）假体周围骨折

TKA 术后可发生胫骨干、股骨干骨折，也可发生胫骨平台、股骨髁的骨折，其发生率为 0.3% ~ 2.5%。大部分骨折发生在术后 3 年左右。摔倒等外伤是骨折的常见原因。保守治疗适用于骨折无移位或轻度移位但通过手法复位能维持稳定的病例。骨折断端 <5mm、成角畸形 <10° 或骨折粉碎程度较轻者，也可考虑非手术治疗。对保守治疗无效或无保守治疗指证者，应行切开复位内固定。

（七）感染

文献报道 TKA 术后感染发生率为 2% ~4%，常引起关节的疼痛和病废，一旦发生，将给患者带来灾难性的后果。发生感染的高危因素中，宿主的免疫系统最为关键，服用免疫抑制药的患者容易发生感染。其危险因素还包括，肥胖、糖尿病、类风湿关节炎，口服激素、免疫抑制药、抗凝药等也是术后感染的危险因素。另外，手术时间延长、术后血肿形成等都容易促使感染发生。

感染分为浅部和深部感染。浅部感染指的是皮肤、皮下组织的感染，及时外科干预，包括伤口换药、引流、清创等可防止深部感染的发生。深部感染指的是感染进入关节腔。革兰阳性菌是最常见的致病菌，包括葡萄球菌、链球菌和肠球菌等。

急性感染的临床表现与一般化脓性感染一样，患膝局部红肿热痛明显，诊断不难。但临床上，很多患者其临床表现不是很明显，疼痛是最常见的关节感染症状。常用的诊断感染的检查项目有：血白细胞、血沉（ESR）、C－反应蛋白（CRP）、关节穿刺培养、放射学检查、核素扫描等。白细胞、ESR、CRP 敏感性强，但特异性差。关节穿刺培养是诊断感染的最直接依据，而且有助于选择敏感抗生素。X

线片上出现假体松动、局灶性骨溶解、骨透亮线范围进行性扩大等应怀疑感染的可能。核素扫描对诊断感染有较高的特异性和准确性。目前用手临床的放射物质主要有：亚甲基二磷酸^{99m}锝、枸橼酸^{67}镓、^{111}铟白细胞。

TKA 术后感染的治疗方法包括，保留假体的长时间抗生素抑菌治疗、切开或关节镜下引流清创；更换假体的一期/二期再置换；挽救性的关节切除成形术、融合术、甚至截肢术。在所有术式中，以二期假体再置换效果最肯定。抗生素长期抑菌治疗不确切，治愈率只有 6%～10%，仅适用于病情严重、无法耐受手术治疗者。关节镜下冲洗清创术成功率只有 16%～38%。切开冲洗清创治疗适用于感染持续时间在 2～4 周以内，没有皮肤窦道、致病菌对抗生素敏感、假体固定良好且放射学没有骨组织感染征象（骨髓炎或骨溶解）的患者。如果严格筛选患者，该方法的成功率可达 60%～83%。与保留假体的方法相比，再置换术临床效果相对可靠，因此应用最为广泛。二期再置换术成功率可达 97%，感染复发率低。目前多数主张在首次清创后使用抗生素 6 周，两次手术的间隔常为 3 个月。关节切除成形术适用于下肢多关节受累，术后功能要求低或身体条件差无法耐受再次手术的患者。膝关节融合术是术后感染的传统治疗方法，适用于伸膝装置严重破坏、持续性感染、骨缺损严重关节周围软组织条件差等患者。截肢术是治疗感染的最后措施。

九、术后功能康复

TKA 术后的康复技术存在一些争议，一般可采用自由的方式，即鼓励患者在可耐受的情况下，逐渐增加活动量，但要避免术后早期进行过度锻炼，否则会出现关节肿胀和僵硬等问题。

术后第 1～3d：患者关节出血、肿胀、炎性反应较重，此时主要指导患者在床上进行功能锻炼。术后第 1 天进行股四头肌等长收缩及膝关节和踝关节屈伸活动。术后第 2～3d，指导患者增加练习直腿抬高。另外，在主动活动的基础上，给予 CPM 机辅助功能锻炼并有助于预防 DVT。

术后 3～7d：床旁站立行走。患者在助行器或助行车的辅助下，从床旁站立开始，逐渐过渡到床旁、病室、病房行走。

术后 7～14d：巩固膝关节屈伸功能并练习步态。此时可尝试脱离辅助工具进行独立行走，但注意活动量要小，并根据患者的耐受程度进行调整。

术后 14d 至 3 个月：此时可出院，出院时一般要求膝关节屈曲达到 100°以上。这个阶段主要是进一步巩固已获得的功能，根据患者恢复情况安排好随访，了解患者功能恢复情况并作好下一阶段的康复计划。

术后 3 个月以后：患者病情基本平稳，关节功能稳定，可正常生活。

十、人工膝关节翻修术

初次全膝关节置换术由于骨质条件好，韧带完整，而全膝关节翻修术完全不同于初次 TKA。

（一）适应证和禁忌证

1. 适应证　翻修术适用于各种术后并发症，包括感染、假体松动、关节半脱位（脱位）和关节对线不良、关节不稳等。

2. 禁忌证　伸膝装置或关节外周软组织严重缺损、无法修复的严重骨缺损等。

（二）术前评估

翻修术前评估关键是正确判断失败的原因。如果对失败原因不能作出很好的解释，那么翻修术后可能得不到什么益处。体检时要重点检查关节活动度、关节稳定性和皮肤情况。实验室检查包括血常规、血沉、C－反应蛋白、凝血功能等，必要时行关节穿刺。影像学检查包括双下肢负重位全长相、膝关节正侧位及髌骨轴位相。^{99m}Tc、^{111}In 核素扫描可作为一种辅助措施用于疼痛的鉴别诊断。

（三）操作步骤

1. 切口　翻修术时尽量采用原手术切口以减少皮肤坏死的可能，然后于髌骨前内侧切开关节囊。

对于关节强直、活动范围小者，外翻髌骨时非常困难，此时通常采用股四头肌 V－Y 成形术以显露关节内结构。另外还可采用胫骨结节截骨术或股直肌切断术。理想的切口是正中直线切口。

2. 假体取出　翻修术时假体取出一般不会太困难，特别是假体松动时。首先充分显露假体、清除假体周围所有软组织，然后用骨刀在假体－骨或假体－骨水泥之间轻轻敲击。一般先取出聚乙烯垫片，膝关节强直者更应在屈曲膝关节前将它取出，然后再取出胫骨平台和股骨假体，其顺序根据关节显露情况而定，关键是要注意保护好骨质和方便取去假体。

（1）股骨假体取出：对骨水泥固定的假体通常是在假体－骨水泥界面用窄而薄的骨刀轻轻敲击至假体完全松动后，沿轴线方向打出假体，然后再用小骨刀或磨钻等去除骨水泥。非骨水泥固定股骨假体的取出基本上与骨水泥固定的股骨假体相同。

（2）胫骨假体取出：若假体已松动，则取出比较方便。若骨水泥固定良好，则应用各种不同的工具在假体－骨水泥界面之间逐渐凿开或磨削，直至胫骨假体松动取出。但需注意，不要挤压胫骨平台松质骨。

（3）髌骨假体取出：取髌骨假体既困难又有危险，因为髌骨相对较小，容易导致髌骨骨折。对全聚乙烯髌骨假体，应首先用摆锯在骨水泥－骨界面处锯开，然后用高速小磨钻清除骨水泥及嵌入髌骨的固定柱。若为骨水泥或非骨水泥固定的金属托髌骨假体，其取出方法同股骨或胫骨假体。

3. 骨缺损的处理　骨缺损的处理取决于缺损的部位、大小、患者年龄、术后活动度等因素。通常术中所见的骨缺损都比 X 线片上所显示的严重。

（1）囊腔性骨缺损：翻修术中，最常见到的骨缺损是囊腔性骨缺损。初次 TKA 时，骨水泥注入软骨下面，取出假体及骨水泥后即留有囊腔性骨缺损，硬化骨的去除也会产生囊腔性骨缺损。另外，骨溶解也可产生此类缺损。对于囊腔性缺损，处理相对容易，通常可用截骨获得的自体骨松质充填骨缺损，然后打压；若骨缺损较大，则可用自体骨结合异体骨植骨。有时也可用骨水泥填充这类缺损，但植骨对于获得牢固固定及骨储备更有益。

（2）中央腔隙性骨缺损：缺损主要位于髓腔部分，边缘骨质硬化。处理这种骨缺损的目的是获得结构性稳定，同时恢复髓腔部分丢失的骨质。此时可采用大块异体骨结合颗粒骨移植，但颗粒骨打压植骨更常用。另外，将异体股骨头修整后充填这种缺损也是常用的方法。

（3）骨皮质穿破或骨折：多数发生在取出假体或骨水泥的过程中。在这种骨缺损中，必须采用长柄假体，而且假体柄必须超过穿孔或骨折部位至少 3cm 以上。如果发生股骨远端或胫骨上端严重骨折，则应先作内固定，然后选用长柄假体，并在骨折周围采用异体骨或自体骨移植以加强骨折部位。在这种情况下，使用骨水泥固定时应尽量避免骨水泥渗漏至骨折块之间而影响骨折愈合。

（4）节段性骨缺损：指股骨一侧髁或胫骨平台缺损，常见于多次翻修的病例。

对于大的节段性骨缺损的修复，有两种常用的方法，即大块异体骨移植或定制组配式假体，通常是铰链式假体，特别是骨缺损范围大、缺乏韧带支持结构时。采用组配式铰链膝关节替代节段性缺损可获得相对良好的稳定性，术后患者可尽早活动并可负重，特别适用于老年患者。若为年轻患者，则选用异体骨重建股骨远端和胫骨近端更合适。选用异体骨移植时，先在股骨或胫骨上作阶梯状截骨，然后在异体骨上作与之相扣锁的阶梯状截骨，将两者相对合为一体，假体可用骨水泥直接固定在异体骨上，而假体柄则需用骨水泥或压配式固定于宿主骨上，通常还需在异体骨与宿主骨界面周围用异体骨加固。对于这些患者，康复训练和负重应大大延迟。

4. 关节稳定性的调整　调整关节稳定性的关键是要让假体有正确的对线关系、膝关节屈伸间隙平衡，并使关节线尽可能恢复正常解剖位置。

1）屈伸间隙的平衡：取出假体后，评估屈伸间隙内外侧平衡及对称情况。

（1）屈膝位不稳定：屈膝间隙大于伸膝间隙，临床上最常见。解决的方法包括减小屈膝间隙（股骨后髁填充垫片）或扩大伸膝间隙（股骨远端多截骨）。多数学者采用前一种方法，采用比股骨远端实际型号偏大的假体，然后在股骨内外髁后方放入厚的垫片。极少数患者需要采用股骨远端多截骨的方法来扩大伸膝间隙，多为严重屈曲挛缩畸形的患者。

（2）伸膝位不稳定：屈膝间隙小于伸膝间隙解决的方法为在股骨远端增加金属块或使用小号假体。

采用股骨远端增加金属块的方法可使股骨假体下降到正常关节线位置、改善关节伸膝稳定性并补偿了股骨远端骨缺损。

（3）平衡膝关节内外侧不平衡：将新的股骨假体放在正常位置，使其前缘与股骨内外上髁连线平行，在缺损部位填充垫片，调节垫片厚度使关节间隙呈矩形、关节间隙内外侧对称。

2）恢复关节线的解剖位置：研究表明，关节线应位于股骨内上髁下方约3cm和外上髁下方约2.5cm处。当髌韧带保持正常长度，没有牵拉延长，也没有挛缩变短时，关节线位于髌骨下极一横指的位置。

需要说明的是，最应该重视的问题是平衡膝关节屈伸间隙、重建膝关节力线，这远比恢复关节线高度要重要得多。否则，容易造成假体不稳定使导致手术失败。

5. 缝合伤口　缝合伤口时，切勿使伤口张力过大，以防康复锻炼时将伤口撕裂。逐层缝合伤口，处理同初次 TKA。

6. 术后处理　术后免负重至少3~4个月，除非X线检查提示自体、异体骨已愈合。

康复锻炼 TKA 翻修术后的康复锻炼原则上同初次 TKA，但由于翻修时常进行骨缺损的修复、韧带结构的修补、特殊假体的使用以及切口显露时采用各种特殊操作。因此翻修术后的康复锻炼必须根据患者的具体情况而定，既要达到康复锻炼的目的，又不至于因不适当的锻炼而损坏关节结构。

如切口皮缘无坏死迹象，术后可尽早开始 CPM 锻炼，并开始膝关节主被动屈伸练习。对术中进行股四头肌 V－Y 成形或胫骨结节截骨术的患者，术后 8 周内应避免主动伸膝或被动屈膝活动。对有大块骨移植的患者，X 线片未见明确的植骨块愈合迹象时应避免完全负重。肌腱、韧带重建的患者，术后膝关节应至少制动 6 周。

（王树辉）

第三节　踝关节置换术

（一）概述

踝关节又称胫距关节，位于下肢的远端，是足后半部关节中最重要的关节，它使足在空间内可处于任何位置，可以适应任何不规则的地面情况。人体在站立、行走、下蹲等动作中，踝关节的稳定性和灵活性有着非常重要的作用。而踝关节的稳定性和灵活性的特点是由它的骨性结构、关节囊与韧带以及踝关节周围的肌肉的动力作用而共同完成的。

1. 骨性结构　踝穴由胫腓骨下端组成，外踝较内踝低1cm左右，并偏后方1cm，在矢状面胫骨下端后缘较前缘更向下延伸，下胫腓横韧带加深了这个延伸，从而可以防止距骨在踝穴内的后移，加强了踝关节的稳定性。距骨体前宽后窄，平均相差 2~4mm，形成向前开放的25°。距骨体滑车内侧与外侧的曲率半径不同，此解剖上的特点决定了踝关节在屈伸活动中同时还有水平位的旋转活动。胫骨下端关节面承重面积为 11~13cm^2，而髋、膝关节关节面的承重面积比踝关节小，故单位面积上的负荷踝关节比髋、膝关节小。若用单足负重时，踝关节关节面受到的应力相当于体重的2.1倍，在负重期的推进期时，关节面受到的应力相当于体重的5倍左右。若距骨在踝穴内有轻度倾斜，关节面所受到的应力由于承重面积的变小而明显增加。

外踝不仅构成了踝穴的外侧壁，而且当踝关节背伸活动时，外踝向外后方旋转并轻微上移。此时下胫腓联合增宽，以适应相对较宽的距骨体前部进入踝穴。腓骨可以传导体重的1/6。

2. 韧带与关节囊　①内踝（三角）韧带。自前向后分为胫距前韧带、胫跟韧带和胫距后韧带，其中胫距前韧带向远侧延为胫舟韧带。三角韧带呈扇形与关节囊紧密相连，非常坚固，故当外伤时常发生内踝骨折而不发生三角韧带断裂。②外踝韧带。自前向后分为腓距前韧带、腓跟韧带和腓距后韧带。腓距前韧带较薄弱，在踝跖屈位有限制足内翻活动的作用，腓跟韧带较坚强，在踝关节90°位时限制内翻活动，腓距后韧带最强。腓距前、后韧带加强关节囊，而腓跟韧带位于关节囊外。③下胫腓韧带。胫骨下端的腓骨切迹与腓骨下端构成下胫腓联合，胫腓骨之间，由下胫腓韧带与骨间膜相连，骨间膜由胫骨斜向外下方止于腓骨，踝关节背伸活动时，腓骨轻微上移并向外后方旋转，骨间膜由斜形变为水平，踝穴增宽，正常下胫腓联合增宽为 0.13 ~ 1.8mm。下胫腓韧带又分为下胫腓前韧带、骨间韧带、下胫腓后韧带和下胫腓横韧带，骨间韧带是骨间膜的延续，最坚固。④关节囊。前侧关节囊由胫骨下端前缘至距骨颈、后侧关节囊由胫骨下端后缘至距骨后结节，前后关节囊松弛、薄弱，两侧关节囊由侧副韧带加强。

3. 肌肉　踝关节的运动主要是屈伸运动，使踝关节跖屈的肌肉主要是小腿三头肌（腓肠肌和比目鱼肌），其次为胫后肌、屈趾长肌、屈拇长肌和腓骨长肌。在跖屈踝关节的运动中小腿三头肌所做的功约为其他肌肉总和的 13 倍。踝关节背伸肌为胫前肌、伸趾长肌、伸拇长肌和第三腓骨肌，它们所做的功只相当于跖屈肌的 1/5 ~ 1/4。

当以全足放平站立时，在矢状面身体的重力线经过踝关节前方，足有外翻趋势，所以踝关节跖屈肌的肌力与足内翻肌的肌力强于踝背伸肌与足外翻肌，即对抗踝背伸肌与足外翻活动以达到踝关节与足的稳定和平衡。

4. 踝关节的运动　距骨体滑车关节面的角度值为 90° ~ 105°，胫骨下端关节面的角度为 50° ~ 55°，因此踝关节在矢状面的屈伸运动范围为 45° ~ 55°其中背伸活动约为 1/3（10° ~ 20°），而跖屈活动约为 2/3（25° ~ 30°）。踝关节在矢状面的屈伸运动轴，自内踝顶端至外踝顶端，即由内上向外下倾斜，其与胫骨纵轴之夹角为 68° ~ 85°（平均 79°），由于踝关节屈伸运动轴是倾斜的，当踝背伸时足尖朝向外，当踝跖屈时，足尖朝向内，即在水平方向上发生足外旋及内旋的旋转活动，为 13° ~ 25°（平均 19°）。踝关节运动的方式是由距骨体滑车关节面的形状来决定的。距骨体滑车是圆锥体，其基底在腓侧，腓侧的曲率半径大于胫侧，故屈伸活动时腓侧运动范围比胫侧长，而发生水平方向上的旋转活动。

此外踝关节的运动与距下关节及足的运动是联合的。当踝关节跖屈时，足内翻、内旋，足内侧缘抬高、外侧缘降低、足尖朝内，称为旋后；当踝关节背伸时，足外翻、外旋，足外侧缘抬高、内侧缘降低，足尖朝外，称为旋前。

在下台阶时，踝关节屈伸活动最大，走上坡跑（约 10°）时展收活动最大，其次是走 15°下坡路时，而旋转活动不因地面情况不同而有差异。

5. 步态周期中踝关节的运动　负重期（从足跟触地到足尖离地）占步态周期的 60%，其中第 1 期为抑制期（足跟触地），踝关节轻度跖屈；第 2 期为中期（全足放平），踝关节在此期开始时为跖屈，当重心超过负重足后立即转为背伸；第 3 期为推进期（从足跟离地到球部着地，进而到足趾离地），踝关节跖屈。

摆动期占步态周期的 40%，第 1 期即加速期（足趾离地），踝关节跖屈；第 2 期为中期，踝关节背伸；第 3 期为减速期（足跟触地之前），踝关节轻微跖屈。

（二）假体设计原理及假体类型

严重的踝关节疾患，使患者难以支持体重和步行，采用踝关节融合术似乎是天经地义的治疗金标准，几十年来无人提出异议。但在 20 世纪 70 年代初，髋、膝关节的疾患而引起关节畸形、疼痛、功能障碍的患者，得到了人工全髋关节和人工全膝关节置换术的治疗，取得成功，效果满意，从而解决了患者关节畸形、疼痛及功能障碍。在这项成功经验的鼓舞下，为了解决踝关节疾患而进行了踝关节人工假体的设计和研究。踝关节假体与人工髋、膝关节假体的设计有很多共同之处，因此高分子聚乙烯 – 金属的组合同样是人工踝关节假体的重要首选材料，人们期待着人工全踝关节置换术既可以缓解踝关节疼痛、矫正畸形，同时又可以保留踝关节的活动功能。

第 1 个采用现代材料制成的踝关节假体，是由 Lord 和 Marotte 在 1970 年开始使用的，其设计逐渐与踝关节生物力学相结合，以得到临床更好的效果。

Richard Smith 提出以人工踝关节置换来重建踝关节功能，是最早介绍踝关节置换的人。他试图通过球 – 窝假体保留踝关节的位置和后足的活动，替代踝关节融合术。然而临床发现这种假体本身很不稳定，影响行走时的稳定性。Kirkup 继续这项研究，采用 Bath 和 Wessex 假体，通过高分子聚乙烯和金属关节组合，依靠距骨体圆顶的平均厚度（2 ~ 6mm），使踝部韧带紧张，为假体的稳定性提供保证。

目前采用的踝关节假体多种多样，既有两个部分组成的限制性关节、半限制性关节，以及非限制性踝关节假体，又有由 3 个部分假体，带有一个可自由滑动的垫组成的踝关节。前者限制性关节，如 Mayo 踝，半限制性踝，如 Mayo 踝和伦敦皇家医学院医院踝及非限制性踝，如 Bath 和 Wessex 踝。后者是北欧型全踝关节假体（STAR），由 3 部分组成，解决了踝关节滚动的问题并已取得优良结果，它克服了假体对踝关节旋转运动的限制，防止骨与假体界面或骨与骨水泥界面的应力增加和集中。看来踝关节置换只适合采用带有滑动衬垫的全踝关节假体，目前两部分设计的假体已不再应用。

踝关节假体的设计要求如下：

1. 活动度　屈伸活动范围至少达到 70°，轴向旋转活动超过 12°，否则踝关节假体会由于本身限制程度较高而出现术后假体松动。

2. 稳定性　要求踝关节假体必须有良好的内在侧方稳定性。

3. 关节面的顺应性　正常踝关节除屈伸活动外还可轴向旋转，因此要求关节面顺应性不宜太高，即少限制性，这样减少关节扭力传到假体固定界面，减少假体松动需关节周围有较完整的韧带和骨组织结构保护以防止关节半脱位，关节面顺应性小的假体，载荷易集中，假体磨损增加。反之，关节面磨损明显减少，但是假体固定界面承受应力增大，使术后假体容易松动。因此设计出带活动负重面高分子聚乙烯衬垫的三部件组成的假体以减少术后松动。

在过去的 10 年里，非骨水泥型踝关节置换已被采用，从 1990 年起人们已开始使用非骨水泥型假体。通过骨水泥型假体（TPR）和非骨水泥假体的随诊比较，骨水泥型的翻修率和关节融合率明显高于非骨水泥型假体，结果表明非骨水泥型踝关节置换优于骨水泥型假体。其原因有三：其一，对踝关节采用骨水泥固定方法比其他负重关节更难，由于解剖特点向胫骨内压入骨水泥几乎是不可能的；其二，骨水泥可能进入关节后侧从而影响关节活动，若游离可引起关节表面的磨损；其三，只有胫骨最远端的 1.0 ~ 1.5cm 能用于施放骨水泥，在其上均为脂肪性骨髓。

由于踝关节置换术不断改进，临床疗效不断提高，缓解了疼痛，矫正了畸形，保留了踝关节的功能活动，因此大部分踝关节疼痛、有退行性变的踝关节不再行踝关节融合术了。

目前 Kofoed 和 Stirrup 的报道证实踝关节置换的疗效已超过了关节融合术。踝关节置换术在缓解疼痛、改善功能、较低的感染率及未继发距下关节骨性关节炎等方面有更出色的临床表现。通过几十年的不断实践不断改进，踝关节置换术已经从实验室和偶然的成功阶段发展到有使用价值并能耐久使用的阶段。但我们也必须清醒地看到我们仍然正处在踝关节置换的起步阶段，需要我们再接再厉地继续工作、实践。

（三）适应证与禁忌证

1. 适应证　如下所述。

（1）类风湿关节炎踝关节疼痛残留功能极差者。

（2）踝关节疼痛和退变者，活动严重受限。

（3）距骨骨质尚好，踝关节周围韧带稳定性完好者。

（4）内、外翻畸形 <10°者。

（5）后足畸形可以矫正者。

2. 相对禁忌证　如下所述。

（1）踝关节区域的深部感染或胫骨感染。

（2）有严重功能障碍的类风湿关节炎患者中发现有严重后足外翻畸形，踝穴严重破坏，踝穴有严重的内外翻畸形，严重的骨质疏松和关节骨性破坏。

（3）难以控制的活动期关节炎，如牛皮癣性关节炎等。

（4）对术后运动程度要求较高者，如参加慢跑、网球等运动。

3. 绝对禁忌证　如下所述。

（1）距骨缺血性坏死（尤为坏死范围超过距骨体一半以上者），无法重建的踝关节复合体力线异常。

（2）Charcot 关节炎。

（3）神经源性疾病导致足部感觉丧失。

（4）小腿肌肉功能丧失。

（5）退行性骨关节炎造成骨质严重丢失或踝关节侧副韧带缺损。

（6）胫距关节畸形超过 35°。

（7）患者对术后康复没有信心。

（8）不能配合术后康复训练者。

（9）对术后运动程度要求极高者，如：进行跑跳等剧烈运动。

（四）手术操作及注意事项

1. 术前准备　如下所述。

（1）最新的踝关节 X 线片（正侧位）。

（2）确认跟距关节的退变范围。

（3）通过 X 线观察了解胫骨和距骨的骨质情况。

（4）观察并记录步态及疼痛情况、功能和活动情况。

2. 手术操作　如下所述。

（1）患者仰卧位，使用气囊止血带，患侧臀部垫高，有利于踝关节持续处于轻度内旋位。

（2）取踝关节前内纵行弧形切口。

（3）自踝上 10cm 经踝关节中点延向第一跖骨，自胫前肌腱与拇长伸肌腱间显露踝关节，使用固定导向器，使力线对位杆在前后和侧位上与胫骨长轴平行。

（4）胫骨远端安置选定的胫骨截骨板并用钢钉固定。

（5）之前将截骨板与 5mm 的 sizer 连接。

（6）sizer 的表面应与胫骨远端的关节面对齐。

（7）定位杆固定于胫骨中线上。

（8）必要时可调整钢钉的位置。

（9）首先在截骨板内侧用往复锯自关节面向近端截骨。

（10）注意截骨深度为 5mm。

（11）取下 5mm 的 sizer。

（12）用摆锯贴紧截骨板。

（13）垂直于胫骨截骨。

（14）取下胫骨截骨块。

（15）将 4mm sizer 安装到胫骨截骨板上。

（16）使踝关节背伸 90°。

（17）尽量使距骨贴紧胫骨远端。

（18）贴紧 4mm 的 sizer 垂直向下在距骨上截骨。

（19）取下距骨上的截骨块。

（20）根据距骨的大小和左右选择匹配的距骨截骨板。

（21）于距骨的中央位置贴截骨面放入截骨板。

（22）用固定钉将距骨截骨板固定。

（23）沿距骨截骨板用往复锯截骨。

（24）外侧截骨切入距骨 1～5cm，内侧仅 1cm。

（25）用持物钳夹住另一截骨板。

（26）将其放置在距骨截骨面的中央。

（27）分别截除距骨后方、前方骨质。

（28）放置并固定相应的距骨 milling 板。

（29）用直径 3mm 钻头打出一个沟槽。

（30）距骨的截骨面已准备完毕。

（31）用测深尺测出胫骨远端的前后径。

（32）用直径 6mm 的定位钻头通过胫骨截骨板上的孔钻入胫骨远端。

（33）用一特制的半圆凿将胫骨远端的孔打开。

（34）注意避免劈裂性骨折。

（35）距骨和胫骨准备完毕。

（36）安装距骨假体（距骨帽）。

（37）用专用打入器打入并打紧。

（38）打入胫骨假体。

（39）注意打入方向应与胫骨长轴垂直。

（40）胫骨假体的前缘不要低于胫骨截骨面的前缘。

（41）放入滑动核试模。

（42）检查踝关节活动度和紧张度。

（43）选择合适厚度的滑动核假体。

（44）整个假体安装完毕。

（45）胫骨端假体：①有 3 个型号：小、中、大号，材质为钴铬钼合金。②超高分子聚乙烯有 5 个型号（6～10mm）。

3. 术后护理　如下所述。

（1）术后用行走石膏固定。

（2）抬高患肢两天后间断负重行走 10min。

（3）3～4 周后（非骨水泥型）去除石膏。

（4）注意锻炼足部肌肉和小腿后肌肉。

（5）术后 3～6 个月踝关节可能肿胀，可用弹力绷带间断固定或间断抬高患肢。

（6）术后 12 个月疗效基本稳定。

（五）并发症与预防

1. 感染　手术切口皮肤坏死而致浅层或深层的感染。

（1）浅层感染：可通过伤口换药处理。

（2）深层感染：处理较为困难，往往需采用伤口换药及皮瓣移位术。若出现踝关节假体周围的感染，需行假体取出，踝关节融合术。

2. 伤口皮肤愈合不良或延迟愈合　如下所述。

（1）踝关节周围的解剖特点是皮下组织较少，切开皮肤，深层便是腱鞘、肌腱和韧带，血运较差，术中需剥离软组织，术后患肢可发生肿胀，因而引起血液循环障碍。

（2）手术采用前方正中纵形切口，从伸拇长肌外侧剥离进入，很容易导致皮肤切口出现坏死和潜在皮肤坏死，若稍向内移在伸拇长肌和胫骨前肌之间进入，可使皮肤切口愈合不良或坏死率明显降低。

（3）对伤口皮肤愈合不良或延迟愈合及潜在皮肤坏死处理起来颇为棘手，有时需几周换药，或必要时行植皮或皮瓣转移术。若处理不当，易引起踝关节假体部位的继发感染。此外，出现伤口皮肤愈合不良或坏死时，由于需要减少和控制功能锻炼而影响到术后的功能康复。

（4）如何避免发生伤口皮肤愈合不良和坏死：①手术切口的选择要合理，切口长度要合适，避免术中过度牵拉软组织而损伤血管。②术中要轻柔，无创操作，尽量少行皮下剥离，少用电刀电切或电凝，避免损伤血管及皮缘，尽量多地保留足背静脉，以减轻术后下肢肿胀。③在缝合时要一丝不苟，层层缝合，缝皮时一定要皮缘对皮缘。

3. 腓骨撞击　人工踝关节置换术可缓解疼痛、改善功能，但术后可并发腓骨撞击，可引起踝关节剧烈的疼痛。其原因可能是由于后足进行性外翻，而后足外翻即可能存在距下关节畸形，也可能存在踝穴的楔形成角和距骨外翻而引起的与腓骨（外踝）的撞击。通过远侧胫腓联合融合术，或切除外踝的远端可使症状得到缓解或暂时性缓解。若要彻底解决疼痛，需从根本上找出原因：行三关节融合术，矫正后足的外翻畸形。若选择胫骨基板过大顶撞腓骨引起外踝部肿胀、疼痛，甚至可造成骨折。

4. 胫骨基板松动倾斜　当胫骨基板置入时偏于一侧，或基板未能落在胫骨皮质骨壁上，在负重或行走剪力的反复作用下，使其倾斜度增加，造成逐渐倾斜或内陷。

手术完成时或术后未负重时，假体位置良好，当负重行走练习后，逐渐出现移位。踝关节扭伤、跌倒是造成基板后期松动的主要原因。发现问题，应早期修复，摆正位置，延迟患者落地负重时间，患者落地负重时足跟部均衡着地，不宜提踵行走。

5. 距骨假体松动或移位　对距骨截骨欠严谨，距骨血运欠佳或过早负重于前足跖屈位时，距骨假体有可能松动。到后期，踝关节的扭伤、跌倒、撞击是最多见的踝关节假体松动、移位的主要原因。

X 线片示踝关节距骨侧假体倾斜、移位，与基板间缺乏平整或顺应感，或顶压外踝，应高度怀疑距骨假体松动。早期松动影像学征象不易发现。

6. 踝部骨折（外踝或内踝）　由于类风湿关节炎骨质疏松和放入滑动衬垫时强力牵拉而引起内、外踝骨折，此外也可在截骨中损伤内、外踝而骨折。发生踝部骨折后可采取内固定术或更改手术方案，行踝关节融合术。

（王树辉）

第四节　肩关节置换术

（一）概述

虽然肩关节不是负重关节，但肩关节的结构复杂，它是由盂肱、胸锁、肩锁和肩胛骨胸廓四个不同的关节组成，相互间有很好的功能补偿能力。肩关节是人体活动度最大的关节。肩部大部分活动由盂肱关节和肩胛骨胸廓关节担当。其他关节则只是参与肩关节的极限活动。它的基本功能是将上肢连接于躯干，成为上肢的活动底座，并且为上肢活动和受力起到支点作用。肩部为上肢提供了广泛的活动范围、多平面的回旋活动，从而充分发挥手的抓握功能。肩部的稳定性可保证上肢完成托举、提携重物或下压动作，还可以在水平位快速将物体推向前或外方。

盂肱关节是 1 个由较大的肱骨头与 1 个较小的肩胛盂组成，缺乏内在的稳定性，而其关节囊松弛，允许它有充分的自由活动度。因此，肩部节的稳定和运动主要取决于关节囊及其周围的肌肉和肌腱韧带组织，尤其是完整的肩袖结构。

（二）肩关节假体设计演变和发展

人工肩关节置换术从数量上及普及程度上均不如人工髋关节、膝关节置换术。但随着医学科学技术的飞速发展，人工肩关节置换术逐渐成为一种成熟的治疗技术，更多地应用于治疗严重肩关节疾患的患者。肩关节假体设计应遵循以下原则：在解剖上重建关节解剖结构，恢复正常力学关系，提供良好的关节稳定性；生物力学上避免假体撞击征，假体耐磨且可以承受正常生理活动的应力；手术上，软骨下骨一定尽可能得到保护，有利于肩袖的保护和修复；手术安装简便，假体固定牢靠，生物相容性好，不妨碍术后的早期训练康复；需翻修时假体取出方便，不会进一步破坏骨组织和肩袖强度，翻修时可替换部分假体。

1. 非限制型假体　假体没有内在的机械连接装置，尽可能贴近正常肩关节的几何形状：肱骨头与盂臼相互匹配，接近正常解剖尺寸，关节活动不受假体限制。关节稳定性来自肩周软组织，这类假体中，Neer Ⅱ全肩关节假体是目前最为成功的假体之一。这类假体之所以能沿用至今，原因在于合理的设计。

（1）假体接近正常解剖形态，肱骨头和肩胛盂关节面的弧度相对一致，假体的盂肱关节面之间无机械性连接和限制，最大限度避免了盂肱关节之间的应力集中而减少了肱骨头假体及盂肱假体的松动，而获得最大活动度。

（2）术中要求切除少量肱骨头及盂肱关节面，有助于恢复正常肩关节的解剖结构，也为今后可能的翻修术或肩关节融合术创造条件。

（3）尽可能保证了周围软组织的完整性。

Neer 型假体基本上满足了肩关节假体设计的原则要求，该假体已成为评判其他肩关节假体的金标准。

2. 限制型假体　限制型假体的优点是假体本身具有很好的稳定性，适用于肩袖等间关节周围软组织严重缺损破坏，术中无法修补的患者，但术中需切除较多的骨组织以置入此类假体。其缺点在于关节活动受限，大部分限制性假体外展时很少超过 90°。限制型假体不符合正常肩关节的生物力学解剖，术后关节活动无应力，失去在肩关节周围软组织中的传导作用，而只是由假体、假体 - 骨水泥界面或在骨水泥 - 骨界面传导。故容易发生假体断裂、松动等并发症，目前临床适应证有限。

Stanmore 假体是经典的最早期的限制型肩关节假体之一。Michael Reese 假体诞生于 1973 年，与前者主要区别在于关节材料的改进，即从金属对金属组合改为金属对聚乙烯。这些假体不同程度上带到了肩关节假体的设计要求，但因假体断裂、肩胛骨骨折，假体松动等并发症，假体翻修率高达 50%，临床实际应用效果并不理想。

3. 半限制型假体　与非限制型假体最大的区别是这类假体的肩胛盂部件，其上缘附有唇状挡板，用于终止肱骨头假体上移，其他类同于非限制型假体。可避免完全限制型假体术后的高失败率。半限制型假体中短期临床效果尚令人满意，长期效果有待继续观察。

（三）术前评估与放射学检查

对患者作出及时、完全、充分和准确的术前评估是手术成功的关键之一。术前准备越充分，手术成功率越高。

1. 病史采集　关键在于详细了解疾病的基本发展过程，作出正确的诊断。

首先我们的思路循着先天性或后天性，根据主要病因分为血液性、感染性、代谢性、创伤性、内分泌性。应注意全身各系统的病史资料，而肩部症状有可能只是全身其他疾病的局部表现之一。在治疗肩关节前，还需要先行解决其他关节的病症，手术循序上多采用下肢优先于上肢的原则。其他合并有肩部病变的全身系统疾患还包括系统性红斑狼疮，长期激素治疗导致的肱骨头缺血坏死，糖尿病引起的多发性神经病导致的肩关节疼痛、Charcot 神经性肩部按揭病等。

对患者年龄、职业、特殊工作要求、教育程度、心理素质也是关节置换术必须重视的病史资料。对于疼痛需注意描述疼痛发生部位、频率、持续时间、强度，加重或减轻时的原因，有无放射性疼痛等。需了解既往手术史、过敏史、精神健康情况等以行鉴别诊断。

2. 体格检查　在骨科检查的基础上，重点检查双侧肩关节的肌力，关节活动度和稳定性。关节部位肌肉有无萎缩、肌力等级、肌肉有无压痛、痉挛及有无臂丛神经麻醉。详细检查关节活动范围，检查肩袖周围软组织，有无关节挛缩；是否需行软组织松解、有无增生；检查关节稳定性，肱骨头有无后方半脱位；有无其他疾病引起关节不稳定。对有手术史的患者要检查是否有关节囊挛缩。

3. 影像学检查　术前通过病史的采集，体格检查的情况，应准确地评估与肩关节疼痛、活动受限等相关部位如：颈椎、肩锁关节、神经及其所支配的关节周围的肌肉功能，并拍摄分析肩关节不同位置的放射线影像学改变，如肩关节前后位，斜位、侧位、腋位和肩关节内外旋位等。

（1）前后位片：不能反映盂肱关节间隙的变化，但可观察肱骨头骨赘生成情况。肱骨头上移程度；肩锁关节病变情况；肩峰下骨刺；肱骨髓腔大小；皮质骨厚度及肱骨干有无畸形等。

（2）侧位片：用于观察肱骨头前后相的半脱位程度，肱骨结节位置。

（3）斜位片：便于观察肩关节间隙和附近骨结构是否正常。

（4）肱骨头内旋位片：便于显现肱骨头圆弧外形。

（5）肱骨头外旋位片：便于观察肱骨大小结节、肩峰下方磨损，常提示伴有严重的肩袖病变，肱骨头上移多数情况下提示患者有严重的肩袖病变。

（6）腋位片：有助于判断肩盂磨损的部位、范围、内移程度以及肱骨头位置，看肩盂前后侧有不对称性磨损，术中需要考虑植骨。

（7）关节造影：是判断肩袖撕裂的金标准，诊断价值优于磁共振检查。

（8）CT检查：CT提供的图像较X线片更为精确清晰。由于术中肩盂不易显露，故术前必须对肩盂后侧的磨损情况有确切的了解，避免假体发放位置不满意。

（9）轴位片或CT扫描片：测量肱骨头后倾角，肱骨头关节前后缘，连线正中垂线为肱骨头轴线，该轴线与肱骨髁横轴的夹角即为肱骨头的后倾角。

（四）适应证

关节疼痛，经休息、药物、保守治疗未见缓解的盂肱关节炎患者。主要适应证是关节疼痛。人工关节置换术可以减轻关节疼痛，但无助于改善长期病变造成的肩袖功能减退。

术前准确分析判断疼痛来源是手术成功的重要因素。

若有肩关节疼痛，但放射影像学检查没有严重关节破坏的，可选用简单的肩锁关节切除成形术或滑囊切除术即可缓解，取得较好治疗效果。

若肩袖组织完整，无明显关节面塌陷的，可选择简单的肩峰成形术或肩峰修补术。

若肩胛盂软骨下骨完整，骨松质结构良好，无明显骨缺损，则只行人工肱骨头置换。而肩胛盂侧有较大的囊性病灶，磨损时才考虑人工全肩关节置换。

非限制形全肩关节置换术的适应证：

（1）骨性关节炎、类风湿关节炎、创伤性关节炎、肱骨头和对策肩盂关节面均有严重破坏。

（2）关节反复脱位，肱骨头压缩骨折范围超过40%。

（3）肱骨头缺血坏死、肱骨头塌陷变形，未累及肩盂者。

（4）肩盂侧严重破坏骨缺损，残留骨量无法安置假体。

（5）肱骨外科颈骨折不愈合的老年患者。

（6）肿瘤重建。

（7）某些伴有肩袖撕裂退变者。

（五）禁忌证

（1）活动性感染或近期有过感染史。

（2）三角肌和肩袖肌肉麻痹。

（3）神经性关节炎。

（六）相对禁忌证

无法进行术后长时间康复训练或训练意愿不高者。

（七）手术技术

1. 麻醉体位　临床常用全身麻醉或斜角肌间阻滞麻醉，患者取半卧位，双髋屈曲30°。

2. 手术入路和技术要点　如下所述。

1）手术入路：取肩关节前内侧入路，切口起自喙突顶端沿三角肌胸大肌间沟，向远端延伸至三角肌肱骨止点外侧，长约17cm，切口略偏外防止术后瘢痕，处理头静脉（结扎或保留），向外牵开，显露打开三角肌胸大肌间沟，向下至胸大肌在肱骨之附着处，向内向外牵开三角肌和胸大肌。沿着联合肌腱（喙肱肌和肱二头肌）的外侧缘切开胸锁筋膜，向内牵开联合肌腱，显露肩胛下肌的上缘和喙突韧带，保护联合肌腱的喙突附着，紧贴喙突切断喙肩韧带，扩大视野，扩大肩关节显露，外展、外旋肩关节，通过喙肱韧带和旋前肱动脉来确定肩胛下肌的上下缘。在分离松解肩胛下肌时，应使肩关节处于外旋、内收和轻度屈曲位，以保护腋神经，肩胛下肌切断处做挂线标记，便于术后缝合。同时切开肩胛下肌和关节囊，可维持软组织瓣强度，利于伤口缝合和术后早期关节康复锻炼。向远端轻轻牵拉上臂，外展、外旋肩关节，做肩关节前脱位，脱位时切忌暴力，防止肱骨干骨折。

2）切除肱骨头：是此手术关键性步骤。清理关节下方骨赘十分关键。由于对这部分骨赘的误判，常发生肱骨颈切除过多，时而伤及腋神经。因此在切除肱骨头之前，需伸直上臂，外旋内收肩关节，充分显露肱骨头，以辨认正常的骨皮质和骨赘，切除骨赘。在切肱骨头前要正确掌握与切割面相关的两个角度，即额状面上的颈干角，通常在45°~50°，水平截面上的前倾角，通常正常肱骨头前倾角为30°~40°。切割肱骨头方法是：首先屈肘90°，上臂外旋30°~40°，由前向后切割肱骨头关节面。这样切除的肱骨头截面，当上肢处于旋转中立位时，肱骨头关节面刚好正对关节盂。

当肩关节后方不稳定的患者，应减少前倾角，如：陈旧性肱骨头脱位。当有肩关节前方不稳定的患者，则需要适当增加前倾角。

用摆锯切除肱骨头时，注意避免伤及大结节和肩袖，尤其在大结节前方的冈上肌腱和肱二头肌腱长头，使术后肱骨头假体关节面略高于大结节水平，避免上臂外展时发生肩峰与肱骨大结节碰撞。

3）扩髓后假体的置入：用由小到大的髓腔钻逐级扩大髓腔，深度等长于假体柄长，髓腔钻插入点多在肱骨头截骨面中心点之外侧，二头肌结节间沟后方，入点选择不当，可引起肱骨假体柄的内翻。

4）肩胛盂侧准备和假体安置：在肩胛盂前、后、下方放置牵开板，保护腋神经，外展手臂松弛三角肌，并适当旋转手臂，以便充分显露关节盂，清除关节游离、滑膜和后方盂唇，显露肩胛盂，及喙突根部。沿喙突基地部正下方与肩盂下结节连线，在关节盂上凿一长槽，槽长度与选定假体固定柄一致。加深骨槽时注意方向。原则上，整个骨槽应正好生于肩胛盂颈部骨松质中央部位。

假体安置前大量生理盐水冲洗肱骨髓腔，肩胛盂。清理血凝块，骨碎屑，根据术中情况选用非骨水泥或骨水泥假体。如果肱骨假体于髓腔紧密搭配，结节完整，能防止假体旋转，可考虑使用非骨水泥固定，尤为青少年患者。而老年患者，类风湿关节炎，骨质疏松，肩关节不稳定者，可考虑使用骨水泥固定。

5）缝合伤口：关节囊一般不缝合，大量抗生素盐水彻底冲洗后，再次检查肩关节前举和内外旋功能，三角肌和肩袖间隙留置引流管，逐层缝合伤口。包扎于上臂中立位，上肢悬吊巾固定，根据不同病种，类风湿关节炎或肩袖修复后患者，可用外展支具固定。若后关节囊松弛，伴后脱位，则选用肩关节外旋支架，待软组织自行修复和紧缩。术后要拍X线片以检查假体位置是否满意。

6）肩关节置换术的并发症：自从1893年法国医师Pacan实行第1例人工全肩关节置换术以来，不断深入认识肩关节的生物力学及解剖学。随着假体材料的进一步提高，目前人工全肩关节置换术的15年生存率已达87%。即便如此，人工肩关节置换术后的并发症发生率达14%。而这些并发症困扰着临床骨科医师。需要我们不断提高手术技术，积累经验去防治这些并发症的发生。最常见的并发症主要有：假体松动，关节不稳定；假体周围骨折，感染；肩袖损伤；血管神经损伤；异位骨化；撞击征等。

（1）假体无菌性松动：假体松动时最常见的并发症，也是翻修的主要原因。

松动发生率较低，主要是肩胛盂侧松动，假体周围X透亮带十分常见，但无临床症状，可定期随访观察。对于假体或骨水泥周围有宽度>2mm，X线透亮带或透亮带进行性增宽，假体变形、断裂或位置变动且临床有疼痛症状，应考虑假体松动。当然要与感染所致的假体松动进行鉴别。

（2）关节不稳定：很常见，原因多为软组织失衡，假体位置不当，骨骼畸形，或以上因素的综合作用所致。分为前、后、上、下方向不稳定。

前方不稳定：最为常见的原因是肩胛下肌断裂，也可因肱骨、肩盂假体过度前旋，肩盂假体前方磨损，后方关节囊挛缩所致。前方关节囊和肩胛下肌的重建是成功治疗的关键，充分松解因断裂而回缩的肩胛下肌，使其断端能重新回到肱骨小结节。

后方不稳定：主要原因是肱骨头过度后倾。其他还包括肩关节囊前方过紧或后方过松等。均可出现术后肩关节后方不稳定。处理方法：松解关节前方软组织，紧缩后方软组织，调整假体位置，或使用大尺寸肱骨头。从临床而言，后方不稳定较前方不稳定更为困难。因此在初次手术时有针对性地预防。包括初次置换术中，对于过紧的肩胛下肌，前方关节囊做必要的延长、松解；清除肱骨头、盂肱周围骨赘；后方不稳定，适度减少肱骨头后倾角；肩胛盂假体安置准确；适度增大肱骨头，改善关节稳定性。

上方不稳定：较常见，处理非常困难。原因除最常见的肩袖撕裂、变薄、功能不足外，肩胛盂假体角度异常、喙肩韧带损伤及假体位置偏上。这些均使得处理上方的不稳定更为困难。对不可修复的肩袖病变而造成的上方不稳定，有时不得不改用限制性假体，而没有其他有效的治疗方法。对假体位置不理想或术后肩袖断裂造成的上方不稳定只做对症处理。

下方不稳定：很少见，可见于肱骨头颈粉碎性骨折术后有上肢短缩的患者。表现为关节下方半脱位、脱位，疼痛及三角肌功能下降。治疗可用特制假体或植骨恢复肢体长度。

（3）骨折：发生率1%左右，好发于肱骨。常见于术中活动上臂，扩大髓腔、钻孔及插入假体时，术后外伤等。肩盂侧骨折少见。术中脱位时切勿暴力，应较好松解后用脱位机械辅助脱位。修整肱骨干时，髓腔钻方向掌握好，勿伤及骨皮质，置入假体时，避免过力敲打。对于骨折的治疗，可采用环扎术，钢板内固定，加长柄假体，一般假体柄超越骨折远端直径的 2~3 倍。

肩胛盂侧骨折时，不累及盂窝拱顶时，无须处理，累及盂颈部时刻改为肱骨头置换，也可用切下的肱骨头进行植骨修复，与肱骨头匹配。

（4）感染：术后感染率约为1%，多见伴有感染危险因素的患者，如糖尿病、类风湿关节炎、局部既往感染史。常见致病菌是金黄色葡萄球菌、凝固酶阴性葡萄球菌。临床表现为疼痛、渗出、肿胀。X线片上有不规则骨破坏区，骨膜反应透亮带增宽，假体周围有一层骨质硬化带。一期取出假体：抗感染后，二期再置换效果最好。具体方法可参考人工全髋、全膝置换术后感染处理有关章节。

（5）血管神经损伤：术中、术后常见神经损伤，发生率可高达4%，大部分患者经过适当治疗，一般得到康复，只有不到1%患者残留部分神经功能障碍。

（6）撞击征：发生率为3%，初次置换术中，检查肩峰下间隙，必要时行肩峰成形术。临床表现为：活动性肩关节疼痛，Neer 和 Hawkins 征试验阳性。肩峰下局部封闭可缓解症状。须与其他疾病鉴别，如假体松动、肩袖撕裂、感染、关节不稳等。多保守治疗，使用非甾类抗炎药物，局部封闭，康复训练，无效时可行肩峰成形术。

（7）术后康复训练：术后肩关节稳定性和活动功能大部分决定于关节周围软组织健康情况。康复主要针对软组织，尤其是肩袖功能重建。术后早期康复目标是促进伤口愈合，维持关节通过重建获得的活动度，防止肩峰下河盂肱关节粘连。晚期目标是恢复肌力。

肩关节置换术后康复的基本原则：及早开始康复训练；早期主动功能锻炼（主动活动）训练；不用或限制使用制动器；在开始肌肉主动活动训练前，先使关节被动活动范围达到最大（屈曲，内旋，外旋）。

常规康复步骤：术后4~5d，去掉悬臂巾，开始肩关节锻炼。重点是前屈、内旋、外旋 3 个方向上的辅助主动和等长运动。每天活动 5 次，每次 15~20min。强度、次数逐渐加大，视患者情况等不断调整，共 6 周。具体方向是：

仰卧位辅助内、外旋和上举练习，仰卧位时肩关节肌肉松弛，有利于外旋运动，患者有安全感，易合作。术后第 1 周，开始增加弯腰旋臂练习；术后第 2~3 周，拆线，开始加强肩部内外旋练习；术后第 2~3 周，开始增加肌肉等长抗阻收缩锻炼。有的患者肌肉强度锻炼可适当提前至术后 10~14d，屈肘90°时做内外旋肌群等长抗阻力收缩运动；术后第 6 周，随着肌腱愈合，软组织恢复、运动改善，增加肌肉等长和主动抗阻力锻炼，康复功能锻炼要维持 1 年左右，医患配合，持之以恒；术后 3 个月，有选择性针对某些肌肉、关节活动度加强锻炼，另外肩关节周围相关肌肉的锻炼，如菱状肌、斜方肌、肩胛提肌、前锯肌、胸肌等。

（王树辉）

第五节　肘关节置换术

（一）肘关节成形术的发展史

自 20 世纪 40 年代人工肘关节置换术首次应用于临床以来，先后研制出多种不同类型的肘关节假体用于临床。早期设计的铰链式肘关节假体，短期内随访效果尚满意，可达到缓解疼痛，改善功能。但远期随诊结果令人不甚满意，假体松动率很高。1973 年发明了限制型肘关节假体，使用到临床后，近期效果尚可，但最终结果却不满意。根据临床的结果分析，现代肘关节的假体设计向着非限制型和半限制型发展。不同程度的减少限制性，可以减少骨与骨水泥界面的应力传导，达到提高成功率，减少松动率。

近20年来，由于对肘关节的解剖和生物力学的认识不断深入，肘关节成形术已有了很大的进展，从简单的单轴铰链型到复杂的非限制型解剖型假体。假体制约越小，越接近关节的生理运动，则假体的长期稳定性越持久。对于半限制型假体和非限制型假体，被认为是当今肘关节假体的发展方向，作何选择，需根据病情而定。若年轻患者骨质量状况良好，关节稳定，肘关节活动明显受限，此时选用非限制型假体比较理想。若患者年龄较大，明显的骨质破坏或严重的骨质缺损，关节明显不稳定时可选用半限制型肘关节假体。

与人工髋关节和膝关节相比，人工肘关节相对滞后，仍有待继续发展提高，最终向得到一个无痛、稳定、活动范围满意和耐久的人工肘关节而努力。这是我们矫形骨科医师和生物医学工程师的责任。

（二）肘关节假体的类型

1. 完全限制型全肘关节假体　即是铰链式，为金属对金属单中心铰链假体，其功能仅为屈伸活动，无侧方活动。因骨-假体界面应力过于集中，故假体松动失败率高。此款假体运用于必须依靠假体自身保持关节稳定的患者。

2. 非限制型肘关节假体　骨部分和尺骨部分无轴向连接，为表面置换，最接近肘关节的生理状态，能降低应力（骨-骨水泥界面），所以降低了无菌性松动的发生率。然而临床上发现不稳定的发生率较高。此型假体的稳定性完全由完整的软组织提供。有骨缺损，关节明显不稳定，关节僵直及需要广泛松解软组织的患者不适合使用非限制型表面置换假体。

（三）肘关节的应用解剖和生物力学

1. 应用解剖　如下所述。

（1）肘关节组成：肘关节由肱骨下端与尺、桡骨上端组成。包括肱尺关节及桡尺近侧关节被包在1个关节囊内，周围有韧带、滑膜囊和肌肉等，对关节有支持保护和运动作用。

（2）神经支配：前侧为屈肌（肱二头肌、肱肌）——肌皮神经支配；后侧为伸肌（肱三头肌）——桡神经支配；内侧为旋前屈肌群，（桡侧屈腕肌、掌长肌、尺侧屈腕肌、指浅屈肌、旋前原肌）——正中神经、尺神经支配；外侧为旋后伸肌群（肱桡肌、桡侧伸腕长短肌、指伸肌、小指伸肌、尺侧伸腕肌、肘肌、旋后肌）——桡神经、骨间后神经支配。

2. 生物力学特点　如下所述。

（1）正常肘关节的活动包括：以尺肱滑车关节为主的屈伸活动和尺桡关节的旋前和旋后运动。最大屈伸范围150°～160°，伸直0°～5°，过伸15°，旋后80°，旋前85°。完成日常生活中大部分活动，仅需要屈肘30°～130°和105°旋转活动，（旋后55°，旋前50°）。肘关节屈伸旋转轴线从矢状位看，旋转轴心大致位于肱骨小头的中心，坐在肱骨前方皮质连线上。从横断面上看，此旋转轴线通过肱骨滑车中心，与肱骨内上髁的连线相比，有5°～8°内旋，即旋转轴线向外上髁尖前移了约1cm，从冠状位看，旋转轴线与肱骨髓腔中心线成5°外翻夹角，桡骨小头关节面与桡骨长轴夹角为15°外翻。

按照Kudo的研究，肘关节有60°的屈伸活动度，屈曲挛缩＜45°时，对日常生活的影响不大，基本上能够完成日常生活需要。

（2）手提、拉、推重物时，由于前臂的杠杆作用，肘关节所受的力远远大于物体的重力，这主要是由于肱桡肌的参与，使受力增加。一般情况下，57%由肱桡关节传递，43%由肱尺关节传递。肘关节这一生物力学特点对假体的固定是不利的。

（3）此外，肘关节的受力还与其屈伸活动有关，不同的屈曲角度、力臂不同，使肘关节的受力发生相应的改变。而且力的传递方向也发生变化。当提重物时，肱尺关节的受力可达体重的1～3倍。当肘关节伸直时，力的方向由后向前，屈曲时由前向后传递。肱桡关节也有相同的变化。当屈曲0°～30°时，肱桡关节能传递最多的力，当进一步屈曲时，力传递能力下降。但受力情况与前臂位置有关，当中立位或旋前位时，桡骨头受力大于旋后位。

（4）如何评判肘关节成形术，Coonrad 提出以下标准评制，即术后肘关节必须无痛、关节稳定，可活动，耐用，若失败可补救，并具有可重复性。

3. 肘关节的稳定性　如下所述。

1）骨性稳定：肘关节的稳定主要依靠骨性结构，可抵抗不良应力，防止脱位起决定性作用。因此只要关节面对应良好，骨结构完整，临床上很少有不稳定的发生。但内侧及后外侧旋转不稳定除外，因涉及外侧副韧带。对于肘关节内骨折，解剖复位不仅对关节活动而且对关节稳定起着重要的作用。

其中，肱尺关节是肘关节中最大、最稳定的关节，是一个简单的铰链式关节，肱骨下端在前后位上近似三角形（底边是肱骨滑车、鹰嘴窝和喙突窝的两侧骨质构成三角的两条斜边），三条边中的任何一条边遭到破坏，均会影响整个肱骨远端结构的稳定性。若内侧或外侧柱断裂，肱骨远端对抗内外翻的能力将遭到破坏。肘关节本身的结构，有力地防止肘关节的内外翻和侧向运动。

桡骨头防止肘外翻的作用仅次于尺侧副韧带，若桡骨头切除后，将引起肘外翻不稳，并破坏了正常力的传递。因此有些学者认为桡骨头切除后应行假体置换术。

2）软组织对关节稳定的作用：软组织结构对肘关节的稳定作用是不可忽视的。这些软组织结构包括内、外侧副韧带、关节囊和肌腱等组织。

（1）肘关节内侧稳定主要靠内侧副韧带，其前束控制内外翻应力的作用大于另外两束。屈曲时几乎全由前束来维持，而关节伸直时，前束作用逐步减弱，而前关节囊和肌腱组织的作用逐渐增大。伸直位抗内外翻作用，前方关节囊和肌腱占全部软组织作用的40%。

（2）外侧副韧带：在关节活动时，始终保持紧张，保证关节的稳定，同时，伸肌和旋后肌共同防止肱桡关节脱位。

（3）环状韧带：主要是稳定近侧尺桡关节，而外侧副韧带止于环状韧带的部分对稳定桡骨头起着一定作用。

（4）肌肉：通过肌肉的收缩，加强关节面的咬合，对抗快速活动时的应力。此外，肱三头肌和肱肌的止点加深了尺骨滑车切迹，有利于关节的稳定。

（四）人工全肘关节置换术的适应证和禁忌证

1. 适应证　解除疼痛和恢复肘关节的稳定性是人工关节置换的目的。

（1）肘关节严重疼痛，功能活动受限，是人工全肘关节置换最重要的指征。

（2）双肘关节强直于非功能位，不能发挥手的功能，严重影响生活、工作者，迫切要求改善功能者。

（3）因创伤性肘关节炎、原发性肘关节炎，经保守治疗无效，病变很严重者。

（4）强直于非功能位的晚期类风湿关节炎患者。

（5）肘关节成形术失败后，可选用人工全肘关节置换。

（6）由于其他疾患而致部分不缺损的患者。

2. 相对适应证　如下所述。

（1）患者曾行桡骨小头切除术或滑膜切除术后。

（2）严重的肘关节韧带松弛，而致肘关节不稳定。

（3）肱骨远端骨缺损超过2cm者，需用特制假体。

3. 禁忌证　如下所述。

（1）近期有关节内化脓性感染的患者（至少要稳定1年以上方可考虑手术）。

（2）神经性关节病变。

（3）各种原因所致肘关节严重缺损，或严重骨质疏松，很难维持关节假体稳定者。

（4）肘部肌肉力量差而致肘关节主动屈伸活动功能丧失者或肌肉力量低于4级患者。

4. 相对禁忌证　如下所述。

（1）营养不良。

（2）肘关节局部皮肤广泛瘢痕。

（3）肘部异位骨化。

（五）假体的选择

不同类型假体的选择取决于肘关节的骨质条件、关节囊、韧带的稳定性，关节周围的肌肉的肌力等条件。一般认为，关节间隙消失、骨质、关节囊、韧带结构良好，关节稳定，则非限制性假体是比较理想的选择。若有明显骨质缺损破坏、韧带松弛、关节稳定性差、肌萎缩，则可选用半限制型或限制型关节假体。

若肘关节侧副韧带基本稳定，类风湿肘关节炎或滑膜切除术、桡骨小头切除术失败的病例，选用非限制性假体，而创伤后肘关节炎的病例常选用半限制型假体。

肘关节置换术要达到恢复关节活动功能，得到一个不痛的关节为重要目标。因此假体的选择很重要，要根据假体的特点，患者的具体情况进行选择。若患者需要关节稳定，又活动良好的肘关节，则可考虑选用半限制型假体；对于年轻患者，解决疼痛为主要目的，关节尚稳定者可选用非限制型假体。

（六）手术技术操作原则

1. 术前准备　如下所述。

（1）详细的体格检查，肘关节屈伸的活动度，前臂的旋转角度，肌力，神经有无损伤，尤其是尺神经的检查，肩关节及手的功能活动等。

（2）有无感染病灶。

（3）肘关节拍X线片（正侧位，了解骨质情况，有无严重的骨缺损，并供各种型号假体模板的术前测量）。

2. 麻醉和体位　如下所述。

（1）全身麻醉或锁骨上阻滞麻醉。

（2）向健侧卧45°，患侧置于胸前。

（3）使用气囊止血带，约250mmHg。

3. 假体安放要求　假体安放的基本要求是恢复肘关节的旋转中心。从侧位看，旋转中心大致位于肱骨小头的中心，与肱骨前方皮质连线在同一水平。从横断面上看，此旋转轴线通过肱骨滑车中心，与肱骨内上髁的连线相比，有5°~8°内旋，即旋转轴线向外上髁尖前移了约1cm。所以，安放假体时，肱骨假体应沿肱骨长轴内旋，从正位看，旋转轴线与肱骨髓腔中心线成95°，以上只是粗略的标准，但对于防止术后脱位十分重要。

假体安放的稳定性十分重要。在术中安放试模后应屈肘90°，前臂完全旋前，施以纵向牵引力，正常关节间隙不应超过2mm，整体稳定性可通过术中屈伸肘关节检查有无脱位或翘起的倾向来判断。

4. 手术切口　采用改良Kocher入路，从后方偏外侧进入肘关节，优点是不损伤尺侧副韧带和三头肌止点，最大程度的保护肘关节的血液供养。

（1）切口：起自肱骨后方，纵行向下，经尺骨鹰嘴尖外侧，沿尺骨边缘向下，松解尺神经的目的在于防止肘关节向外侧脱位时损伤神经，尺神经无须常规前移，置于原地，有利于保留其血运。

沿切口方向切开浅筋膜，向远端显露肘肌，向近端显露肱三头肌，自外上髁后方切断肘肌腱起点，将其从外侧关节囊剥离，显露关节囊，沿肱骨小头外侧经桡骨头至桡骨颈和冠状韧带做一纵形关节囊切口，以显露外侧关节和桡骨头，切除桡骨头，经外侧关节间隙切除滑膜，松解关节内粘连，利于关节向外侧脱位。

沿肱骨后外侧向近端剥离肱三头肌，显露肱桡肌起点，将外侧组织从肱骨外上髁剥离以显露关节前外侧。自外向内选择性部分松解肱三头肌在鹰嘴上止点，关节向外脱位。只需将其切开部分即可（25%~50%）。此时，屈曲旋后前臂即可完全显露关节。

显露尺侧副韧带，清除韧带上的瘢痕和滑膜组织，可见到其扇形止点，注意尺神经在尺侧副韧带的内侧。最大限度屈肘时，且前臂旋后，使滑车关节脱位，清除关节骨赘，为置入假体做好准备，术中注意对尺神经的牵拉。

（2）假体置入：在肱骨后侧将肱骨假体试模置于肱骨内外上髁中间，定位作标记，用摆锯或咬骨钳咬除骨块，此骨块到达内外上髁的距离相等。底部达鹰嘴窝顶部，用骨凿及髓腔锉打开肱骨远端体腔，咬除肱骨小头和滑车，使其形状适应假体的肱骨头和滑车部。再将假体试模合适安放于肱骨头远端，取出试模，在尺骨近端修整髓腔，修整方向与尺骨长轴向外呈18°，注意勿穿透尺骨内侧皮肤。髓腔锉扩大髓腔，清理尺骨滑车切迹，注意其内外侧面与锉的深度应相等，以防止尺骨假体旋转。放入尺骨假体试模，其外侧边缘应与滑车切迹的外侧边缘平齐，假体顶部与鹰嘴尖对齐，有助于恢复肘关节旋转中心的远近位置。然后再置入尼龙垫和肱骨试模，复位后检查肘关节的活动度，屈肘应 >135°，假体关节面在屈伸过程中接触良好，关节稳定，被动完全伸直时，肘外翻角为15°。屈肘90°时，前臂完全旋前时，关节稳定，牵拉关节间隙 >1~2mm 时，应当选用厚一点的聚乙烯垫。检查关节内外侧软组织张力是否平衡，应予以相应调整以防脱位。

取出假体试模，于肱骨、尺骨髓腔远端置入骨栓，加压脉冲冲洗清理髓腔，准备工作就绪，将骨水泥置入髓腔内，顺利置入假体，清理残余骨水泥，复位关节，于伸肘位等待骨水泥凝固。尤其注意清除尺侧副韧带和尺骨假体之间的骨水泥，防止骨水泥热效应损伤尺神经。骨水泥凝固后检查关节活动度及关节稳定性。伸肘时鹰嘴窝处有无撞击，若有，则去除多余骨质，改善伸肘功能，当前臂旋转时，参与桡骨头不应与假体或骨质发生碰撞。

松止血带，彻底止血，大量抗生素盐水冲洗，留置负压引流管，仔细缝合外侧软组织结构，对恢复肘关节外侧稳定性十分重要。

5. 术后处理　如下所述。

（1）术后肘关节用后石膏托固定于屈肘60°~90°位，4周后开始功能锻炼。

（2）引流管大约放置24h，抬高患肢4~5d。

（3）术后48h肘关节做屈伸被动活动，2/d，运动中保持完全旋前位6周。

（4）术后3~4周肘伸直不超过30°，4周后去石膏托。

（5）术后6周内患肢免提任何物品。

（6）不要举超过5kg重物，不参加任何引起上肢冲击应力运动。

（七）并发症及其处理

人工全肘关节置换术的并发症主要有假体松动、感染、脱位、半脱位、骨折、神经损伤、伤口延迟愈合等。随着对肘关节解剖功能进一步了解、手术技术的提高、假体设计不断更新合理化。目前假体松动率下降至5%以下，非限制型肘关节假体置换术最常见的并发症是关节脱位、半脱位，发生率是9%~10%。

1. 松动　是人工肘关节置换术最常见的翻修原因，要安全取出松动假体及髓腔内的骨水泥，尽量避免发生骨折，取出困难可皮质部开窗，协助取出假体。在取出假体时发生骨折时则需采用长柄假体，假体长度因超过骨折处骨干直径的2~3倍或定制假体。

2. 感染　行肘关节置换术的患者多为类风湿病的患者，因长期服用激素，集团免疫力较差，感染率较高，为3%~6%。对这样的患者应彻底清创，清除所有异物（如假体、水泥、磨损碎屑、假膜等，并细菌培养）。抗感染治疗6周血沉、C-反应蛋白正常，骨质无明显破坏，二期翻修。

3. 脱位　多因软组织张力减弱或假体位置异常所致。若骨量充足、前关节囊和侧副韧带完整，术中安放假体位置满意，可用非铰链型假体。若既往有手术史，特别是滑膜切除或桡骨小头切除，软组织张力受影响，可影响假体稳定性，应用非铰链假体不能稳定时，可考虑使用半限制性假体以达到稳定关节的目的。此外，还可行尺侧副韧带紧缩或重建肱三头肌的能力，有利于稳定关节。一般术后制动肘关节3~4周。

4. 假体周围骨折　假体松动增加了发生假体周围各种骨折的危险性，根据骨折的不同部位，分为三型，若假体稳定，固定牢固，可用钢丝环扎固定骨折。若假体松动，则更换长柄翻修假体，通过骨折端以远4cm左右，还应用异体骨皮质板固定。

5. 神经麻痹，尺神经受压 多发生于术中过分牵拉神经，止血不彻底，血肿压迫，包扎过紧，手术创伤术后肿胀，骨水泥热刺激等。因此术中操作应准确、轻柔、止血彻底、松解神经。

6. 异位骨化 发生率较低，对功能影响不明显者。一般不需特殊治疗，妨碍功能锻炼时则需取出，为防止发生异位骨化，要求医师手术操作要轻柔细致，减少不必要的损伤，大量抗生素盐水冲洗伤口，洗尽伤口内残留骨碎屑，放置引流，减少血肿发生。

（张伟旭）

第六节 跖趾关节置换术

对足部疼痛的治疗，首先是保守治疗，如休息、支具、穿矫形鞋、止痛药、非甾类抗炎药物、局部封闭等。当上述治疗无效时，则可考虑行软组织重建，切除重建术、融合术及人工假体置换术。

（一）足部手术的适应证

负重行走时疼痛，使行动不便，局部有畸形。因此，医师的目的是缓解疼痛，矫正畸形，改善和保护功能。

足部人工关节置换术最常用于前足跖趾关节，尤其是第一跖趾关节置换。原则上通过切除病变关节面，重建一个功能良好的假关节，既不短缩足趾，又保留关节的活动，理论上比关节融合成形术更为满意。

各种材料的半关节、全关节假体不断涌现，但临床上应用最多的仍然是硅胶型人工跖趾关节。

（二）适应证和禁忌证

1. 适应证 如下所述。
（1）类风湿关节炎所致的跖趾关节破坏。
（2）严重的老年性踇外翻。
（3）继发于退行性变或创伤后关节炎。
2. 禁忌证 如下所述。
（1）感染。
（2）肢体血运不良者。
（3）年轻人。
（4）对功能要求较高，活动较长者。

（三）术前准备

（1）体检见患者畸形严重，甚至有半脱位，跖趾关节屈伸疼痛，活动受限。
（2）X线片示：跖踇关节间隙狭窄或消失，局部硬化有囊性变、半脱位，有游离体、骨赘等。
（3）了解熟悉人工假体的设计及使用要求。
（4）若第一跖骨间夹角 >15°，需行第一跖骨基底截骨以调整第一跖骨间夹角，纠正畸形，减少人工关节的失败率。

（四）手术操作

（1）第一跖趾关节背内侧做直切口，勿损伤踇趾皮神经，显露切除骨赘，截除跖骨头及近节趾骨关节面，跖骨头少截，截骨间隙与假体厚度相同，以维持其稳定性，不要过松或过紧。
（2）用锉头修整跖骨端及趾骨端髓腔，使假体两端均可插入，且要松紧度适中。假体要与髓腔大小相匹配，选用适合的垫圈，大小要合适，内侧关节囊紧缩缝合。
（3）术后拍X线片。

（五）术后处理

（1）抬高患肢减轻肿胀 3～5d。

（2）术后 3d 开始活动，足趾屈伸。

（3）术后 3 周可部分负重行走。

（4）6 周穿宽松鞋行走。

（六）并发症

（1）感染。

（2）假体断裂。

（3）假体松动、脱出。

（4）异位骨化。

（5）滑膜炎和骨溶解。

（6）转移性跖骨痛。

（七）手术效果

此手术方法对于减轻第一跖趾关节疼痛，改善功能，纠正畸形等方面有较理想效果。

（张伟旭）

第六章

上肢手术径路

第一节　锁骨和肩胛骨手术径路

一、锁骨显露径路

（一）应用解剖

锁骨全长均在皮下，易于显露。锁骨内侧端或胸骨端粗大，其关节面朝向内下方，与胸骨柄的锁骨切迹形成胸锁关节；外侧端或肩峰端粗糙而扁宽，其肩峰关节面呈卵圆形，向外下，与肩峰构成肩锁关节。锁骨上面平坦，前缘中部钝圆。下面内侧有粗糙的肋锁韧带压迹，为肋锁韧带附着处。下面的外侧有锥状结节和斜方线，分别有喙锁韧带的锥状韧带及斜方韧带附着。

（二）适应证

（1）锁骨骨折需要切开内固定者。

（2）锁骨骨髓炎或结核。

（3）锁骨肿瘤。

（三）体位

仰卧位，肩后稍垫高。

（四）麻醉

局部麻醉或气管内插管吸入麻醉及静脉复合麻醉。

（五）操作步骤

1. 切口　沿锁骨前上面作切口，其部位及长短根据病变情况而定。

2. 手术方法　切开颈阔肌。沿骨面切开骨膜，作骨膜下剥离，内上为胸锁乳突肌锁骨部，内下为胸大肌锁骨部，外上为斜方肌，外下为三角肌。在剥离锁骨后下面时，应紧贴骨面剥离锁骨下肌，否则有损伤锁骨下静脉的危险。如拟应用钢板螺丝钉固定，首先用骨膜剥离器将锁骨周围软组织保护好，钻孔应朝前下方，而不可朝后下方，以免损伤胸膜及锁骨下静脉。

二、肩锁关节显露径路

（一）适应证

（1）肩锁关节脱位或半脱位需切开复位者。

（2）喙锁韧带断裂需进行修补者。

（3）锁骨肩峰端切除术。

（4）喙突骨折需切开复位者。

（5）肩峰或锁骨肩峰端肿瘤。

（二）麻醉

局部麻醉或气管内插管吸入及静脉复合麻醉。

（三）体位

仰卧位，患侧肩部垫高。

（四）操作步骤

1. 切口　从肩峰前上缘沿锁骨外 1/4 作弯形切口。也可从喙突开始向上外沿锁骨外端下缘绕肩锁关节至肩峰与肩胛冈交界处（图 6 - 1A）。

2. 手术方法　切开浅、深筋膜。在三角肌胸大肌间隙找出头静脉。显露三角肌及其从锁骨上及肩峰前缘的起始，或将其前缘部分纤维牵向内侧；或将三角肌前部纤维起始处自锁骨远端及肩峰游离，并稍予横行切断，牵向下外。在切断三角肌前部纤维时，应注意腋神经由后向前在三角肌深面横过，约距三角肌起始处 5~6cm。将斜方肌前侧纤维稍游离牵向后上外方，胸大肌锁骨部外侧纤维稍游离牵向内下方，三角肌牵向外下方，如此锁骨远端、肩峰、喙突、肩锁韧带及喙锁韧带均被暴露（图 6 - 1B）。需要修补喙锁韧带时，需充分显露锁骨肩峰端下面的斜方韧带及锥状韧带。

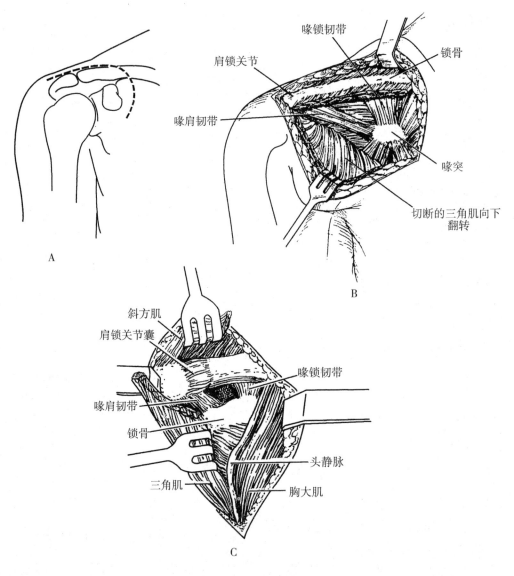

图 6 - 1　肩锁关节显露径路

A. 切口；B. 切断三角肌向下翻转，显露喙突及其附着韧带；C. 显露肩锁关节切开肩锁前韧带及肩锁关节囊，观察关节面完整情况，是否存在关节盘（图6-1C）。如切除锁骨外端，其缺损可用剥离的骨膜折叠填充缝合。术毕缝合残余肩锁关节囊及其表面的肩锁韧带。缝合三角肌及切口。

三、胸锁关节显露径路

（一）适应证

（1）胸锁关节脱位或半脱位需切开复位者。

（2）锁骨胸骨端肿瘤。

（3）锁骨胸骨端切除。

（二）麻醉

局部麻醉或全身麻醉。

（三）体位

仰卧位，肩后稍垫高。

（四）操作步骤

1. 切口　自锁骨内侧胸骨端约4cm起始，向内经胸锁乳突肌锁骨部，再弯行向下至胸骨前面，距胸骨中线旁开约1cm（图6-2A）。

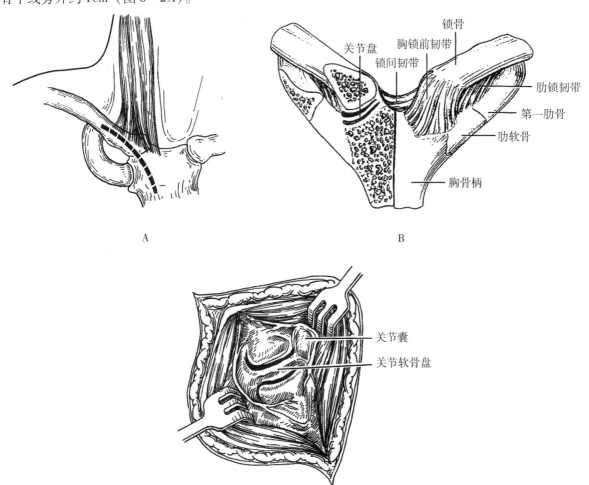

A

B

C

图6-2　胸锁关节显露径路

A. 切口；B. 显露肋锁韧带及胸锁前韧带；C. 切开关节囊，显露关节盘

2. 手术方法　切开浅筋膜及颈阔肌，颈前静脉可予切断、结扎。在锁骨胸骨端切开骨膜，作骨膜下剥离。将胸锁乳突肌的锁骨部及胸骨部牵向上外。需要显露第 1 肋骨时，可将胸大肌锁骨部内侧及胸骨柄上部纤维剥离牵向上外。在剥离锁骨后下面时，要紧贴锁骨在骨膜下将锁骨下肌一并剥离。

在胸锁二骨之间存在有坚而厚的纤维软骨性关节盘，周围较厚，中心较薄，将关节腔分为上下二部。关节盘约半数不完整，其周缘与关节囊韧带相融合。在第 1 肋软骨与锁骨的肋锁韧带压迹间有肋锁韧带，它具有固定锁骨胸骨端的作用，不要轻易切断。至此胸锁关节囊即充分显露（图 6 - 2B）。在胸锁关节脱位或半脱位，锁骨胸骨端一般向后方移位，可压迫其深面头臂干，头臂静脉及其属支，游离时要注意勿使损伤。如需切开关节囊，应探查其间关节盘损伤情况，它起关节内衬垫作用，不要轻易切除。锁骨胸骨端需要切除者，其遗留空隙可用剥离的骨膜折叠充填缝合（图 6 - 2C）。在深部应防止损伤胸膜及胸腔内血管。

四、肩胛骨背侧显露径路

（一）应用解剖

肩胛骨前面为肩胛下窝，为肩胛下肌起始处。后面为向外并微向上走行的肩胛冈，分为冈上窝及冈下窝，分别为冈上肌及冈下肌附着。肩胛冈的外端为肩峰，借一长卵圆形的关节面与锁骨的肩峰端形成肩锁关节。

肩胛冈的上缘有一小的 U 形切迹，其上横过一条短而坚韧的肩胛上横韧带，肩胛上神经在其下通过，而肩胛上动脉则在其上通过。外侧缘（腋缘）最厚，根部向外移行于肩胛颈，与关节盂的边缘形成冈盂切迹。

（二）适应证

（1）肩胛骨肿瘤。

（2）高肩胛症及其他畸形。

（3）肩胛骨骨髓炎。

（4）肩胛上神经卡压综合征。

（三）麻醉

局部麻醉或气管内插管吸入及静脉复合麻醉。

（四）体位

半俯卧位，与床面倾斜成 30°。患侧上肢用消毒巾包裹，以便术中随时移动。

（五）操作步骤

1. 切口　对肩胛骨冈上窝及冈下窝上部一般沿肩胛冈做横切口，对肩胛骨内侧缘或肩胛下窝内侧也可沿内侧缘作纵行切口。根据不同部位显露需要，将横、纵两切口结合成 L 形、倒 L 形。如只需要显露肩胛骨的上、下角，也可在相应部位作小切口（图 6 - 3A）。

2. 手术方法　切开浅、深筋膜。沿切口方向横行或纵行切开附于肩胛冈及内侧缘的肌肉（图 6 - 3B）。如拟显露冈上窝，先将斜方肌中部纤维切开。贴肩胛冈骨面切开骨膜，两者之间有一薄脂肪层，将冈上肌连同其上覆盖的斜方肌作骨膜下剥离，即可将冈上窝全部显露。在切开斜方肌上部纤维时，注意不要损伤副神经。

肩胛上神经起自臂丛上干，即 $C_{5,6}$ 神经根，其发出处相当于 Erb 点，即在锁骨上 2~3cm 处，位于 C_6 横突水平，在胸锁乳突肌之后。肩胛上神经穿经肩胛切迹后，发出支配冈上肌的肌支，并发出关节支，支配盂肱关节及肩锁关节。以后肩胛上神经绕过肩胛冈外缘支配冈下肌，但不发出皮支。为显露肩胛上神经，仅将斜方肌上中部纤维牵拉向上，不用将冈上肌自冈上窝剥离，只需将冈上肌轻轻牵拉向下，所见白色发亮的结构即肩胛上横韧带。辨认出肩胛上血管及神经并予保护后，即可将肩胛上横韧带切断，探查肩胛切迹内有无异常结构，如此肩胛上神经即得到松解。最后将剥离的斜方肌重新缝合，使其附于肩胛冈。

如拟对冈下窝上部显露，可将斜方肌中下部纤维及三角肌在肩胛冈起始处切开，并分向上、下牵开（图 6 - 3C），冈下肌显露后，可作骨膜下剥离（图 6 - 3D）。在接近腋缘上端即关节盂下方时，应注意由小圆肌、大圆肌、肱三头肌长头及肱骨外科颈围成的四边孔内通过的腋神经及旋肱后动脉和由前三者围成的三边孔内通过的旋肩胛动脉，勿使其损伤（图 6 - 3E）。

对肩胛骨内侧缘的显露，在切开斜方肌纤维后，将斜方肌及冈上肌向上外作骨膜下剥离牵开，即可显露冈上窝内侧部分及内侧缘上部；将斜方肌及冈下肌连同附于肩胛骨下角的大圆肌作骨膜下剥离，即可显露冈下窝内侧部分、肩胛骨下角及内侧缘下部。如拟显露肩胛下窝，则需同时将附于内侧缘内层肌肉，即肩胛提肌、大、小菱形肌及前锯肌剥离，肩胛骨即可整个向外掀开。在游离内侧缘时，应注意保护颈横动脉降支及肩胛背神经，前者自甲状颈干发出后，从肩胛骨上角经肩胛提肌、大、小菱形肌的深面至肩胛骨下角，它与旋肩胛动脉在肩胛骨背面形成丰富的血管网，应紧贴骨面作骨膜下剥离。

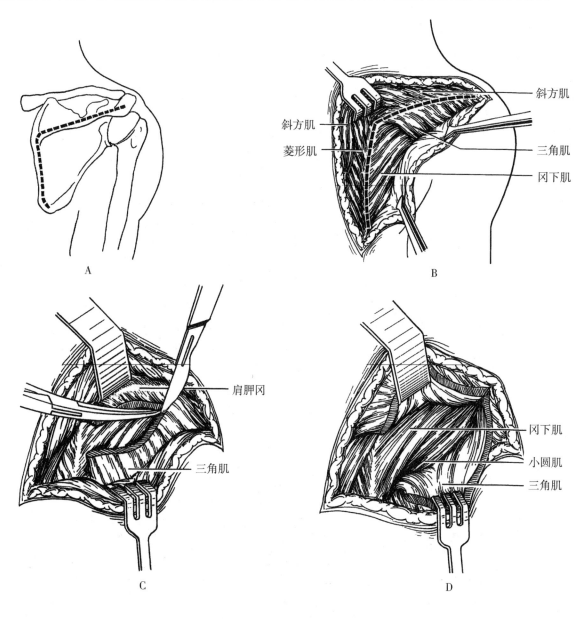

A

B

斜方肌
斜方肌
菱形肌
三角肌
冈下肌

C

肩胛冈
三角肌

D

冈下肌
小圆肌
三角肌

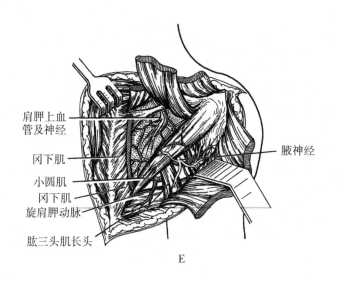

肩胛上血
管及神经
腋神经
冈下肌
小圆肌
冈下肌
旋肩胛动脉
肱三头肌长头

E

图 6-3　肩胛骨背侧显露径路
A. 切口；B. 切开肌肉线；C. 自肩胛冈切断三角肌；D. 掀开三角肌，显露冈下肌及小圆肌；E. 剥离冈下肌，显露肩胛骨背面的血管吻合

（王　鹏）

第二节　肩关节手术径路

肩关节手术根据疾病性质及手术操作的要求，有多种手术径路。肩关节手术入路选择的基本原则是：①显露充分，能满足手术操作的要求。②符合解剖学要求，具有较小的组织损伤。③符合关节功能的要求，有利于术后功能康复。④切口外观符合美容的要求。

一、前方径路

肩关节前方入路常用的前内侧途径，包括 Ollier 切口及 Thompson 和 Henry 切口两种。此外，经肩峰径路和前后外侧径路（Cubbins 切口）也属于前方的手术入路（图 6-4）。

前方入路的优点是显露范围广，能充分显露肩关节的前部及上部结构，肱骨近段也可得到满意的显露。如切口自喙突向锁骨及肩峰方向延长（Thompson 和 Henry 切口），则锁骨的外侧段、肩锁关节及肩峰部分均能得到显露。三角肌自锁骨外侧段及肩峰部切断，手术创伤较大，三角肌切离部位的缝合、重建对其功能的恢复十分重要。前内侧径路和经肩峰径路对软组织创伤较小，有利于术后功能恢复。在临床上前方入路具有较广泛的适应。

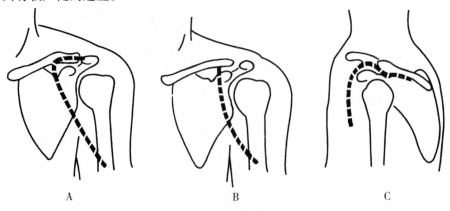

A　　　　　　　　　　B　　　　　　　　　　C

图 6-4　肩关节前方径路
A. Thompson 与 Henry 切口；B. Ollier 切口；C. Cubbins 切口

二、前内侧径路

（一）适应证

（1）肩关节复发性脱位的修复术。

（2）陈旧性肩关节脱位切开复位术。

（3）盂肱关节假体置换术。

（4）肩关节结核病灶清除术及融合术。

（5）肩袖破裂修复术及肩峰成形术。

（6）肱骨外科颈骨折切开复位术。

（7）肱二头肌长头腱固定术。

（8）肱骨近侧肿瘤病灶切除术。

（二）麻醉

气管内插管，吸入及静脉复合麻醉，也可采用颈部高位硬膜外阻滞。

（三）体位

患者取仰卧位。手术台上半部升高，头高20°的半坐卧位。患肩下方用沙袋垫高，使肩部略向后下垂。皮肤灭菌后，先铺肩后侧的无菌巾，再依次铺肩前、上、腋下的无菌巾。肘以下的前臂用无菌巾包裹，使患肢游离，便于术中采取肩关节内旋、外旋、外展、上举及牵引等不同位置，进行显露和操作。

（四）操作步骤

1. 切口 起自喙突尖端，沿三角肌前缘或其外侧1cm处作长约12cm的皮肤切口。

2. 手术方法 分离三角肌前缘的皮下组织时注意勿损伤头静脉。如欲获得更广泛的显露或需同时显露肩峰下结构和肩锁关节，可沿锁骨外侧1/3前缘作一横切口，与三角肌切口上端相连，相遇之处须呈弧形连接，勿成锐角，以免皮肤缺血坏死。整个 Thompson 和 Henry 切口由下行部分的三角肌切口和横行部分的锁骨外侧切口组成（图6-5）。

分离或切割三角肌，显露肩关节前方结构。在三角肌前缘和胸大肌间沟内有头静脉和胸肩峰动脉的三角肌支通过，为了避免损伤，在游离血管后，向内侧牵开，予以保护。或在头静脉外侧0.5～1.0cm处，沿三角肌纤维方向纵形切开肌膜，分离三角肌，用内侧一窄条三角肌阻挡和保护头静脉。一旦术中头静脉发生损伤，也可予以结扎切断。向外侧牵开三角肌，切开三角肌下滑囊的囊壁，即可显露肩关节前方结构：①喙突及附着其上的肱二头肌短头和喙肱肌的联合腱。肱二头肌短头具有白色光亮的肌腱，位于前外，喙肱肌位于肱二头肌的后内。切口下部有胸大肌横过肱二头肌短头前面。②肱二头肌长头腱内旋上臂，将三角肌牵向外侧，即可显露肱骨大、小结节及结节间沟，沟内有肱二头肌长头腱通过。③肩胛下肌的显露。将肱二头肌短头腱向内侧牵开，在喙突上作前1/3的横行切骨术，使切离的喙突连同二头肌短头和喙肱肌一并向下翻转，即可清晰显示肩胛下肌及其在小结节部的止点。向外牵开或向下牵拉喙肱肌时，拉力不可太大，以免损伤在喙肱肌腋侧缘进入该肌的肌皮神经。④盂肱关节前关节囊位于肩胛下肌的深面，纵行切断肩胛下肌，方可显露前关节囊。

如附加锁骨外侧段横切口（即 Thompson 和 Henry 切口），将三角肌在锁骨外侧1/3的附丽处下方0.5cm处横行切断使三角肌前内侧部的肌瓣向外翻转，可显露喙肩韧带和喙锁韧带、肩峰、锁骨外侧端、肩关节及肩峰下结构。在向下翻转三角肌肌瓣时，应避免损伤腋神经和腋动脉的旋肱前动脉分支。腋神经损伤将导致三角肌瘫痪和萎缩。

3. 进入肩关节 向内侧牵开肱二头肌短头，或用刀作喙突截骨向下翻转肱二头肌短头和喙肱肌，显露横过肩关节囊前方的肩胛下肌。于肱骨小结节内侧，肩胛下肌与其肌腱交界处内侧1～2cm处，从深面与关节间隙平行方向插入有槽探针，沿探针槽的方向垂直切断肩胛下肌，然后纵行切开前关节囊，即可显露盂肱关节腔、关节前部和肱骨头。

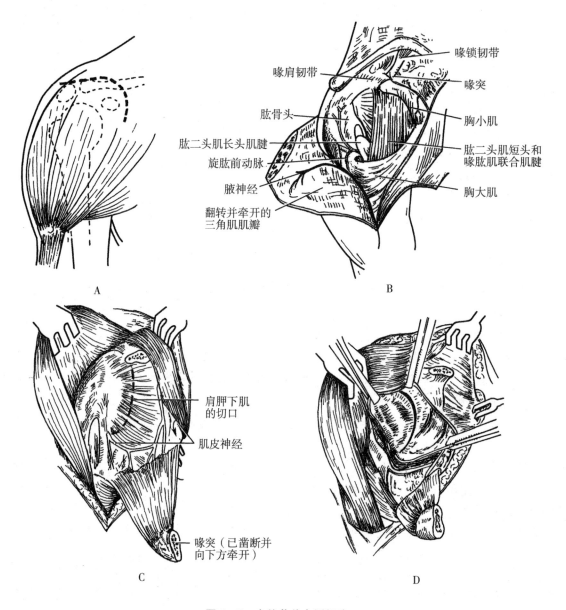

图6-5　肩关节前内侧径路

A. Thompson 与 Henry 切口；B. 向外下翻转三角肌瓣；C. 显露肩胛下肌；D. 切开关节囊

三、经肩峰径路

经肩峰入路（Darrach 和 McLaughlin 切口，图6-6）是肩关节前方和上方入路，主要用作肩袖修补手术及肩峰形成手术。其优点是经三角肌裂口直接显露肩关节前方的结构，不涉及重要的神经和血管，安全而便捷，同时可作肩峰下间隙的探查与前外侧部分肩峰切除术。切口起自肩峰后缘，经肩峰上、前方，止于肩峰下 6cm 处，根据手术显露范围的需要可仅取用肩峰前下段或肩段。肩峰下 3cm 以内的小切口创伤小，直接暴露小型肩袖破裂部位，便于进行直接缝合、修补。

（一）适应证

（1）肩袖破裂修复术。

（2）肩峰下撞击症的肩峰成形术。

（3）盂肱关节前方不稳定的修复术。

（4）肱骨外科颈骨折或大结节骨折切开复位。

（5）肩关节肱骨假体置换术。

（6）肱二头肌长头腱固定术。

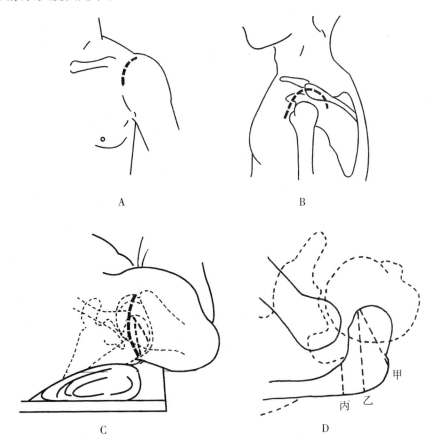

A

B

C

D

图 6-6 肩关节前上方径路（经肩峰入路）Darrach 和 Mclaughlin 入路
A. 正面；B. 侧面；C. 皮肤切口与切骨范围；D. 肩峰切除范围
（甲：肩峰前方切除；乙：前外侧切除；丙：肩峰全切除）

（二）麻醉

气管内插管，吸入及静脉复合麻醉。也可采用颈部硬膜外阻滞。

（三）体位

同肩前内侧切口。

（四）操作步骤

1. 切口　起自肩峰后缘，绕过肩峰上面抵肩峰前缘，往下止于肩峰下 6cm 处。根据手术显露的要求可取用上段肩峰段或下段肩峰段，必要时可向下延长。也可采用 3cm 以内小切口，分离三角肌，直接显露肩袖裂口。

2. 手术方法

（1）显露肩峰：如需切除肩峰，在切开肩峰上面的皮肤后，在皮下向内、外侧剥离，充分显露肩峰，然后切开骨膜作骨膜下剥离，切断喙肩韧带后，根据手术要求决定肩峰前外侧部分切除范围。原则上应保持肩锁关节的完整性。

（2）分离三角肌，显露肩关节前方结构：顺三角肌纤维方向切开肌膜，钝性分离三角肌。向内、外两侧牵开三角肌，显露其下的滑囊，在切开滑囊壁前，在切口内、外两侧各缝两针牵引线，以便术后闭合滑囊。切开滑囊壁，稍作剥离，即可显露肩关节前方结构。内旋上臂可以显露肱骨大、小结节及结节间沟，肱二头肌长头腱。向内侧牵开三角肌可显露喙突和肱二头肌短头，喙突下缘韧带和喙肩韧带。喙突外缘，喙肱韧带深面为肩袖间隙（rotator interval），喙突下缘有横过肩关节囊前方的肩胛下肌，止于肱骨小结节的前内缘。上臂后伸、内收及旋前可显露肩峰下滑囊，切开滑囊显露冈上肌肌腱、肱骨头上方止于大结节近侧处。向下牵引患臂，扩大肩峰下间隙，显露肩峰前外缘的下面。在肩峰前外侧切除后，冈上肌腱显露更加充分。

（3）进入盂肱关节腔：如已有肩袖破裂则可由大破裂口进入关节腔。若无肩袖裂口，可切断喙肱韧带，在肩袖间隙（冈上肌与肩胛下肌之间）进入关节腔。

四、前后外侧径路

此手术径路是广泛显露肩关节的一种手术入路。它是由肩前方入路，肩峰侧方入路和肩胛冈后方入路联合构成的手术途径。也可看作是前内侧入路（Thompson 和 Henry 切口）向上、向外后方的延长。此入路的优点是能同时广泛显露肩关节前方、外侧及后部；不需切断三角肌，损伤腋神经的机会少；可根据手术需要采用某一区域的解剖构造。

（一）适应证

（1）肩袖广泛撕裂修复术。

（2）肩峰下撞击症肩峰成形术。

（3）肱骨近端段切除，肱骨近侧段假体置换术。

（4）肩关节病灶清除术及关节融合术。

（二）体位

患者取侧卧位，患侧居上。患臂置于身旁。胸前区、后背部、颈前、后、上侧方以及患侧上臂均需消毒。铺无菌巾包裹前臂，使患肢游离于无菌手术区内。

（三）操作步骤

1. 切口　此切口又称 Cubbins 切口（图 6－7）。前侧部分即肩关节的前内侧切口，然后沿肩峰向外、向后延伸，绕过肩峰外侧，转向肩胛冈，沿肩胛冈向内延伸，止于肩胛冈的中部。

2. 手术方法　剥离三角肌的肌起点，向下、向外牵开三角肌，显露肩关节囊的前、外、后侧部分。视手术需要，切开关节囊的前壁，显露肩关节腔的相应部分。若需显露肩关节内部，可由前到后连续切开关节囊，但应避免切断前外侧的肱二头肌长头腱。

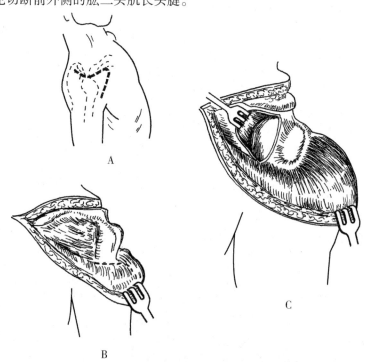

A

B

C

图 6－7　肩关节前后外侧径路（Cubbins 切口）
A. 切口；B. 三角肌起点自锁骨肩峰和肩胛冈翻转；C. 后侧关节囊切口牵开，显露关节腔

五、后侧径路

肩胛骨的背面被肩胛冈分成冈上窝及冈下窝两个部分，分别为冈上肌和冈下肌所占据。关节盂的后面，中、上部被肩峰所覆盖。冈上肌血液供应来源于锁骨下动脉的甲状颈干的分支，即肩胛上动脉，该动脉在肩胛上横韧带的上方进入冈上窝，供应冈上肌。肩胛上神经在横韧带下方，经肩胛上切迹进入冈下窝，在肌肉深面分支供应冈上肌，然后在关节盂颈后面经肩胛冈切迹进入冈下窝，支配冈下肌。腋动脉的肩胛下动脉分支旋肩胛动脉向后穿过由肩胛下肌、大圆肌、肱三头肌外侧头所组成的三边孔，绕过肩胛骨的腋缘，进入冈下窝，与肩胛上动脉及颈横动脉的降支吻合。

腋神经与旋肱后动脉经穿过由肩胛下肌、大圆肌、肱三头肌长头和肱骨外科颈组成的四边孔，进入肩的后侧，分为上（前）、下（后）二支支配三角肌。腋神经另有分支供给小圆肌和后侧肩关节囊，并形成臂外侧皮神经。桡神经在大、小圆肌前方与肱深动脉伴行，支配三头肌长头，并发出上臂后侧皮神经分支。

后方切口有肩胛冈切口（横切口）和肩峰下切口（纵切口）、肩胛外侧缘切口三种。

（一）后方横切口（肩胛冈切口）

1. 适应证

（1）肩关节后部及肩胛冈部位手术。

（2）陈旧性肩关节后方脱位切开复位。

（3）肩关节复发性后脱位修复术。

（4）肩胛上神经卡压症松解术。

（5）肩胛骨与肩胛冈骨折的固定术。

2. 麻醉　气管内插管，吸入及静脉复合麻醉。

3. 体位　患者取俯卧位，患者前侧予以垫高。肩略垂向前下方。皮肤进行消毒后，先铺放肩前方无菌巾，肘以下前臂用无菌巾包裹。患臂游离于无菌区内，便于术中改变患肩及上臂位置，以利术中显露和操作。

4. 操作步骤

1）切口：从肩峰开始，沿其后缘及肩胛冈下缘作皮肤切口，长 10～12cm。

2）手术方法

（1）切断三角肌：沿三角肌后缘分离出三角肌于肩胛冈的附着部，在肩胛冈下缘切断三角肌，保留 1～2cm 的残端长度，便于术后缝合。使三角肌肌瓣向外下翻转并牵开，显露冈下肌和小圆肌。应避免过度牵拉三角肌或向下牵拉低于小圆肌下缘，而导致腋神经和旋肱动脉的损伤。也不可直接进入冈下肌，以免损伤其深面的肩胛上神经分支。

（2）显露肩关节后部：切开冈下肌和小圆肌之间的筋膜，从肩胛骨和肩关节后侧关节囊剥离冈下肌，并轻轻向上牵引。肩胛上神经就在关节盂颈后面，经肩胛冈切迹进入冈下窝，在冈下肌深面行走，必须避免损伤这一神经。再将小圆肌向外、下牵开，即可显露肩关节的后关节囊。

（3）进入关节腔：与关节间隙平行，纵行切开肩关节的关节囊。或附加一横切口，使呈横卧 T 形切口。牵开关节囊能显露后关节间隙，后部与后下部关节盂，后下盂唇及肱骨头的后面。

（二）后方直切口（肩峰后下切口）

肩后方直切口的优点是不需切断肌肉，剥离范围少，手术创伤小。术后能早期进行康复训练，有利关节功能恢复。缺点是显露范围较局限，因此适应证比较狭窄。

1. 适应证

（1）关节盂切骨成形术。

（2）肩关节后方不稳定修复术。

（3）肩关节后方脱位切开复位术。

（4）肩盂下方骨折及肩盂颈骨折的复位与固定。

2. 麻醉　气管内插管，吸入及静脉复合麻醉。

3. 体位　同肩关节后方横切口。

4. 操作步骤

1）切口：起自肩峰下角下缘，与后侧关节间隙平行，指向腋尖，长 6cm。

2）手术方法

（1）显露三角肌后部：切开皮下筋膜，显露三角肌后部。在三角肌后下缘分离，向外、上牵开三角肌，显露其深面的肩胛下肌。牵引三角肌不宜过度用力，以免损伤腋神经。

（2）分离冈下肌：横行切开冈下肌肌膜，沿肌纤维方向横行分离肌纤维。分别向上、下方牵开冈下肌，即可见肩关节后关节囊及关节盂的颈部。应避免过度向内侧牵拉冈下肌而造成肩胛上神经冈下肌支损伤。

（3）后关节囊切开：沿关节间隙方向纵行切开关节囊，也可附加一个横行切口，使呈横 T 形切口。牵开关节囊，探查关节盂后下部及肱骨头的后部及下部。

（4）显露肩盂颈：单纯作关节盂切骨成形术也可不切开关节囊。在后关节间隙内侧 0.8～1.0cm 处向下分离找到关节盂颈部，略向外侧剥离关节囊附着部，到达距关节面 0.5～0.8cm 范围，进行切骨。应避免过分向关节盂颈部内侧剥离而造成肩胛上神经损伤，在分离关节盂颈下方时应注意避免损伤旋肱外动脉。

如做肩盂下部骨折复位固定，应切开关节囊，以便使关节面达到解剖复位。

（三）肩胛外侧缘切口

1. 适应证

（1）肩胛骨外缘嵴部骨折或体部外侧骨折的复位固定。

（2）肩盂颈的骨折、移位及肩盂的 Ⅱ 型骨折，做复位内固定术。

（3）肩盂切骨成形术。

（4）前斜角肌瘫痪的肌肉转位术。

（5）肩胛骨外缘或外缘腹侧的骨肿瘤切除术。

2. 麻醉　气管内插管，吸入及静脉复合麻醉。

3. 体位　同肩关节"后方径路"。

4. 操作步骤　沿肩胛骨外侧缘做皮肤切口，依据手术显露范围要求，如处理肩盂后下缘骨折，切口可以偏上方，如作为前斜角肌瘫痪的肌肉转移植，切口可以偏下方。切开皮肤及皮下筋膜层，显露肩胛外侧缘肌肉。上端可见三角肌的下缘，小圆肌与冈下肌间隙以及大圆肌与冈下肌间隙。

向上牵开三角肌下缘，在肩胛嵴部切断冈下肌附着部，向内剥离冈下肌，即可显露肩胛骨外缘及外侧肩胛骨体部。向上分离并牵开三角肌，即可显露盂肱关节后下方。

如拟显露盂肱关节后方，可以在分离冈下肌肌腱与关节囊间隙之后进行。

5. 注意事项

（1）显露冈下窝时，应注意避免损伤肩胛上神经及肩胛上动脉在肩胛外侧缘的返支。

（2）上段切口显露后关节囊时应注意避免损伤盂下通过的腋神经。

（王　鹏）

第三节　肩部血管神经显露径路

一、腋动脉

腋动脉为锁骨下动脉的延续，由第 1 肋骨外缘起，向外下至大圆肌下缘，易名为肱动脉。在臂外展成直角与外旋时，由锁骨中点至肘窝中点画一线，上 1/3 即为腋动脉的表面投影。腋动脉根据其与胸小肌的位置可分为 3 段：第 1 段在胸小肌的近侧，被锁胸筋膜及胸大肌的锁骨部所覆盖，分支有胸上动脉。第 2 段最短，在胸小肌之后，周围有臂丛各束，分支有胸肩峰动脉及胸外侧动脉。第 3 段在胸小肌的远侧，与臂丛分支相邻，分支有肩胛下动脉和旋肱前、后动脉。

显露腋动脉的入路宜使患者肩部向上后，沿喙突内侧朝胸锁关节方向作弧形切口。切断胸大肌锁骨部外侧部分，将其向下牵拉，随后紧贴喙突将锁胸筋膜切断，注意勿损伤胸肩峰动脉和胸前外侧神经，当臂部外展成直角时，腋动脉恰好被腋静脉遮盖，必须使患者臂部紧贴胸壁，将腋静脉向内牵开后，才能显露腋动脉第 1 段。腋动脉的第 3 段位置较浅，可沿腋窝外侧缘作切口，将喙肱肌及肌皮神经向外牵开后即可显露。

二、臂丛束部

臂丛由第 5~8 颈神经及第 1 胸神经前支构成。臂丛的根、干、股部皆位于颈部，而束部和上肢神经的起端位于锁骨下窝和腋窝内。臂丛依据其与腋动脉第 3 段的关系分为内、外侧束及后束。臂丛与锁骨下动脉同自斜角肌间间隙穿出，其下干之前为锁骨下动脉，在前斜角肌之前则为锁骨下静脉。

臂丛束、支显露一般采用胸臂径路。使患者平卧，患侧肩部及胸部稍垫高。自胸锁乳突肌后缘中点后一指处向下纵行作切口，以后向外越过锁骨中 1/3，并沿三角胸大肌间隙，直至腋窝皱襞。一般在颈部显露臂丛根、干部，而在锁骨下窝及腋窝显露束、支部。两者并无严格划分，视情况需相互延长。为显露臂丛在上肢的束、支部分，有时亦需将锁骨中部锯断，小心切断锁骨下肌，锁骨下动脉即在锁骨下肌之下，应防止损伤。在三角肌与胸大肌之间的间隙内寻找头静脉将其游离牵开，必要时在其穿入锁胸筋膜处结扎，并可切除一段。沿胸大肌下缘横行切开腋筋膜，在胸大肌深面用手指进行分离，切开锁胸筋膜，分开覆盖臂丛表面的脂肪组织，必要时可切断胸小肌腱并将其翻向内下方，至此臂丛即予显露。如需显露臂丛远段，可将胸大肌自其肱骨止点处切断。在显露臂丛整个过程中，应特别警惕锁骨下动、静脉及其延续腋动、静脉的损伤，也要防止损伤胸膜。另外，对膈神经及胸长神经也要很好保护。

三、腋神经

腋神经在喙突水平发自臂丛后束，位于肩胛下肌之前及腋动脉之后，支配三角肌和小圆肌。腋神经在腋窝位于腋动脉的后侧，尺、桡神经的外侧，贴肩胛下肌前下行，向处环绕肩胛下肌处下缘，大约在肌-腱交界处内侧 3~5mm 与旋肱后动脉一同穿过四边孔，在其穿出前，发出关节支至盂肱关节囊。腋神经自四边孔穿出后，绕行于肱骨外科颈的后方，移行于三角肌下间隙，距肩峰后角下方 6cm。腋神经由三角肌后缘横行至其前缘，沿途发出很多细支至肌纤维。

显露腋神经可自腋窝后皱襞作切口。关键在于显露四边孔，上为小圆肌，下为大圆肌，内为肱三头肌长头，外为肱三头肌外侧头。在分离四边孔蜂窝组织时，需要注意不要损伤旋肱后动脉；另外，在切开三角肌时，必须在邻近肩峰横行切开，否则有切断腋神经的危险。

四、肩胛上神经

肩胛上神经起自臂丛上干后侧，向外在斜方肌及肩胛舌骨肌深面走行，经肩胛切迹进入冈上窝，在肩胛上横韧带之下，以后行于冈上肌的深面，与肩胛上动脉伴行，绕冈盂切迹而至冈下窝。根据肩胛上神经的行程，可分为颈段、冈上窝段及冈下窝段。肩胛上神经由冈盂切迹至冈下窝上方有一转折角。肩胛上神经在冈上窝发 2 支至冈上肌，并发关节支至盂肱关节及肩锁关节，在冈下窝则发支至冈下肌并发一些小支至盂肱关节及肩胛骨。肩胛上神经与肩胛上动脉及肩胛上横韧带的关系可存在不同类型。最常见者为动脉及神经分别行经肩胛上横韧带的上、下方，其次为神经与动脉均行经肩胛上横韧带的下方，少见者为神经行经肩胛上韧带的上方，而动脉行经肩胛上横韧带的下方。肩胛下横韧带位于肩胛冈与关节盂之间，遇有肩胛上神经经冈盂切迹转折角受压时，可累及其冈下肌支，亦应予以松解。此处是一个潜在性卡压点，转折角越小，阻力及摩擦力越大。

（樊俊俊）

第四节　肱骨干显露径路

肱骨干前外侧面的中部有三角肌粗隆，为三角肌附着处，在前内侧面同一水平有喙肱肌附着。肱肌附于肱骨前外侧面与前内侧面下2/3，上端呈V形，与三角肌的止端相接。肱二头肌长头起于肩胛骨盂上粗隆，短头起于喙突尖，二头向下各成一膨大的肌腹，在臂部下1/3彼此融合，覆盖肱肌的大部。肱动脉在臂部的内侧，位于肱三头肌长头及内侧头之前，外为正中神经及喙肱肌，内侧为尺神经。肱动脉中段向前外行，被肱二头肌的内侧缘所覆盖，正中神经初在其外侧，以后经过动脉的前方或后方而至其内侧。肱动脉下段仍为肱二头肌内侧缘所覆盖，正中神经在其内侧。肌皮神经穿入喙肱肌后，下行于肱二头肌与肱肌之间，近肘窝处，自肱二头肌外侧沟穿出而成为臂外侧皮神经。

桡神经由肱三头肌间隙穿出，在发出一支至肱三头肌后，即沿桡神经沟绕肱骨而行，位于肱三头肌内、外侧头之间，随后相当于自三角肌粗隆至肱骨外上髁连线上、中1/3交点稍上穿过臂外侧肌间隔至臂部前面，形成向内开放的钝角，距三角肌止点2～3cm，桡神经穿出处，后为臂外侧肌间隔和肱三头肌外侧头，前内侧为肱肌。在显露桡骨干时，应熟悉桡神经的解剖，其特点为：①在臂部外侧较为表浅。②穿过外侧肌间隔时走向改变。③在桡神经沟内紧贴肱骨，中间仅隔有一薄层肱三头肌内侧头的最上部纤维。术中过度牵拉桡神经，可招致神经麻痹。

一、肱骨干前上部显露径路（Thompson 及 Henry 径路）

（一）适应证

（1）肱骨干骨折切开复位及内固定。

（2）肱骨骨髓炎。

（3）肱骨肿瘤。

（4）肘关节内翻畸形需在肱骨干下端进行截骨者。

（二）麻醉

臂丛阻滞或硬脊膜外阻滞。

（三）体位

仰卧位，前臂用消毒巾包裹后，置于胸前。

（四）操作步骤

1. 切口　自喙突下方起始沿三角肌前缘作弧形切口，向下至三角肌粗隆。根据需要，切口上段可向上延伸，与盂肱关节的前内侧切口相连。向下至肱骨髁5cm以内。

2. 手术方法　沿切口方向切开浅、深筋膜。找出三角肌胸大肌间沟，将沟内走行的头静脉连同少数三角肌前侧纤维一同游离，并牵向内侧。在结节间沟下方，即在胸大肌、大圆肌及背阔肌附着点以下将三角肌止点及下部纤维作骨膜下剥离，不要进入盂肱关节囊。必要时可切断胸大肌止腱，但术终需重新缝合。为显露肱骨前上部向外剥离三角肌时，应注意勿损伤由后向前横行的腋神经及由其发出的多数肌支。在切口上段，将三角肌牵向外侧，肱二头肌牵向内侧，以显露肱骨干上段。

二、肱骨干后上部显露径路

（一）体位

侧卧位，前臂与手置于胸前。

（二）操作步骤

1. 切口　在肩后自肩峰后侧向外下沿三角肌后缘及肱三头肌之间并稍外作弧形切口至三角肌粗隆（图6-8A）。必要时再转向前方肱桡肌表面。

2. **手术方法** 沿切口方向切开浅、深筋膜。找出三角肌与肱三头肌外侧头之间的间隙，将三角肌后缘向外牵开，纵行切开、剥离肱骨骨膜，将掀起的骨膜连同肱三头肌外侧头一并向内侧牵开。找出肱三头肌长头与外侧头之间的间隙（图6-8B）。确认其间通过的桡神经及伴行的肱深动脉，其前内为肱动脉及正中神经（图6-8C）。妥善保护好沿桡神经沟走行的桡神经及其分支，直至其穿出外侧肌间隔处，然后自肱三头肌长头与外侧头之间向下切开其融合处，分向两侧剥离。如拟经此切口向上延伸，宜细心作骨膜下剥离，直至肱三头肌外侧头起始处，可显露大圆肌及背阔肌止点以下的肱骨干后上部分（图6-8D）。

当桡神经断裂时，为寻找桡神经远侧断端，可在向下延长切口内，辨认肱肌与肱桡肌之间的间隙，将肱桡肌牵向后侧，在深面找出桡神经，注意与前臂外侧皮神经相区别。后者位于皮下，直径较细。

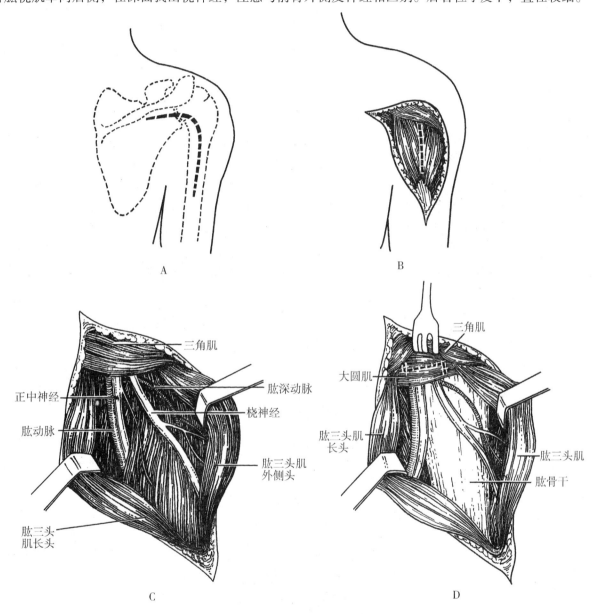

图6-8 肱骨干后上部显露径路

A. 切口；B. 在肱三头肌长头及外侧头之间分开；C. 显露桡神经及肱深动脉；D. 显露肱骨干

三、肱骨干中、下部显露径路

1. **切口** 根据病变部位，可作前内侧切口，自三角肌前下缘沿肱二头肌内侧沟向下（图6-9A）；或作前外侧切口，沿肱二头肌外侧沟向下。

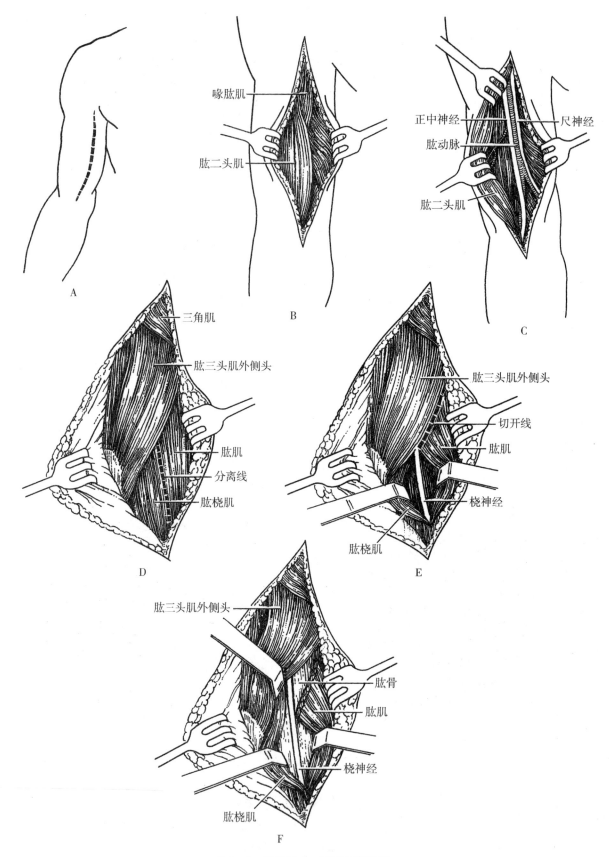

图6-9　肱骨干中、下部显露径路

A. 切口；B. 显露肱二头肌及喙肱肌；C. 将肱二头肌向外牵开，显示肱动脉及正中神经；D. 在肱桡肌与肱肌之间进行分离；E. 显露桡神经；F. 显露肱骨干中、下部

2. 手术方法　沿切口方向切开浅、深筋膜。如作前内侧显露，在显露肱二头肌与喙肱肌后，宜在肱二头肌内侧进行（图6-9B）。此处解剖结构较多，应注意正中神经与肱动脉之间的关系，其后内尚有尺神经、臂内侧皮神经及前臂内侧皮神经（图6-9C）。应一一辨认，将肱二头肌向外牵开，顺肱肌纤维方向劈开，作骨膜下剥离，即可显露肱骨前内侧部（图6-9D）。

上臂前外侧显露较为安全，切开浅、深筋膜后，在肱二头肌与肱肌之间的间隙找出前臂外侧皮神经，它是肌皮神经的延续。将肱二头肌连同前臂外侧皮神经牵向内侧，肱肌紧贴肱骨干，由于肱肌同时受肌皮神经及桡神经支配，纵行劈开不致引起肱肌瘫痪。在肱肌与肱桡肌之间有桡神经通过，注意保护（图6-9E）。屈肘90°，使肱肌放松，易于牵开，如此即可显露肱骨干中部（图6-9F）。

四、肱骨干下部前外侧显露径路

1. 切口　在上臂肱二头肌外侧作纵行切口，直至肘窝（图6-10A）。

2. 手术方法　沿切口方向切开浅、深筋膜（图6-10B）。将肱二头肌及前臂外侧皮神经牵开，在肱肌与肱桡肌之间找出桡神经（图6-10C）。桡神经由后穿过外侧肌间隔时呈钝角，张力较大。将肱肌牵向前方，肱桡肌牵向后方，注意牵拉桡神经时要轻柔，勿使损伤。在切口下部，亦可沿肱骨外髁上嵴将肱桡肌及桡侧腕长、短伸肌向前方剥离，将肱三头肌向后方剥离，即可显露肱骨干下部后侧部分（图6-10D）。

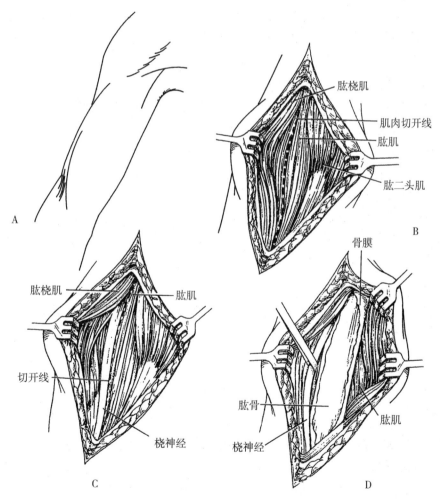

图6-10　肱骨干下部前外侧显露途径

A. 切口；B. 分开内为肱二头肌及肱肌，外为肱桡肌之间的间隙；C. 辨认桡神经并将其向外牵开；D. 显露肱骨中下段

（钟　磊）

第五节 肘关节显露径路

肘窝外侧为肱桡肌，内侧为旋前圆肌。肘窝之底，上内侧为肱肌，大部为肱二头肌所覆盖。肱二头肌腱近止点处向内下发出坚强的肱二头肌腱膜。在肱二头肌内侧及肱二头肌腱膜覆盖下有肱动脉及正中神经通过。正中神经靠内，向下走行于旋前圆肌二头之间，与尺动脉仅隔一旋前圆肌深头。桡神经在肱骨外上髁近侧约10cm处穿出外侧肌间隔至肘窝前外侧，与肱深动脉的前降支即桡侧副动脉伴行，后沿肱肌及肱桡肌之间下行，再经桡管即在肱肌与桡侧腕长伸肌之间下行，约在肱桡关节上下3cm之间的范围内分为深、浅支，在未分支之前尚发出二肌支，分别支配肱桡肌及桡侧腕长伸肌。在肘后内侧的浅沟，尺神经通过肘管，尺神经因紧贴尺骨，在作后侧或内侧显露时，宜先找出并妥善保护。

肘关节根据病变部位可作后、前、内、外侧切口，但因前侧肘窝内重要血管、神经较多，一般宜选后侧或后外侧显露。

一、后侧或后外侧显露径路（Campbell 径路）

肘关节后侧为肱三头肌腱覆盖，显露时或者将此腱止点自鹰嘴附着处剥离，但缝合困难，或将肱三头肌腱纵行或舌形切开，前者显露不够充分；或将鹰嘴先行截骨，以后再作内固定复位。比较各种方法，仍以舌形切断肱三头肌腱最佳。它具有显露广泛、易于修复、关节功能恢复好等优点。另外还应注意在肱骨内上髁后侧尺神经沟内走行的尺神经，应首先找出予以保护。

（一）适应证

（1）肘关节骨折需切开复位内固定者。
（2）肘关节陈旧性骨折或骨折–脱位有瘢痕粘连或畸形需松解或矫正者。
（3）肘关节切除术或成形术。
（4）肘关节人工关节置换术。
（5）桡骨头、颈骨折切开复位术。
（6）桡骨头切除术。
（7）人工桡骨头置换术。

（二）麻醉

臂丛阻滞。

（三）体位

侧卧位。前倾45°~60°，背部及髋部垫沙袋。前臂及手消毒后用无菌巾包裹，便于术中作肘关节各种活动及改换位置。

（四）操作步骤

1. 切口　自肘上10cm处开始，在上臂后外侧、肱三头肌后中部或后侧作纵行切口，直至鹰嘴下4~6cm；也可作S形切口，自肘后内上或外上经鹰嘴尖弯向下外或下内。

2. 手术方法　切开浅、深筋膜。为安全考虑，首先在肘后内侧找出尺神经，分离并牵引向内。可沿肱三头肌腱或一侧纵行切开（图6–11A），在切口远端在尺骨鹰嘴向两侧作骨膜下剥离。为扩大显露途径，应先在尺神经沟游离尺神经，直至其发出第一运动支（图6–11B）。将其移向内上髁之前（图6–11C）。沿内侧肌间隔将肱三头肌内侧自肱骨掀起，直至后侧关节囊。向远侧切开前臂浅筋膜。将尺骨鹰嘴筋膜与骨膜作一整体剥离，以保持肱三头肌机制的完整性（图6–11D）。从尺骨近端在骨膜下掀起肘肌，至此桡骨头及整个肘关节即被显露（图6–11E）。为显露尺骨滑车切迹可将鹰嘴尖切断。需要时还可松解尺侧副韧带。关闭伤口时，需修复尺侧副韧带，将肱三头肌腱通过尺骨近端钻孔缝合至原来位置，还需将骨膜与前臂浅筋膜缝合（图6–11F）。

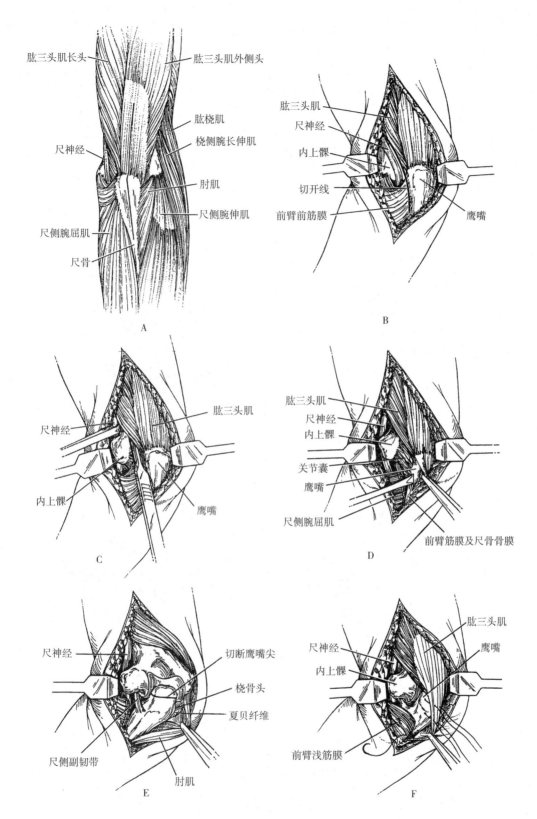

A

B

C

D

E

F

图 6 - 11　肘关节后侧显露径路

A. 纵行切开肱三头肌腱；B. 游离尺神经；C. 将尺神经移位至内上髁之前；D. 保持肱三头肌机
制的完整性；E. 显露肘关节；F. 将肱三头肌腱缝回原来位置

　　如肘关节因骨折长期在伸直位固定，肱三头肌已挛缩，可将肱三头肌腱膜连同肌肉作倒 V 形或舌
形切开，其尖部约在肘上 10cm，基底仍附于鹰嘴，两侧达鹰嘴内、外缘（图 6 - 12A）。切断肱三头肌
腱膜宜在肌 - 腱交接处，使腱部仍连以肌肉，切缘从近侧到远侧宜向中线稍偏斜。V 形瓣厚度上下有所

不同，尖部仅有腱膜，中部除腱膜外尚有薄层肌肉，而底部只有厚层肌肉。舌形瓣切开后即可向下翻开（图6－12B）。用骨膜起子沿舌形瓣切开处分向两侧剥离，直到肱骨内、外上髁，向下达肱三头肌腱附着于鹰嘴处（图6－12C）。如此肱骨干下段后面及鹰嘴均可显露（图6－12D）。如肱三头肌未挛缩，亦可在中线将肌及腱膜纵行切开，向两侧作骨膜下剥离，并分别牵向两侧。在靠上切开时，需注意走行于肱三头肌长头及外侧头之间并斜绕肱骨干的桡神经及其伴行的肱深动脉。采用这种切开肱三头肌腱方法，手术显露不如用舌形切开者充分。术毕将移位的尺神经恢复原位，缝合 V 形切断的肱三头肌腱。如张力过大，也可稍作延长，将尖部下移作人字形缝合，上部可边对边缝合，下部两侧斜行缝合。

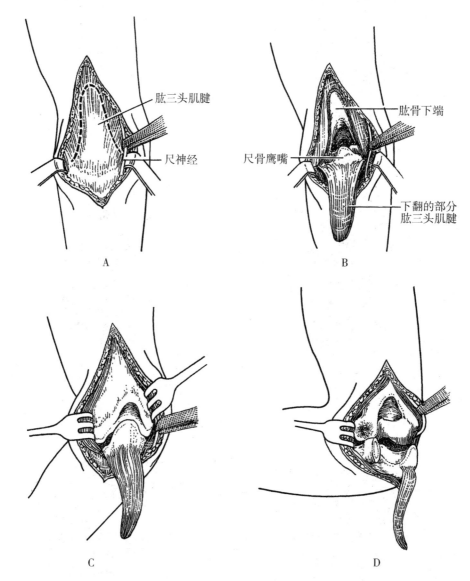

图 6 - 12 肘后侧显露径路
A. 在肱三头肌腱作舌形切开；B. 将舌形瓣翻转向下；C. 对肘后部作骨膜下剥离；D. 显露肘后部各骨

二、前侧显露径路

（一）适应证

（1）肘关节骨折或骨折－脱位需要自前侧切开整复及内固定者。

（2）肘关节骨折并发前臂骨筋膜室综合征，血管、神经受压需要进行松解者。

（3）肘关节前侧肿瘤。

（4）肱二头肌远侧肌腱断裂。

（二）麻醉

臂丛阻滞。

（三）体位

仰卧位，前臂旋后。

（四）操作步骤

1. 切口　自肘内上向下，沿肘横襞横行再向外下，作S形切口；或与此相反，切口长短视需要而定（图6-13A）。

2. 手术方法　切开浅筋膜，对肘部各条浅静脉如头静脉、贵要静脉或肘正中静脉游离牵开或切断结扎。还应注意在外侧走行的前臂外侧皮神经及在内侧走行的前臂内侧皮神经，勿使损伤。在肱二头肌外侧沟切开深筋膜（图6-13B）及肱二头肌腱膜。

在肱二头肌内侧，肱动脉和正中神经紧相贴连，神经在动脉的内侧，向下走行于旋前圆肌二头之间，与尺动脉之间仅隔一旋前圆肌深头，在肱二头肌外侧沟除确认前臂外侧皮神经外，要特别注意桡动脉及桡神经。桡动脉平桡骨颈及尺骨冠突处由肱动脉发出，其行程似肱动脉的直接延续。桡动脉在前臂上部位于旋前圆肌与肱肌之间，其分支桡侧返动脉呈扇形分布，桡神经位于桡动脉的外侧，当其自上臂穿过外侧肌间隔进入桡管后，分为浅、深二支（图6-13C）。在桡侧返动脉根部切断、结扎（图6-13D）。桡神经浅支不仅是感觉神经，还发出至桡侧腕短伸肌的肌支。桡神经深支或骨间后（背侧）神经穿入Frohse腱弓，即由旋后肌弧形向上形成拱桥状纤维性结构（图6-13E）。要很好辨认桡神经浅、深支的走行。将肱二头肌牵向内侧或外侧，沿肱肌纤维纵行披开，作骨膜下剥离，切开关节囊，即可显露肘关节的前侧部分。

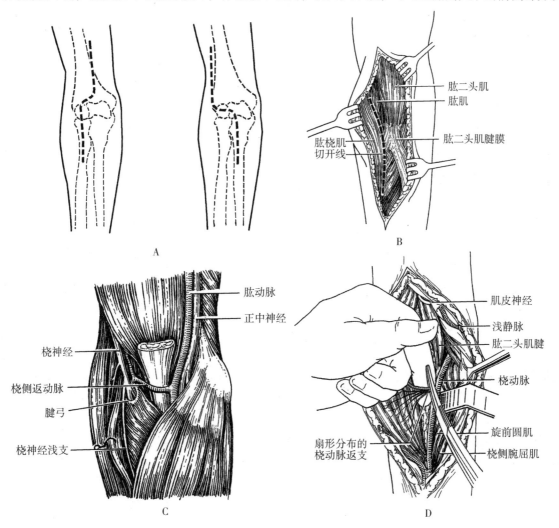

A

B

肱二头肌
肱肌

肱桡肌
切开线

肱二头肌腱膜

肱动脉
正中神经

桡神经

桡侧返动脉

腱弓

桡神经浅支

C

肌皮神经

浅静脉

肱二头肌腱

桡动脉

旋前圆肌

桡侧腕屈肌

扇形分布的
桡动脉返支

D

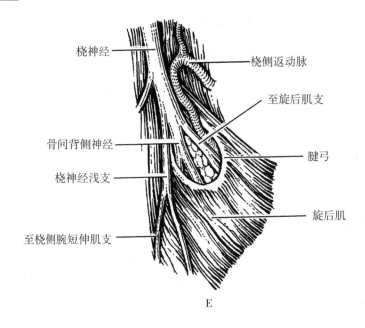

E

图 6 - 13　肘前侧显露径路

A. 切口；B. 在肱二头肌外侧沟切开深筋膜；C. 桡神经及桡侧返动脉；D. 切断、结扎桡侧返动脉；E. 骨间后神经穿入 Frohse 腱弓

三、外侧显露径路（Kocher 切口）

（一）适应证

（1）肱骨外髁骨折需切开复位者。

（2）肱桡关节陈旧性脱位。

（二）麻醉

臂丛阻滞。

（三）体位

仰卧位，前臂旋前，置于腹上。

（四）操作步骤

1. 切口　自肱骨外上髁上 3 ~ 4 指沿髁上嵴向下越过外上髁后再弯向后内至尺骨后缘，切口呈倒 J 形（图 6 - 14A）。如只为显露外上髁，可以外上髁为中心，上下各 1.5 ~ 2.0cm 作直行或微弯 S 形切口。

2. 手术方法　切开浅、深筋膜。在切口上方先分辨位于肱桡肌和肱肌之间的桡神经，再自外侧肌间隔将肱桡肌、桡侧腕长、短伸肌作骨膜下剥离并牵向前方，将肱三头肌向后方剥离。在切口上部，可将后方的肱三头肌自前侧的肱桡肌和桡侧腕长伸肌分开，如此可显露外侧关节囊、肱骨小头及桡骨头（图 6 - 14B）。应注意桡神经穿过外侧肌间隔后进入桡管，不要损伤。在桡骨头远侧，可将尺侧腕伸肌自肘肌分开并将肘肌远侧的纤维沿切口方向披开。翻开肱骨远段前、后侧骨膜。桡神经在桡管内下行，在分出各肌支后，约相当于肱桡关节上下 3cm 范围内分为深、浅两支。深支或骨间后神经随后穿过旋后肌浅、深层之间。切开关节囊即可显露肱桡关节及邻近部分。肱骨外上髁为前臂伸肌总起点，一般只需骨膜下剥离或分离；术中如有需要，可将此肌起连同一小块薄的外上髁骨片凿断并向下翻开，术毕应将其复位并予内固定。

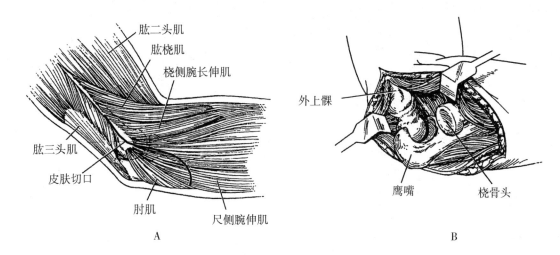

图 6 - 14　肘关节外侧显露径路
A. 切开线；B. 显露肱骨小头及桡骨头

四、内侧显露径路（Campbell 切口）

（一）适应证

（1）肱骨内髁或内上髁骨折需切开复位者。

（2）尺神经移位术。

（3）肘关节内游离体摘除术。

（二）麻醉

臂丛阻滞。

（三）体位

仰卧位，肘屈曲，前臂旋前。

（四）操作步骤

1. 切口　以内上髁为中心，上下各 5cm 在肱骨内髁之前沿髁上嵴作微弯形切口。如只为显露内上髁，上下各 1.5～2.0cm 即可。肘关节屈曲皱襞实际上在关节线之上（图 6 - 15A）。

2. 手术方法　切开浅、深筋膜。先在肘后内侧沟找出尺神经，游离并予保护（图 6 - 15B）。沿切口方向贴骨面对前后软组织作骨膜下剥离，需要时可将内上髁凿断，连同其所附前臂屈肌总腱向下翻转，但对前臂屈肌总腱不要剥离（图 6 - 15C）。注意保护正中神经至屈肌的分支。切开关节囊，即可显示尺骨冠突、滑车切迹及肘关节内侧部分（图 6 - 15D）。如有需要，桡骨头及尺骨滑车切迹可自肱骨滑车脱位，肘关节所有关节面均可清晰显露。

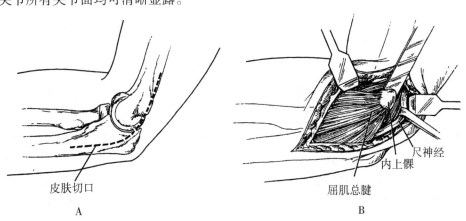

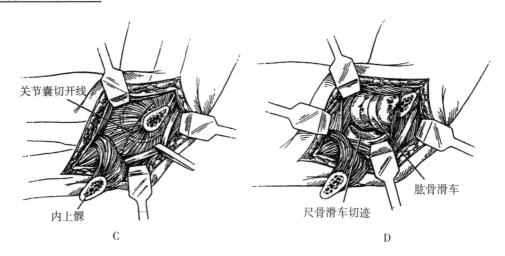

图 6 - 15　肘关节内侧显露径路

A. 切口；B. 将尺神经牵向后侧，显露内上髁；C. 将内上髁凿断，连同其附着屈肌总腱向下翻
转；D. 肘关节被显露

（崔世杰）

第六节　肘部血管、神经显露径路

肘窝为一三角形凹陷，尖向下，基底朝上，上界为一连接肱骨两上髁的假想线，内侧为旋前圆肌，外侧为肱桡肌。肘窝浅部有许多浅静脉。外侧为头静脉，内侧为贵要静脉，行于前臂正中者为前臂正中静脉。肘正中静脉及许多交通支连接以上各静脉，肘正中静脉并借交通支与深部静脉相连。肘窝的皮神经位置较浅，静脉靠近深面。

一、肱动脉与正中神经

肱动脉在肘窝位于肱二头肌腱的内侧，有 2 条静脉及正中神经与之伴行。血管神经束位于肱肌之前。其前为肱二头肌腱膜覆盖。肱动脉多在髁间线以下，平桡骨颈及尺骨冠突处分为桡动脉及尺动脉。桡动脉的行程似肱动脉的直接延续，在肘部发出一桡侧返动脉。尺动脉较大，向下行于自内上髁起始的屈肌深面，在肘部分出尺侧返动脉前、后支及骨间总动脉。

正中神经位于肱动脉的内侧，与之紧相贴连。正中神经向下行于指浅、深屈肌之间。以后再穿过旋前圆肌二头之间，与尺动脉之间仅隔一旋前圆肌尺头，正中神经在背侧发出骨间前神经，与骨间前动脉伴行。

操作步骤：沿肱二头肌腱内侧缘切口。切开浅筋膜及肱二头肌腱膜。将肱二头肌向外侧牵开后，在肱肌的前面即可显露肱动脉与正中神经，动脉在外，神经在内。对旋前圆肌综合征，则需探查病变情况，切开、松解筋膜或腱性狭窄。

二、桡神经

桡神经绕肱骨桡神经沟后，在肱骨外上髁近侧约 10cm 处，穿外侧肌间隔至肘窝前下缘，与肱深动脉的前降支—桡侧副动脉伴行，为肱肌突出的外缘所覆盖，以后在肱肌与肱桡肌之间下行，再在肱肌与桡侧腕长伸肌即在桡管内下行。桡神经本干约在肱桡关节上下 3cm 范围内分为浅、深二支。桡神经进入前臂后，为肱桡肌所覆盖。桡神经深支即骨间后神经，紧邻肱桡关节，绕过桡骨头进入旋后肌的浅、深层之间。旋后肌表面近侧部分形成的纤维弓称为 Frohse 腱弓或拱道，可呈腱性、肌性、膜性或混合性。纤维弓外侧起于肱骨外上髁，然后呈半圆形向下，继向上附于外上髁的内侧面。

操作步骤：在肱二头肌外侧沟作切口，在上段找出肱肌与肱桡肌之间的间隙，桡神经即在其内。向下可显露桡管，应注意在桡神经尚未分出浅、深支前，尚发出至肱桡肌及桡侧腕长伸肌的肌支，不要损伤。保护肘部桡神经浅支，在肱桡肌与桡侧腕长、短伸肌之间，找到位于深部的旋后肌。显露骨间后神经，将覆盖其上的桡侧返动脉的扇形分支结扎切断，然后将 Frohse 腱弓和旋后肌浅层切开，直至骨间后神经穿出旋后肌处。如桡侧腕短伸肌腱性起点位于骨间后神经上，亦应予以切断。

三、尺神经

在肘后内侧的浅沟内，尺神经通过肘管离开臂部。肘管容积缩小或管壁病变，如内上髁撕脱骨折或肿瘤占位压迫、肱骨滑车、尺骨滑车切迹内缘骨赘增生，以及尺侧副韧带或三角韧带增厚均易引起尺神经受压，或因长期反复受到摩擦而引起迟发性尺神经炎；某些职业，常年在肘屈曲强力外翻或前臂旋前位操作，尺神经可遭受压迫。有时因需要将尺神经向前移位，在肘屈曲前臂旋前位置下，在肱骨内上髁后沿肘后内侧沟作切口，找到尺神经并向两端游离，切开肱骨内上髁和尺骨鹰嘴间的骨纤维鞘管及尺神经进入尺侧腕屈肌的三角韧带，如有束带压迫即予切除。

（李培峰）

第七节　桡、尺骨显露径路

前臂前面浅筋膜内浅静脉有头静脉、贵要静脉和前臂正中静脉及其属支，皮神经有前臂外侧皮神经、前臂内侧皮神经和前臂后侧皮神经。前臂肌肉分前、后二群，前群肌多起自肱骨内上髁及髁上嵴，主要为屈腕、屈指及使前臂旋前的肌肉。后群肌大都起自肱骨外上髁，主要为伸腕、伸指及使前臂旋后的肌肉。

桡动脉在前臂上 1/3 先行于肱肌与旋前圆肌之间，紧位于桡神经的内侧，向下位于外为肱桡肌及内为桡侧腕屈肌的桡侧沟内，与桡神经逐渐离开。桡动脉除上段位置较深，其余部分接近表面，易于显露。在前臂上 1/3，尺动脉位置较深，与尺神经相距较远，至前臂下部，则走行于指浅屈肌与尺侧腕屈肌所形成的尺侧沟内，与尺神经互相接近，神经在动脉的内侧。

正中神经在旋前圆肌两头之间进入前臂，旋前圆肌近侧部如有筋膜或腱性狭窄，可压迫正中神经引起旋前圆肌综合征。尺神经自鹰嘴后内侧的尺侧神经沟下行，先位于尺侧腕屈肌及指深屈肌之间，于前臂下半部则位于尺侧腕屈肌的桡侧。桡神经在肱桡关节平面分为浅支和深支，前者位于肱桡肌的深面，在发出至桡侧腕短伸肌的肌支后完全为感觉神经，多位于头静脉的外侧。桡神经深支或骨间后神经发出后不久，即穿入旋后肌弧形向上的拱桥状纤维性结构或 Frohse 腱弓，此拱道如发生狭窄，可发生骨间后神经卡压综合征。骨间后神经并不直接贴于桡骨，其间尚隔以旋后肌的深层纤维。桡、尺骨下端接近皮下，易于显露，而上段覆以较厚肌肉，又因前臂重要血管、神经均在前侧走行，故一般自后侧显露为宜，但在需要时亦可从前侧显露。

一、尺骨上 1/3 及桡骨上 1/4 后外侧显露径路

（一）适应证

（1）孟氏骨折需要切开复位者。

（2）桡骨头切除。

（3）桡骨头假体置换。

（4）环状韧带断裂需要进行修补者。

（二）麻醉

臂丛阻滞。

（三）体位

仰卧位或半侧卧位，肘屈 30°，前臂旋前。

（四）操作步骤

1. 切口　自肘关节近侧2.5cm处，在肱三头肌外侧，再经尺骨皮下缘直至尺骨上中1/3交界处。

2. 手术方法　切开浅、深筋膜，找出外为肘肌和尺侧腕伸肌及内为尺骨之间的间隙。在切口上部，将肘肌作骨膜下剥离翻向外侧，可显露桡骨头。

如尺骨上段完整，可将旋后肌自其在尺骨上的附着点切断，直至骨间膜。将旋后肌、肘肌及尺侧腕伸肌的近侧部分作为一整块一同翻向外侧，如此可保护走行于旋后肌深、浅层之间的骨间后神经免于损伤。在切口上部可切断、结扎骨间返动脉，但不要切断骨间后动脉。在肘后外侧切开关节囊，并向下剥离桡、尺骨。如此桡骨头、颈、桡骨干上1/4及尺骨外侧面具均可显露。在孟氏骨折，如尺骨近段粉碎，不需分离肘肌至尺骨近段主要骨片，而保存肘肌的骨性附着。

使前臂旋前，显露指伸肌外缘，从其与桡侧腕短伸肌之间隙内进入，分向两侧牵开。当见到拇长展肌时，将其向内下方牵开，如此即可显露桡骨后面。为进一步扩大术野，可将指伸肌从外上髁分离，进一步向内牵引。为显露桡骨被旋后肌的覆盖部分，宜将肌肉从骨膜下剥离，与骨间后神经一同牵向近侧或远侧；或将肌肉从中间披开，但有损伤神经危险。在肘肌与尺侧腕伸肌之间进入较在尺侧腕伸肌与指伸肌之间，或在指伸肌与桡侧腕长、短伸肌之间显露更为安全，不仅可避免损伤骨间后神经，也可保存至肘肌的肌支。

二、桡骨头、颈后外侧显露径路

（一）适应证

（1）桡骨头切除术。

（2）环状韧带修补术。

（3）人工桡骨头植入术。

（二）体位

前臂尽量旋前。

（三）操作步骤

1. 切口　在肱骨外上髁后面斜形向内下至尺骨后缘，在鹰嘴下方3～5cm。

2. 手术方法　沿切口方向切开皮肤及浅、深筋膜。自肘肌与尺侧腕伸肌之间进入。此两肌在上部相融合，在下部更易辨认。两肌分开后，即可显露关节囊。在此切口深部，旋后肌纤维呈直角越过。靠近指伸肌肌起深面，可将旋后肌近侧纤维向下牵开。切开关节囊，桡骨头、颈即被显露。

三、桡骨干上、中部前外侧显露径路

（一）适应证

（1）桡骨干上、中1/3骨折需切开复位者。

（2）桡骨干上、中1/3肿瘤。

（3）骨间后神经卡压综合征。

（二）麻醉

臂丛阻滞。

（三）体位

仰卧位，肘伸直，前臂旋后。

（四）操作步骤

1. 切口　自肘部在肱二头肌腱外侧及肱桡肌之间弯形向下，朝向桡骨茎突，其长短视需要而定（图6-16A）。

2. 手术方法　切开皮肤及浅筋膜。肘前浅静脉可游离牵开或切断、结扎。在肱二头肌腱外侧及肱桡肌之间切开深筋膜（图6－16B）。将肱二头肌腱及旋前圆肌牵向内侧。屈肘90°，可使肱桡肌及桡侧腕长、短伸肌收缩，如此可显露旋后肌及进入 Frohse 腱弓的骨间后神经及腱弓外由桡神经分出的浅支（图6－16C）。桡神经约在旋后肌下1/3处穿出。保护好桡动脉，辨认由其发出的桡侧返动脉，其分支呈扇形分布。先在肱二头肌腱外缘用手指钩住各扇形分支，可在根部切断；否则血管如破裂可回缩引起血肿，术后可引起 Volkmann 综合征，造成前臂与手部缺血。切开旋后肌（图6－16D），并在肱二头肌腱外缘与桡骨交角处切开肱桡关节囊，如此整个桡骨干上部均可显露（图6－16E）。

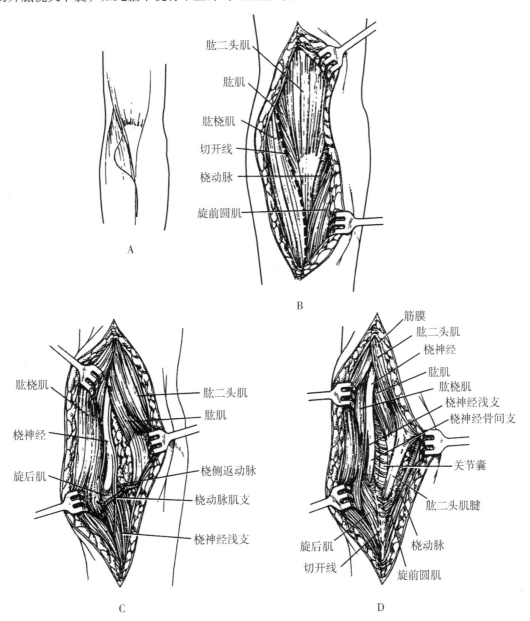

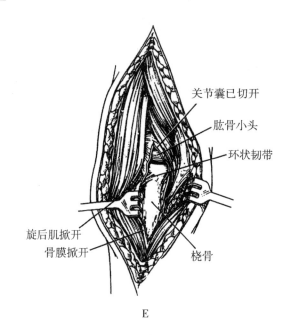

E

图 6 - 16　桡骨干上、中部前外侧显露径路
A. 切开线；B. 在肱二头肌腱外侧与肱桡肌之间切开深筋膜；C. 游
离桡神经及其分支；D. 切开旋后肌；E. 显露桡骨干上部

四、桡骨干下部前外侧显露径路

（一）适应证

（1）桡骨干下部骨折需切开复位者。

（2）桡骨干下部 1/3 骨髓炎。

（3）桡骨缺损需要植骨者。

（4）桡骨干下 1/3 肿瘤。

（二）麻醉

臂丛阻滞。

（三）操作步骤

1. 切口　在前臂下部于肱桡肌与桡侧腕屈肌之间作纵行切口，直至桡骨茎突。此二肌分别为桡神经及正中神经支配，并可保护走行于肱桡肌深面的桡神经浅支（图 6 - 17A）。

2. 手术方法　切开浅筋膜。游离头静脉及前臂外侧皮神经，后者由肱桡肌穿出，并将其牵向外侧。切开深筋膜，找出肱桡肌与桡侧腕屈肌之间的间隙，分别向内、外侧牵开后，可清楚处看到桡动、静脉，妥予保护，牵向内侧（图 6 - 17B）。使前臂旋前，可显示拇长屈肌、指浅屈肌和旋前方肌（图 6 - 17C）。在桡骨前外侧自骨膜下将拇长屈肌和旋前方肌向内侧剥离，切开骨膜（图 6 - 17D），即可显露桡骨干下部（图 6 - 17E）。

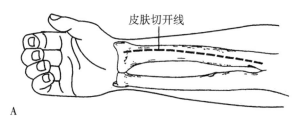

A

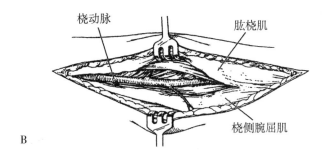

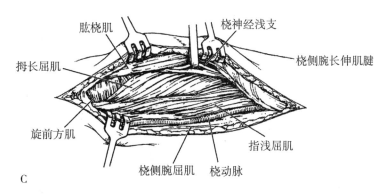

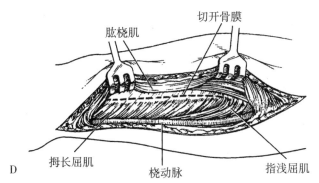

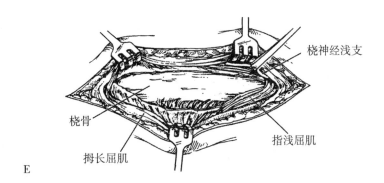

图 6-17　桡骨干下部前外侧显露径路

A. 切口；B. 保护桡动、静脉；C. 显露拇长屈肌、指浅屈肌和旋前方肌；D. 切开骨膜；E. 显露桡骨干下部

五、桡骨干后侧显露径路

（一）适应证

（1）桡骨干上、中部骨折需要切开复位者。

（2）桡骨干上、中部肿瘤。

（二）麻醉

臂丛阻滞。

（三）体位

仰卧位或半侧卧位，肘屈 30°，前臂旋前。

（四）操作步骤

1. 切口　从肱骨外上髁的后上侧沿桡骨外侧向下，朝向腕背中心。切口长短根据需要而定。前臂旋前时，此切口为直线。

2. 手术方法　切开浅、深筋膜，可自两个不同间隙进入，一是自移动的伸肌束后侧进入，此束系指肱桡肌和桡侧腕长、短伸肌，可用手提起并向前后移动；亦可在桡侧腕短伸肌与指伸肌之间进入。为更好显露，也可将指伸肌附于外上髁的起点剥离，进一步向内牵开。当旋后肌显露后，须注意骨间后神经，后者在旋后肌浅、深层之间斜行，并在其下 1/3 处穿出。必须切开时，宜将前臂旋前，使神经远离桡骨，在桡骨粗隆肱二头肌腱外侧向下切断旋后肌，以防损伤骨间后神经及其肌支。在确认骨间后神经位置后，可自桡骨前侧作骨膜下剥离，并围绕桡骨外侧而达其后侧，如此即可完全显露桡骨干上、中 1/3。

由于桡侧腕短伸肌、指伸肌及旋后肌均由骨间后神经支配，而桡侧腕长伸肌及肱桡肌则由桡神经本干支配，因此有的作者建议自桡侧腕长、短伸肌之间进入。比较上述两种途径，可以看出后者较优越，既不会损伤骨间后神经，又不会损伤桡神经本干，而前一种途径则有可能损伤桡神经至指伸肌和拇长伸肌肌支，造成该二肌的瘫痪。

六、尺骨干后侧显露径路

（一）适应证

（1）尺骨干骨折需切开复位者。

（2）尺骨骨髓炎。

（3）尺骨肿瘤。

（二）麻醉

臂丛阻滞。

（三）体位

仰卧位或半侧卧位，肘屈 30°，前臂旋前。

（四）操作步骤

1. 切口　从鹰嘴远侧 5cm 处开始，沿尺骨后缘向下，其长短视需要而定。对桡、尺骨需同时显露者，宜作两切口分别显露，以免发生两骨间的交叉愈合。

2. 手术方法　切开浅、深筋膜，将尺侧腕屈肌及尺侧腕伸肌分别向两侧剥离，尺骨干后缘全长皆在皮下，可以触得，易于显露。尺骨后部缺少软组织覆盖，尽可能避免扩大剥离骨膜及周围组织，以免影响血供。此途径无重要结构，甚少损伤血管、神经的危险。

（李培峰）

第七章

下肢手术径路

第一节 髋关节显露径路

髋关节手术是骨科最常见的手术之一。全髋关节置换治疗髋关节疾病已很普遍。此外，半髋关节置换、髋臼骨折、髋关节周围肿瘤以及髋关节感染等疾病治疗也是骨科临床上常用的手术。

髋关节的显露途径有四种基本的入路。前方入路在全髋关节置换术中已很少应用，但显露髋关节的同时，可以很好地显露骨盆；前外侧入路是较常用的全髋关节置换入路；后外侧入路广泛用于半髋置换和全髋置换，也是最常应用的髋关节入路，入路损伤小，显露好；内侧入路应用较少，主要用于小转子和周围骨组织的病变。这四种入路均是通过关节周围的肌间隙进行显露。前方入路是经缝匠肌和阔筋膜张肌之间的间隙；前外侧入路是经阔筋膜张肌和臀中肌之间的间隙；后外侧入路则是通过臀中肌和臀大肌之间或是劈开臀大肌；内侧入路是经由长收肌和股薄肌间隙。

一、前方显露径路

此显露途径又称 Smith – Petersen 入路，简称 S – P 切口。以前应用较多，可显露髋关节和髂骨。入路损伤小，显露好；入路经由缝匠肌（股神经）和阔筋膜张肌（臀上神经）之间的间隙进入。

（一）适应证

（1）先天性髋关节脱位的切开复位或外伤性髋关节脱位，股骨头位于髋臼的前上方时的切开复位。

（2）滑膜活检术。

（3）关节内融合。

（4）全髋关节置换。

（5）半髋关节置换。

（6）肿瘤切除，特别是骨盆肿瘤。

（7）骨盆截骨。

使用该入路时，如果不广泛剥离肌肉，对于髋臼的显露不如其他入路。

（二）体位

患者仰卧于手术台上，如果要行骨盆截骨，需在患侧骨盆下垫一小沙袋，使患侧骨盆向对侧倾斜。

（三）操作步骤

髂前上棘位于皮下，较瘦的患者易于触及，肥胖者不明显。髂嵴位于皮下，一般可触及。

1. 切口 由髂嵴前半部向前经髂前上棘向远端延伸 8～10cm，切口指向髌骨的外侧缘。若手术野显露更广泛时，可将切口向髂嵴延伸。

2. 手术方法 切开皮肤、皮下组织，外旋下肢使缝匠肌紧张便于辨认，沿阔筋膜张肌和缝匠肌之间的间隙钝性分离。股外侧皮神经紧邻肌间隙穿出深筋膜，应避免损伤。紧贴阔筋膜张肌内侧缘切开深筋膜，将缝匠肌牵向内上方、阔筋膜张肌牵向外下方，即可显露深部的股直肌和臀中肌。

骨直肌直头起自髂前下棘，反折头起自髋臼上唇，反折头有部分纤维起自髋关节前方的关节囊，由于与关节囊的关系紧密，分离二者比较困难。如果辨别股直肌和臀中肌间隙有困难，可通过股动脉来识别，股动脉搏动位于该肌间隙的内侧。显露股直肌在髂前下棘的起点，切断并向远侧翻转。将臀中肌牵向外侧，即可显露髋关节关节囊，下内方是走向小转子的髂腰肌，将其牵向内侧。内收并充分外旋下肢，显露关节囊。根据手术需要纵行或 T 形切开关节囊，外旋下肢使髋关节脱位。

（四）注意事项

（1）股外侧皮神经一般在髂前上棘下方 2.5cm 处位于缝匠肌表面，偶尔位于其深部或肌间。切开阔筋膜张肌和缝匠肌间的筋膜时必须保护该神经。切断该神经可导致痛性神经瘤和股外侧皮肤感觉缺失。股外侧皮神经起自腰丛，偶尔发自股神经。发出后在髂肌的表面下降。在腹股沟韧带的下方，髂前上棘和腹股沟韧带中点之间进入股部。该神经紧贴髂前上棘下内侧穿过阔筋膜，其走行路径有很大变异，可以走行于缝匠肌旁或穿过该肌。与手术入路无关。

（2）股神经位于髋关节前方的股三角内：由于神经位于股直肌内侧，因此，分离时应离开缝匠肌和股直肌侧，以避免伤该神经。如果在深层分离时定位困难，可根据股动脉搏动定位。在股三角内，股动脉和股神经紧密相邻。

（3）旋股外侧动脉的升支经过手术野，走行于阔筋膜张肌和缝匠肌间隙的近侧。分离该间隙时要结扎该动脉或电凝动脉止血。

二、前外侧显露径路

此显露途径是全髋关节置换术常用的入路。Watson‑Jones 最早推荐使用该入路，后来 Charnley、Harris 和 Muller 又加以改良。该入路可以清楚地显露髋臼，并且在股骨扩髓时较安全。该入路通过阔筋膜张肌和臀中肌之间的间隙。为了方便股骨扩髓和显露髋臼，可内收髋关节，部分或完全切断外展肌群。

松解外展肌群也可通过大转子截骨或从前方部分切断臀中肌和臀小肌。

（一）适应证

（1）全髋关节置换。

（2）半髋关节置换。

（3）股骨颈骨折切开复位内固定术。

（4）髋关节滑膜活检术。

（5）股骨颈活检术。

（二）体位

患者仰卧于手术台上，患侧偏向手术台的边缘，患髋悬空。旋转手术台使患髋臀部皮肤和脂肪下垂，以便于切口抬高和铺巾。也可采用侧卧位，但无论处于何种体位，安置髋臼假体时，都必须注意骨盆的位置，因为，髋臼导向器一般以地面作为参照。铺巾时要便于术中肢体的活动。

（三）操作步骤

髂前上棘位于皮下，一般易触及。大转子位于股骨干和股骨颈之间，并向上向后方突起。大腿外侧可以触及股骨干。股外侧肌粗隆是大转子和股骨干之间的骨性突起，在瘦的患者可以由近向远触及。

1. 切口　屈髋 30°，并内收越过对侧膝关节，使大转子放松，阔筋膜张肌移向前方。以转子顶端为中心，作长 15cm 的直切口，切口通过大转子的后方三分之一延伸至股骨干。

2. 手术方法　沿皮肤切口切开脂肪至深筋膜，用纱布将皮下脂肪从阔筋膜上推开至大转子后缘。在此处切开阔筋膜，进入下方的滑囊。沿阔筋膜纤维走行的方向向上、向前分开，指向髂前上棘，最后，将切口向远端并略向前方切开，显露股外侧肌，并将筋膜瓣拉向前方。分离臀中肌止于此处的少数肌纤维，确定阔筋膜张肌和臀中肌之间的间隙，以手指钝性分离。两肌肉间隙之间存在一些血管，需要结扎处理。然后，用直角拉钩将臀中肌和臀小肌牵向近端和外侧，显露覆盖股骨颈的上方关节囊。屈曲内收并外旋髋关节使关节囊紧张，辨认股外侧肌在外侧嵴上的起点，用电刀切开，向下翻开约1cm，下面便是股骨颈干交界处前方的关节囊。钝性分离关节囊，牵开脂肪垫。由于脂肪垫可以减少术后疤痕和粘连，应该保留。分离外展肌群可以使股骨后移，这样便于在髋臼前缘安放合适的拉钩，显露髋臼；此外，可使股骨内收，便于股骨扩髓和安装假体。根据假体的不同，有两种方法可供选择。

（1）转子截骨：大转子截骨可以充分松解臀中肌和臀小肌，便于股骨干扩髓时的充分显露。沿股骨外缘由远及近触及股外侧肌的骨嵴，用摆动锯或线锯行大转子截骨，连同附着的臀中肌和臀小肌一同翻向上方。截骨面基底与股外侧肌骨嵴水平，截骨面上端可位于关节囊内或囊外，截骨厚度根据选用假体的不同可有很大的差异，截骨时可以经过互相垂直的两个面进行，以加大骨与骨之间的接触面，并且固定比较牢靠。截骨后把大转子翻向上方，从后面松解包括梨状肌在内的软组织，使截骨块完全游离。

（2）分离外展：分离臀中肌止于大转子上方的前部，并以缝线作标记，从大转子上切断止点的前面部分，找到臀小肌在大转子前方的粗大腱性止点，并切断之。

（3）显露关节：沿股骨颈和股骨头向上钝性分离前方关节囊，从关节囊上推开股直肌的反折头，在髋臼前缘放置一个Homan拉钩，显露髋臼前缘。由于神经血管束位于髂腰肌的浅面，分离和安放拉钩时要确保位于股直肌和髂腰肌的深面，如果不能找到髂腰肌和关节囊之间的界面，可在股骨头周围切开关节囊，安放拉钩以显露髋关节。纵行切开前方关节囊，在远离髋臼缘处，横行切开，使切口变为T形，然后，在股骨颈基底处横行切开关节囊，切口便变成H形。充分切开关节囊后外旋髋关节使之脱位。

（四）注意事项

（1）股神经位于股三角神经血管束的最外侧，因而最近术野，最容易损伤。常见损伤原因是髋关节前方结构的过分压迫，导致神经麻痹。有时神经也可被置入髂腰肌中的拉钩直接损伤。

（2）股动脉和静脉可被安放不当的髋臼拉钩损伤，拉钩尖端穿透髂腰肌，刺破肌肉表面的血管。为了避免此并发症，安放拉钩时，应紧贴骨质，中间不能夹入任何软组织。前方拉钩的正确位置，在右髋关节是1点钟处，在左髋关节是11点钟处。屈髋30°有利于寻找股直肌和前方关节囊之间的间隙。股深动脉走行于髂腰肌内股动脉的深面，有时也可被拉钩损伤。

（3）股骨干骨折：髋关节脱位时，可以引起股骨干骨折，脱位前要充分松解关节囊。在助手轻柔外旋股骨的帮助下，术者可用剥离器撬起股骨头。如果旋转股骨的力量过大，可导致股骨干螺旋形骨折。

在髋臼严重内陷的患者，有时需要清除髋臼缘的骨赘才能脱位。

如果脱位时，阻力较大，安全的办法是对股骨颈进行两次截骨，先切除1cm厚的骨质，然后用取头器取出股骨头。

进行股骨扩髓时，内收、外旋股骨干也可导致股骨干骨折。为便于操作，股骨干必须内收。如果阔筋膜切开过于靠前，将会限制股骨内收，这时助手的过分暴力会导致股骨干骨折。

三、外侧显露径路

直接外侧显露途径可为全髋关节置换提供良好的显露。由于大部分臀中肌保持完好，并且避免截骨，术后患者可以早期活动。由于没有截骨，显露稍不如前外侧入路，因此经此入路行全髋关节翻修术时较困难。

（一）体位

患者仰卧位，患髋大转子置于床边，使臀部肌肉和脂肪下垂，以免干扰术野。

（二）操作步骤

可触及髂前上棘。外侧可触及大转子，沿大转子向下，可触到股骨干。

1. 切口　起于大转子尖端上方5cm，纵行向下经过大转子顶端中心，再沿股骨干向远端延长约8cm。

2. 手术方法 沿皮肤切口切开皮下脂肪和深筋膜，将阔筋膜张肌拉向前方、臀大肌拉向后方。锐性分离臀中肌在该层上的肌纤维，显露前方关节囊。T形切开关节囊，行股骨颈截骨，取头器取出股骨头。安放髋臼拉钩，完成显露。

（三）注意事项

（1）在大转子上方3~5cm处，臀上神经走行于臀中肌和臀小肌之间，向近端过度分离，可能会损伤神经。因此，分离臀中肌时，应在上端留置缝线，防止术中过度向上分离。

（2）股神经位于大腿神经血管束的最外侧，拉钩放置不当，可以引起损伤。前方拉钩必须安放于髋臼骨质上，而不能置于髂腰肌内。

（3）股动脉和股静脉也容易被拉钩损伤，分离股外侧肌时，会切断旋股外侧动脉的横支，应电凝止血。

四、后外侧显露径路

此入路是显露髋关节的最常用途径，受到Moore的极力推崇，又被称为南方入路（southern approach）。

后外侧显露途径可以方便、安全、快速地达到髋关节，并且不干扰髋关节外展结构，从而避免了术后短期的外展肌力丧失。后外侧途径也可以清楚显露股骨干，因而也可用于需要置换股骨假体的翻修病例。

（一）适应证

（1）半髋关节置换术。
（2）全髋关节置换术，包括翻修手术。
（3）髋臼后柱骨折的切开复位和内固定术。
（4）髋关节感染时置管引流。
（5）髋关节游离体摘除术。
（6）带血管蒂骨移植。
（7）髋关节后脱位的切开复位术。

（二）体位

患者侧卧位，患肢在上。由于多数患者的年龄较大，且皮肤易损伤，所以，保护下肢和骨盆的骨性突起很重要。可在健侧下肢的外踝和膝关节放置棉垫，在两膝关节之间放置一枕头。患肢铺巾时要留有空间，以便在术中关节可以自由活动。

（三）操作步骤

仔细触摸大腿外侧的大转子，转子的后缘较前外侧表浅，较易触及。

1. 切口 以大转子后缘为中心，作一长10~15cm的弧形切口。切口起自大转子后上方6~8cm处，沿此点分离臀大肌肌纤维至大转子后缘，经大转子后缘沿股骨干向下如果髋关节屈曲90°，可作经大转子后缘的直切口，当下肢伸直时，就会成为一条"Moore型"曲线切口。

2. 手术方法 切开阔筋膜张肌，显露股外侧肌。沿皮肤切口的方向延长筋膜的切口，钝性分离臀大肌的纤维。

臀大肌的血供来自臀上动脉和臀下动脉，动脉进入肌肉的深部，并向外分支，酷似自行车轮的辐条。因此，分开肌肉时，最好将其轻轻提起，从而可将穿行其中的血管钳夹、切断、电凝止血，以免血管缩回肌肉内造成止血困难。

坐骨神经通过坐骨大切迹离开骨盆，经闭孔内肌、上、下孖肌和股方肌浅面，在大腿后面下行。可于外旋肌外侧找到该神经，并容易触及。但不要刻意分离神经，否则可引起其周围脂肪内的不必要出血。

内旋髋关节拉紧外旋肌，使坐骨神经进一步远离手术野。

在梨状肌和闭孔内肌的大转子止点处留置缝线，紧贴股骨止点切断外旋肌，并将其连同后外侧的坐骨神经一并牵向后方。股方肌上部也需完全分离，以便暴露关节囊的后面。但此肌肉内含有起自旋股外侧动脉的血管，应避免切断该肌肉。至此，髋关节囊的后面已完全暴露，可纵向或 T 形切开关节囊，关节囊切开后，内旋股骨使髋关节脱位，显露股骨头和股骨颈及髋臼。

（四）注意事项

（1）此入路极少能暴露或切断坐骨神经，然而，应预防损伤该神经。在使用自动牵引器分离臀大肌时，有可能在切口后缘压迫神经，引起神经损伤。因此，应始终保持牵引器在外旋肌的断面，这样可以利用外旋肌肉保护坐骨神经。

（2）臀下动脉在梨状肌下面离开骨盆，它向头侧延伸供应臀大肌的深部。分离臀大肌时，将不可避免地切断其分支，因此应仔细分离止血。

五、髋关节内侧显露径路

髋关节内侧显露途径最早是由 Ludloff 描述，起初是为了治疗先天髋关节脱位所致的屈曲、外展和外旋等畸形手术而设计的。

（一）适应证

（1）先天性髋关节脱位的开放复位，可以清晰地显露妨碍髋关节复位的腰大肌肌腱。

（2）股骨颈下方和股骨近段内侧面的肿物活检和治疗。

（3）髂腰肌松解术。

（4）闭孔神经切断术。

（二）体位

患者仰卧位，患侧髋部屈曲、外展及外旋。在屈曲畸形的患者中，很难保持此体位。此时的体位通常由术者决定。一般将患侧的足底放于对侧膝关节的内侧面。

（三）手术操作

在大腿内侧触及长收肌，向上至耻骨嵴与耻骨联合的交界处即其在耻骨上的起点。长收肌是收肌肌群内唯一容易触及的肌肉。用一手指固定在大转子上，沿股骨沟皱褶向内及斜下方移动大拇指，直到触及耻骨结节，其与大转子尖处于同一水平面。

1. 切口 在大腿内侧作一纵行切口，以耻骨结节下 3cm 为起点，切口沿大收肌下行，长度由需要暴露的股骨长度决定。

2. 手术方法 于股薄肌和长收肌之间用手指钝性分离。然后，沿短收肌和大收肌之间的间隙分离，至切口的底部，触及小转子，注意保护大收肌收肌部分的神经支配——闭孔神经的后支，以保留该肌的伸大腿功能。

（四）注意事项

（1）闭孔神经前支位于闭孔外肌的顶部，大腿内侧沿长、短收肌之间下行，并由薄层组织缚于收肌之上，它支配大腿的长、短收肌和股薄肌。

（2）闭孔神经后支位于闭孔外肌的肌肉内，在出骨盆前分支支配该肌肉。此后，神经在大收肌和短收肌之间下行，支配大收肌的收肌部分。多数情况下，此入路是为了切断上述神经，以解除肌痉挛状态而特别设计的。

（3）旋股内侧动脉从腰肌肌腱远端的内侧绕行，在没有分离肌腱和不能直视下试图切断髂腰肌是很危险的，尤其是儿童。

（崔世杰）

第二节　臀部血管神经显露径路

臀部浅层的臀大肌是身体中最大一块扁肌，为一薄层深筋膜所覆盖。肌肉呈菱形，起于髂骨臀后线以后的髂骨臀面，并以短腱起自髂后上棘、骶骨下部与尾骨的背面及两骨之间的韧带、胸腰筋膜和骶结节韧带，肌纤维粗大，平行向外下，大部分移行于髂胫束的深面，小部分止于股骨的臀肌粗隆。由尾骨尖至股骨上、中1/3交点连线代表臀大肌的下缘；自髂后上棘画一线平行于上述之线，所形成的菱形即代表臀大肌的表面投影。

一、臀上动脉和臀上神经

臀上动脉起于髂内动脉后干，穿梨状肌上孔出骨盆，约相当于由坐骨结节向上与髂嵴连线之中点。臀上动脉与臀上神经伴行，同一位置还有1~2支伴行静脉。臀上动脉分为浅、深2支。浅支主要供应臀大肌，并发支供应臀中肌和髂后上棘附近的髂骨。深支在臀中肌的深面又分为上、下2支。臀上神经为骶丛分支，分上下2支，上支沿臀小肌上缘布于臀中肌；下支行于臀中、小二肌之间，供给臀中、小肌及阔筋膜张肌。臀下动脉亦起自髂内动脉，与坐骨神经及阴部内动脉相偕出盆。臀下动脉发支供应附近肌肉及髋关节。臀下神经为骶丛分支，由梨状肌下孔穿出，支配臀大肌。

显露臀上动脉、神经时，可沿髂转子后线切口。切开皮肤及浅、深筋膜后，沿切口方向披开臀大肌纤维，或自其下缘切断部分纤维向上翻起。辨认臀后外旋小肌群及臀中肌后，找出梨状肌与臀小肌之间的间隙，在梨状肌上缘靠内侧，用钝头钳小心分离脂肪纤维组织，即可显露臀上动脉、神经主干及其分支。注意切勿损伤臀上动脉，因动脉一旦被切断后可向盆腔回缩，引起大出血而不被发现，必要时可紧急剖腹，在腹膜后结扎髂内动脉，否则患者会因大量出血而死亡。在分开臀中、小肌纤维时，应注意臀上神经最下支的位置，否则容易损伤臀上神经的下支，可引起臀中肌前1/2、臀小肌及阔筋膜张肌失神经支配，致髋关节外展功能障碍。显露臀下动脉、神经时，可在大转子至坐骨结节间线中、内1/3交点处寻找。

二、坐骨神经

坐骨神经为人体最粗的神经，由骶丛分出，由腓总神经和胫神经组成，被一个共同纤维鞘及丰富的蜂窝组织所包围。坐骨神经一般经梨状肌下缘出坐骨大孔离开骨盆，但可存在多种变异。如坐骨神经在骨盆内高位分支时，腓总神经有时不穿梨状肌而经其上缘出盆，胫神经亦有不经梨状肌下缘而穿过该肌者；坐骨神经亦有时作为一个总干穿梨状肌或经其上缘出盆。坐骨神经在股骨大转子与坐骨结节之间下行，位于臀大肌的覆被下，贴附于坐骨背面。自髂后上棘至坐骨结节作连线，在其上、中1/3交界处至大转子尖再引一线，即代表梨状肌下缘，此线内、中1/3交界处为坐骨神经穿出处。

与坐骨神经一同经梨状肌下缘出盆者尚有臀下动脉、阴部内动脉及臀下神经。前二者均起自髂内动脉。臀下动脉发支供应梨状肌、肛提肌及髋关节。阴部内动脉出盆，随后再经坐骨小孔入阴部管，进入坐骨直肠窝。臀下神经为骶丛分支，支配臀大肌。为探查坐骨神经可采用髋关节后侧弧形切口。自髂后上棘的下外方沿臀大肌纤维方向向外下，到股骨大转子后上角后，再沿大转子后缘向下延伸到臀皱襞下转向内侧，以后沿大腿后侧中点下行到需要长度。亦可经臀后皱襞或经臀大肌下缘做切口，但需将臀大肌向上翻起；或沿坐骨神经表面标志线在臀部下方顺臀大肌纤维方向作斜形切口。切开皮肤及浅、深筋膜后，在臀大肌下缘辨认臀下皮神经和股后皮神经，前者向上翻转，后者初位于坐骨神经的内侧，继而至其后面。顺臀大肌纤维方向披开，直至髂胫束的后部。将臀大肌在髂胫束上的附着处切开，分别牵开臀大肌上、下部纤维，即可显露梨状肌坐骨神经，后者紧贴上、下孖肌、闭孔内肌及股方肌的后面，由臀大肌下缘纵行向下经股后达腘窝。

（钟　磊）

第三节　股骨显露径路

一、股骨上端及转子部的外侧显露径路

1. 切口　始于股骨大转子上前方约5cm处，先弯向下后，然后沿大腿外侧与股骨平行向下延伸约10cm或更多一些，长短视需要而定。

2. 手术方法　切开皮肤与皮下组织直至阔筋膜。在切口的下端沿切口方向将阔筋膜切开，然后向上恰在阔筋膜张肌的后缘用剪刀横行剪开阔筋膜。将阔筋膜及阔筋膜张肌向两侧牵开，即可显露股外侧肌及其在股骨大转子下缘的肌肉起点。将其沿股骨大转子的下缘横行切开，向下到股骨后外侧面。在离股骨粗线0.5cm处，用剪刀纵行剪开股外侧肌的后外侧部分及其筋膜。用这一方法，可将股外侧肌自其薄的部分切开。如直接自外侧切开股外侧肌，则恰在肌肉的厚部。也可开始在外侧披开股外侧肌及其筋膜而非在后外侧。从后面深部剥离肌肉，在邻近股骨粗线处切断肌肉。采用此种方法，以后缝合筋膜要容易些。逐步分段切开股外侧肌，每次不超过0.5cm。将股外侧肌向前侧牵开，如有股深动脉的穿支被切断，在该动脉缩回到股骨粗线内侧以前应钳夹结扎，否则动脉回缩不易止血。将肌肉分开至一定距离后，即可用骨膜剥离器将肌肉作骨膜下剥离，显露股骨干的外侧面及前外侧面。

继续向上对股外侧肌及股中间肌上段进行骨膜下剥离，可显露股骨转子间线及恰在此线之下的股骨前侧面。将髋关节囊附着于转子间线处切开后即可显露股骨颈的基底部。若需一更宽广的显露时，可将臀小肌在股骨大转子上的肌肉止点加以剥离。

在缝合手术切口时，使股外侧肌仍覆盖于股骨外侧面，缝合于遗留在股骨粗线处的股外侧肌纤维上。缝合阔筋膜，并按常规缝合其他各层。

二、股骨上部显露前侧径路

先参考显露髋关节的前外侧途径的细节，然后再注意下述一些情况。在分开肌肉以显露股骨颈时，有2、3或4层重叠的筋膜阻碍手术进路。这些筋膜层占有股直肌和阔筋膜张肌之间的空隙，与这些肌肉鞘的深面相连。其中一层的深面有旋股外侧动脉的升支及其伴行静脉。先夹住这一层的边缘找到这些血管，然后再切开筋膜。这些筋膜遮盖髋关节的前方，切开这些筋膜后，用一手指尖紧紧地压在关节囊上，向其上方插进去，在关节囊和其上的帽状覆盖物之间强行挤出一条途径。这个帽状覆盖物由臀小肌和臀中肌组成。在切开关节囊前必须先掀起这些帽状覆盖物。

三、显露股骨干的前外侧径路

股骨干的前侧由呈半个袖套状的肌肉所覆盖。这半个袖套是由包在筋膜内的股四头肌所组成，它的结合处在股外侧肌和股直肌之间，可作为手术切口部位。

（一）体位

仰卧位，患侧膝伸直，将足跟垫高，使股直肌松弛。

（二）操作步骤

1. 切口　在股骨中线沿髂前上棘至髌骨连线作切口。可根据需要利用其中一部分来显露股骨干。

上端切口要准确，紧靠髂前上棘之下的浅窝的中心。最好用拇指置于这一浅窝上，切口的位置恰好平分拇指。易犯的错误是切口偏外而切入肌肉内。

2. 手术方法　切开皮肤和浅筋膜。在阔筋膜张肌和缝匠肌之间切开阔筋膜。从肌间隙分开。在股骨大转子远侧一掌宽处，用手指找到股直肌和股外侧肌之间的间隙。在肌膜间远侧对一些小血管，可结扎、切断。再向远侧，当手指感到股外侧肌纤维与股直肌边缘邻接处，可切开之。

分清股四头肌的三层肌腱。进一步向下分开股骨干外的肌肉袖套可获得最大显露范围。在股骨

下段，股内、外侧肌远侧邻接部分的深层纤维交织成一薄片腱膜，是第二层肌腱。其浅面为第一层肌腱－股直肌腱，深面为第三层，即股中间肌腱。如拟移动股直肌的远侧部分，再向下显露股骨干，首先必须从股内、外侧肌组成的薄层腱膜上分开股直肌的后面。再将整个股直肌的外缘向前提起。这样就可以看到并分离股中间肌肌腹。顺肌纤维方向切开此肌腹及骨膜，并作骨膜下剥离，即可显露股骨干下段。

找出血管神经束。在距股骨大转子顶部一掌宽之远侧股直肌深面与股外侧肌之间找到旋股外侧动、静脉和股神经至股外侧肌的肌支。此血管束由内侧斜向下外进入股外侧肌，并常分成 2～3 支作扇状展开。有一薄层透明的筋膜和脂肪组织将其连接在股中间肌上，因有脂肪容易分离。在下缘分开薄膜，即可将血管神经束作一整体用手指钩起，如不小心可遗漏近侧的横行部分；有时分支分布较广，需将薄膜进一步切开。在血管神经束的下方，纵行切开股中间肌的全长及其下之骨膜，作骨膜下剥离，即可显露股骨干的大部分。一般不主张经此切口显露股骨上 1/3，不仅显露困难，而且容易损伤旋股外侧动脉和由股神经发出至股外侧肌的肌支。

辨认髌上囊，可扩展到髌骨顶部上方约 3 横指处。在切开股中间肌时应稍高一些，以避免穿破髌上滑囊。如将股四头肌腱薄片分开，再用一宽骨刀紧靠股骨干自上向下剥离，就能将髌上囊从股骨上分离，将其推向膝关节，达股骨干下段。用牵开器将股中间肌向两侧牵开，即可显露股骨干。

外侧肌间隔附着处不规则，有股深动脉穿支自肌肉与骨形成的拱形孔中穿过。将股中间肌外侧半及股外侧肌向外后侧牵开，可将这些穿支推向后方，离开股骨粗线，如此可紧靠股骨切开肌间隔而不损伤穿支。

如只需显露股骨干的中段，可在髂前上棘至髌骨外缘连线的中 1/3 作切口，分开股外侧肌和股直肌的间隙，先显露股中间肌，纵行切开股中间肌及骨膜，并作骨膜下剥离。不会损伤血管神经束及髌上滑囊。由于大腿内侧血管神经较多，如必须显露股骨干内侧，亦宜采用前外侧途径，而非前内侧途径。

术毕用弯止血钳插入股中间肌外侧部分和股骨之间，伸向后方，顶起皮肤，在其尖端作切口，可以安全地作好对口引流。由于外侧肌间隔挡住了止血钳，不致损伤坐骨神经。并可引导止血钳到手术野的后方。患者仰卧时，此肌间隔近乎垂直。在距膝关节几横指处，外侧肌间隔转呈冠状；但在此以上，则逐渐向后呈矢状。

四、股骨干外侧及后外侧显露径路

（一）适应证

股骨干广泛外伤、肿瘤或其他病变需彻底切除并需用各种植入物固定者。

（二）麻醉

硬膜外阻滞。

（三）体位

斜俯卧位，患侧在上。

（四）操作步骤

1. 切口　在股骨大转子基底部至股骨外髁连线上作纵行切口，后外侧切口稍靠后。

2. 手术方法　沿髂胫束的前缘切开浅筋膜及阔筋膜。将股外侧肌及股中间肌顺肌纤维方向切开。切开骨膜，将其自股骨上适当剥离。在进入股骨上 1/4 段时，可遇到旋股外侧动脉的分支；而在进入股骨下 1/4 段时，则遇到膝上外动脉，均可切断结扎。必要时，可采用此途径显露全股骨干，但不如后外侧切口更方便。

如拟作后外侧切口，显露股外侧肌的后部，并将其牵向前侧。对肌肉发达者。沿外侧肌间隔的前面继续进行分离直达股骨。外侧肌间隔附着于股骨粗线。将深部组织向前侧牵开，沿切口方向切开骨膜。用骨膜剥离器在骨膜下剥离股中间肌，其范围视需要而定。

此途径的缺点是：如患者肌肉发达，股外侧肌较难牵开；此外，在大腿中1/3，从股外侧肌横行穿入的股深动、静脉第2穿支易被切断，应预先结扎、切断。不要分离股二头肌长、短头，以免损伤坐骨神经。

五、股骨干后侧显露径路（Bosworth 径路）

（一）适应证

（1）股骨干后侧病变需切除者。

（2）显露坐骨神经。

（二）麻醉

硬膜外阻滞。

（三）体位

俯卧位。

（四）操作步骤

1. 切口　自臀部横纹以下，在大腿后侧正中线作纵行切口，止于腘窝上缘。

2. 手术方法　利用股二头肌长头作为标志，用示指作钝性剥离，在大腿中段可触及股骨的后面。股骨粗线中部的3/5被股外侧肌及股内侧肌所包围，用手指将这些肌肉分开后即可显露。沿股二头肌长头外缘进行剥离，分出股二头肌长头及股外侧肌间的间隔，再沿股二头肌长头的内侧分离，分出股二头肌长头和半腱肌间的间隔。如拟显露股骨中3/5近段，可将股二头肌长头及坐骨神经向内侧牵开；如拟显露股骨干中段的下部，可将股二头肌长头及坐骨神经牵向外侧。如拟显露股骨干中段的全部，可在股二头肌长头外侧股骨粗线上进行钝性剥离，并将股二头肌长头的下端分开，切断其远端附着处，连同坐骨神经一并牵向内侧。支配股二头肌短头的神经跨越切口的中部，属坐骨神经的分支，因股二头肌短头并不完全由其支配，可以保留或切断，在股骨粗线显露后，作骨膜下剥离，显露股骨干。

采用这一手术途径时，决不可将股二头肌长头向外侧牵开以显露股骨干中段的全部，因有可能使坐骨神经其遭受损伤。必须记住，任何持久而用力的牵拉及粗暴动作都可招致坐骨神经损伤，引起下肢永久性残废。

（樊俊俊）

第四节　大腿血管神经显露径路

在大腿前上部，髂腰肌由髂窝及腹后壁下行，其联合腱止于股骨小转子。缝匠肌为身体最长之肌，由髂前上棘斜越大腿前面之全长，下行变为一扁平薄腱，越过股薄肌及半腱肌的浅面，止于胫骨粗隆的内缘及胫骨前缘上端的内侧。缝匠肌为股部重要肌性标志，其上端作为股三角的外界，下部作为收肌管的顶盖，在其外缘的斜线上可寻找由股神经发出的1~5支股前侧皮神经。股四头肌由股直肌、股内侧肌、股外侧肌及股中间肌四肌组成，各肌均有其单独的起点，在下部融合为一坚强的股四头肌腱，止于髌骨，并向下延长为髌韧带。

一、股动脉

股动脉为髂外动脉的续行段，位于股三角内的股鞘外侧格，相当于腹股沟韧带的中点，即髂前上棘与耻骨结节之间。股动脉经腹股沟韧带之后入股后，下端行至股三角尖，即入于收肌管，经收肌腱裂孔与腘动脉相续。股深动脉多由股动脉后壁或后外侧壁发出，根部位于腹股沟韧带中点以下约4cm，小转子平面以上。

1. 切口　在腹股沟韧带中点上方1.0~1.5cm处，沿股动脉投影线作8~10cm长的切口，或在股三角股动脉投影线作8~9cm长的切口。

2. 手术方法　切开皮肤及皮下组织及浅筋膜。在腹股沟韧带下方及隐静脉裂孔切开阔筋膜浅层，将缝匠肌向外侧牵开，切开缝匠肌鞘的后壁，钝性游离股动脉，注意不要损伤外侧的股神经和内侧的股静脉。股动脉无论在股深动脉以上或以下均不能结扎，坏死率可高达 50% ~ 80% 。

在进行切取带旋髂深动脉的髂骨时，可自髂嵴中点至腹股沟韧带中点作斜行切口。为便利操作，可先切断腹股沟韧带，显露髂外及股动、静脉，找出旋髂深动、静脉并沿其走行进行分离。保留沿髂嵴内唇走行的旋髂深动脉主干及附于其上部分软组织。

二、股神经

股神经发自腰丛，经腹股沟韧带深面，在髂前上棘与耻骨结节连线中点外侧 1.2cm 处入股，由此点向下作一长 2.5cm 的垂直线即股神经的表面投影。股神经位于股动脉的外侧，其本干径路极短距离后，即分为许多似马尾样的分支，其中有皮支、肌支和关节支。皮支有股中间皮神经、股内侧皮神经及隐神经，肌支至耻骨肌、缝匠肌及股四头肌各肌，关节支至髋、膝关节。

1. 切口　从髂前上棘内上方 3 ~ 4cm 处向内下方作一与腹股沟韧带相平行的切口，至腹股沟中点转向腹股沟下方。Z 形切断腹股沟韧带可加大显露范围。

2. 手术方法　切开皮肤、皮下组织及浅筋膜。在切口上段，切开腹外斜肌腱膜、腹内斜肌及腹横肌，向上推开腹膜，在腰大肌的外缘及股动脉鞘的外侧切开髂筋膜，即可显露股神经。注意不要损伤股神经各分支及内侧的股动脉。

三、闭孔神经

闭孔神经一般由 $L_{2~4}$ 前支组成，盆内段呈扁平形，盆外段呈椭圆形。闭孔神经穿闭膜管处分为前、后支，前支下行，介于闭孔外肌与短收肌之前，耻骨肌与长收肌之后；后支穿闭孔外肌，介于前为短收肌及后为大收肌之间。闭孔神经发支支配股薄肌、长收肌、短收肌大收肌及闭孔外肌，尚发支支配髋、膝关节。

1. 切口　在耻骨结节上一横指作横切口以显露盆内段；在股部前侧股动脉内侧缘与内收肌外侧缘作斜向内下方的斜切口以显露盆外段。

2. 手术方法　为显露闭孔神经盆内段，切开皮肤及浅、深筋膜后，切开腹直肌前鞘，向内侧牵开腹直肌，沿盆壁向下剥离，向上推开腹膜，在耻骨后面用手指即可摸到并显露闭孔神经。注意不要损伤与其伴行的闭孔动脉。如为显露盆外段，在切开皮肤及浅、深筋膜后，在耻骨肌与长收肌之间，沿长收肌内缘向上解剖，可显露闭孔神经本干，在长收肌与短收肌之间可找到前支，短收肌与大收肌之间找到后支。

（王　鹏）

第五节　膝关节切口显露径路

膝关节腔位于膝前方皮下，由于膝前方皮瓣血供和神经支配的特殊性，膝前方切口显露时应注意如下几点：①如膝前方已有纵行切口，仍应按原切口入路。②如已有几个纵向切口，应选择紧靠膝外侧切口。③如手术需在原有纵向切口旁另作一个纵向切口，两切口间距必须符合整形外科皮瓣手术操作要求，避免皮瓣坏死。④尽可能避免实施一个基底靠外侧、大的弧形皮瓣切口。⑤如已有一个横行弧形切口，允许实施一个十字交叉的纵行切口。⑥膝前方皮肤纵向切口切开后，所有操作步骤必须在膝深筋膜层下进行，禁忌在深、浅筋膜两层之间分离。⑦膝前内侧切口应避免损伤隐神经髌下支。⑧如在充气止血带下实施膝部手术操作，下肢应先驱血，极度屈膝状态下充气加压，随后伸膝放松橡皮驱血带，使手术中髌骨容易外翻，膝关节充分暴露。

一、前内侧径路

（一）膝前内侧髌旁径路

是膝部最常用的切口。

1. 切口　自股四头肌腱内侧缘、髌骨上极近端约 10cm 起始，向远端延伸，弧形绕过髌骨内侧缘，转向膝前中线止于胫骨结节或其远端。

2. 手术方法　切开皮肤和深筋膜并向两侧牵开，沿着股内侧肌与股直肌内缘之间间隙向深部解剖，切开股四头肌腱腱性组织至髌骨内上方，自髌骨内侧边缘 2~3mm 处和髌韧带内侧边缘先后切开膝内侧支持带、关节囊、滑膜、膝内侧脂肪垫。髌韧带止点内侧缘可部分锐性分离，便于将髌骨向外翻转，与此同时屈膝，可使膝髌上囊、关节腔完全显露。

为尽可能减少膝前皮瓣血供障碍，近年来越来越多学者主张采用膝正中膝内侧髌旁径路替代传统的略带内侧弧形的膝前内侧入路。切口长 20~25cm，位于膝前正中，跨越髌骨正前方，切口远端止于胫骨结节内侧旁 1cm。切开皮肤后，于深筋膜层下分离切口内侧皮瓣并游离至髌骨内侧边缘。为避免皮瓣缺血坏死，不主张采用张力压迫的皮肤拉钩及采用电刀切割浅层结构，尽可能减少电凝止血。以后膝关节显露操作步骤完全与膝前内侧髌旁入路相同。

如遇到股四头肌挛缩，或膝僵直，传统切口显露膝关节困难，可采用股四头肌 V–Y 成形术（Coonse–Adams）或胫骨结节截骨术（Whitesides）暴露膝关节。

（1）股四头肌 V–Y 成形术（Coonse–Adams）：采用膝前内侧髌旁入路，髌骨难以向外翻转显露膝关节。此时可采用股四头肌 V–Y 成形术，自股四头肌肌腱切口顶端另作一个与肌腱切口方向成 45°夹角的向外向远侧的延伸切口，切断股四头肌腱，此时股四头肌腱连同髌骨、髌韧带，向远端翻转，完全显露膝关节前方结构。

如果股四头肌腱结构薄弱，收缩能力欠佳，可采用胫骨结节截骨术替代股四头肌 V–Y 成形术。胫骨结节截骨术除了便于显露僵直膝关节外，还适于伸膝装置对线恢复（realignment of the extensor mechanism）。

（2）胫骨结节截骨术（Whitesides）：膝前内侧髌旁入路切口，向远端延伸，止于胫骨结节下 8~10cm。切开皮肤和筋膜，骨膜下显露膝内侧胫骨近端胫前嵴，用电锯自内向外截取一块包括胫骨结节和胫骨前嵴近端在内的长约 7cm，近端宽度约 2cm，远端宽度约 1.2~1.5cm，厚度 1cm 左右的骨块。骨块外侧缘仍与小腿软组织、筋膜、股四头肌扩张部相连。截骨完成后将整个骨块向外翻转，显露膝关节。手术完成后骨块复位，可用 2~3 枚皮质骨螺钉固定或用钢丝结扎固定。

（二）经股四头肌内侧肌深面前内侧径路（sub vastus approach）

最初由 Erkes 提出，后经 Hofmann 等人提倡推广。其最大优点，可以较好保留膝内侧结构、髌骨血供和获得髌股关节最大的稳定性。相对禁忌证为体重超过 90kg，或原先已实施过手术例如伞膝置换术。

采用膝前内侧切口，屈膝位髌骨内侧切开浅层支持带；股内侧肌表面筋膜钝性分离，直至股内侧肌附着点，确认股内侧肌下缘，并将其从骨膜和肌间隔表面钝性分离，直至内收肌结节近端约 10cm 处，再确认股内侧肌附着在内侧关节囊肌腱止点，靠近髌骨中间部位横行切断，此时尽可能不进入关节腔。将股四头肌尽可能向前方牵开，暴露膝关节囊。自近端向远端沿着切口方向切开髌上滑囊、关节腔以及髌韧带内侧脂肪垫，髌骨向外翻转，膝关节缓慢极度屈曲，同时将股内侧肌从近端止点部位钝性分离。伸膝位允许伸膝装置完全向外移位和髌骨外翻，此时膝关节已完全清晰显露。

二、膝内侧及其支持带径路

由于膝关节镜技术迅速发展与普及，原先主要为切除内侧半月板或游离体手术设计的经膝内侧及其支持带入路手术切口已越来越少使用。

1. 切口　①膝内侧髌韧带内侧缘旁开 3cm 作一长约 5cm，斜行跨越内侧关节间隙切口。②在内侧关节间隙水平向自髌韧带内侧缘至内侧侧副韧带前缘作一约5cm长的横形切口。③施行一个内侧关节平面自股骨内上髁至髌韧带内侧缘长弧形切口（Cave手术切口）。后一切口能较好同时显露膝内侧前、后关节腔。

2. 手术方法（Cave）　屈膝90°，确认股骨内上髁，皮肤切口起于关节间隙近端约1cm水平，股骨内上髁后约1cm处，向下向前跨越关节间隙至远端1.5cm处，然后转向前方达到髌韧带内侧边缘。逐层切开皮肤、皮下筋膜和膝内侧部分支持带，于内侧侧副韧带前缘沿皮肤切口方向切开关节囊和滑膜层进入膝前内侧关节腔。于侧副韧带后缘自股骨内上髁纵形向远端跨越关节后内间隙，切开关节囊和滑膜层进入膝后内侧关节腔。

三、膝后内侧径路

患者仰卧屈膝60°位，同侧髋外展外旋位。切口沿股内侧肌后缘自内收肌结节近侧3cm起，向远端向前弧形跨越内侧关节间隙，止于胫骨结节内侧。沿着皮肤切口，分离皮下筋膜，靠近切口远端1/3处仔细识别并保护隐神经发出的髌下支。沿着缝匠肌前缘切开浅层筋膜，将缝匠肌和在其下方的其余鹅足向后方牵开。显露浅层内侧侧副韧带，于韧带前纵向切开关节囊，显露膝前关节腔，将膝关节极度屈曲，鹅足进一步牵向后方，在切口近端将腓肠肌内侧头从后关节囊剥离。于内侧侧副韧带后缘切开关节囊，显露关节内后间隙。

四、膝前外侧径路

与膝前内侧入路相比，由于膝前外侧入路髌骨更难向内侧翻转，因此该切口较少使用。但它能较好显露股骨外髁、胫骨外髁，如切口向远端延伸还可较好显露胫骨近端外侧部位。然而，Keblish在严重的膝外翻病例中，经该入路可成功地进行全膝关节置换，因此该入路操作又被学者所关注。经此切口，髂胫束能被松解或延长。膝后外角区域易被松解。还可到达胫腓上关节，切除腓骨头，松解腓总神经。

手术方法（Kocher）：皮肤切口起于髌骨近端7.5cm，股外侧肌与股四头肌腱联合处，沿股四头肌腱、髌骨和韧带外缘向远端延伸，止于胫骨结节远端2.5cm，向深层解剖直到关节囊，将髌骨连同其上的肌腱一起牵向内侧，即可显露关节腔。

五、膝外侧及其支持带径路

1. 切口　经膝外侧跨越关节间隙，自内下向外上短斜形切口或经膝外侧关节间隙平行横向曲棍球棒状切口，能显露膝前外侧关节腔，但要同时显露膝外侧前后关节腔则可采用Bruser和Hoppenfeld切口。

2. 手术方法

（1）Bruser法：患者仰卧极度屈膝位，皮肤切口起自髌韧带外侧缘中点，沿关节间隙向外延伸止于腓骨近端至股骨外髁假想连线交汇点，切开皮肤和皮下组织，显露髂胫束。由于此时膝关节处于极度屈曲位，髂胫束纤维方向几乎与切口平行。按纤维走向切开髂胫束。由于屈髋屈膝位，髂胫束显得较松弛，它很容易在前后向被牵开。在切口后方注意保护松弛的外侧侧副韧带以免受损。位于滑膜外，侧副韧带与半月板后外侧面之间可找到膝外下动脉并加以保护。切开关节滑膜层进入膝外关节间隙。手术结束后屈膝位缝合滑膜层，膝伸直位缝合深筋膜和皮肤。

（2）Hoppenfeld/deBoer法：患者取仰卧位，患侧臀部垫高并屈膝90°，皮肤切口起自髌骨中线偏外3cm处，向远端经关节间隙、胫骨Gerdy结节继续延伸5cm。切口近端沿股骨轴线弧形向近侧延伸。广泛分离前后皮瓣，切开髂胫束与股骨外髁后面的腓肠肌外侧头起点，外侧头与关节囊后外侧角之间可找到膝外上动脉的分支。纵行切开关节囊，探查膝关节后关节腔。

六、膝后外侧径路

手术方法（Henderson）：屈膝90°，膝外侧，沿着股二头肌腱和腓骨近端前缘施行一弧形切口。切口近端向深部解剖分离，沿着外侧肌间隔表面直至股骨外侧髁近端5cm处的粗隆嵴。显露股骨外髁和外侧副韧带起点，股后肌位于股二头肌腱和外侧副韧带之间间隔。游离并将其拉向后方，即可暴露关节后外侧面。纵行切开关节囊和滑膜，显露关节腔。

（张伟旭）

第六节　腘窝显露径路

腘窝为一菱形窝，位于膝的后部，其界限上外侧为股二头肌，上内侧为半腱肌、半膜肌，另缝匠肌、股薄肌及大收肌腱亦做成一部分，下外侧为腓肠肌外侧头，下内侧为腓肠肌内侧头。腘窝内由深至浅依次为腘动脉、腘静脉及胫神经。腘动脉位于腘窝的底，上段与腘面相接，下段紧贴膝关节囊及腘肌筋膜后面。腘动脉分支众多，除肌支及关节支外，又分为膝上外侧动脉、膝上内侧动脉、膝下外侧动脉、膝下内侧动脉及膝中动脉等关节支。腘窝内围绕血管、神经充填以脂肪组织。腘窝的底为股骨腘面、腘斜韧带、腘肌及其筋膜，其顶为筋膜覆盖，有小隐静脉、淋巴管及股后皮神经穿过。

一、腘窝外侧显露径路

在腘窝上部，腘动、静脉的主干紧位于股骨干后侧；而在下部，股骨两髁之间的膝关节囊像帐幕一样将腘动、静脉架起，使其与股骨之间有一拇指宽的间隙。

股二头肌紧靠股骨外髁之后，在肌间隔后侧处于游离状态。髂胫束的后缘和外侧肌间隔的连接处可作为手术标志。有两个方法可确定髂胫束后缘。使患者膝关节部分屈曲，左膝时者用左手指，右膝用右手指。将示指与中指并列，横行置于大腿外侧，当中指指尖触及腓骨头后缘时，示指指腹即紧靠髂胫束后缘的皮肤上（图7-1A）；或在屈膝位紧靠股骨外髁之上用手指捏住软而可移动的股二头肌肌腹（图7-1B）。股二头肌止于腓骨头，与腓肠肌外侧头交叉。在股骨外髁的外侧有一小块肌肉覆盖于膝关节囊上。

（一）麻醉

硬膜外阻滞。

（二）体位

半侧卧位，健侧下肢伸直，患肢斜向健侧，患膝屈曲置于健膝之上，患侧足跟置于健侧小腿之上，使患侧腘窝倾斜至适当角度。

（三）操作步骤

1. 切口　在大腿外侧远段，沿髂胫束的后缘至腓骨头作约15cm长的切口（图7-1C）。

2. 手术方法　切开皮肤及浅筋膜，但勿切开深筋膜。确定髂胫束后缘再将其切开。找出在股二头肌、外侧肌间隔和股骨外髁之间的间隙，在股骨外髁之上一指宽处用钝头剪刀进行分离，将股二头肌肌腹的游离部分从肌间隔分离出来。用手指扩大此间隙，沿肌间隔后方轻柔操作，分离股二头肌短头自外侧肌间隔后缘附着处（图7-1D）。当遇到有阻力的条索，系穿动脉经过肌间隔之股四头肌之前走向股二头肌的分支。结扎、切断这些分支。钝性分离股二头肌直达皮肤切口的上端。紧靠股骨髁将一手指插入间隙内，将指背贴于肌间隔的后面。轻轻弯曲手指，钩住血管束，然后游离之。切断少数将血管系在股骨上的小分支，将血管束向后侧牵开，即可充分显露腘窝面。

如拟扩大显露股骨干，可将此切口向上延长。在此切口范围内无重要血管神经干。在股骨外髁上方，将股二头肌短头在外侧肌间隔上的附着处剥离，继续钝性剥离以达腘窝部。将腘动、静脉向后侧牵开，切断并结扎股深动、静脉的穿支。须处理穿行的动、静脉横支（图7-1E）。向上延伸皮肤切口约一指宽，可从肌间隔或股骨粗线上剥离股二头肌短头，显露肌间隔的后部。胫神经位于腘动、静脉之后，腓总神经沿股二头肌内缘走行。切开并剥离骨膜即可显露股骨。

— 149 —

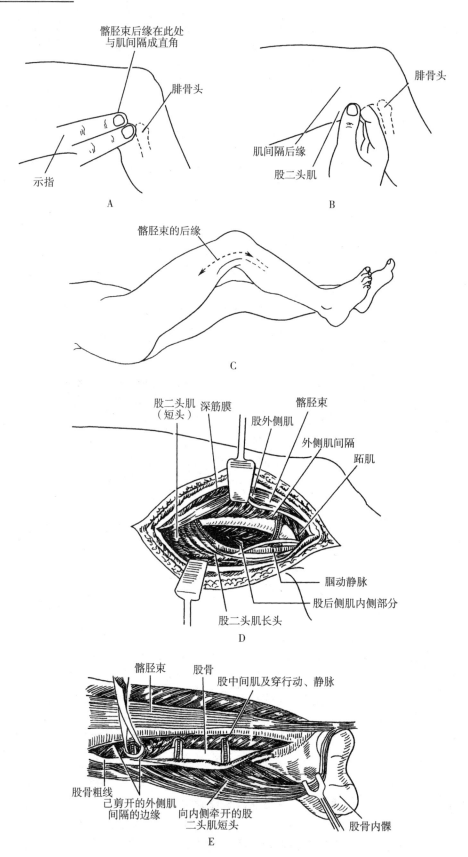

图 7-1 腘窝及股骨下端外侧显露径路

A. 寻找髂胫束后缘的两指法；B. 可动性测定法；C. 切口；D. 自外侧肌间隔分离肌肉；E. 注意股后穿动、静脉

二、腘窝内侧显露径路

在膝内侧，缝匠肌斜越大腿前面的全长，至下端变为一扁平薄腱，跨过股薄肌及半腱肌的浅面，止于胫骨粗隆的内缘及胫骨前缘上端的内侧，一部分移行于小腿筋膜，其后侧为腓肠肌内侧头，前面为股内侧肌。在缝匠肌之后，大隐静脉上行，约在髌骨内缘一手掌处，有吻合支与小隐静脉及深部静脉支相交通。隐神经在股腘管内下行至膝内侧，与并行的股动脉的膝最上支由股腘管纤维腱膜顶，在缝匠肌与股薄肌之间穿出深筋膜，沿大隐静脉之前下行至小腿内侧。

（一）麻醉

硬膜外阻滞。

（二）体位

患者仰卧，健侧臀下垫一沙袋，使身体向患侧倾斜。膝稍屈曲，患足外缘置于健侧小腿上，尽可能靠近膝关节（图7-2A）。

（三）操作步骤

1. 切口　在收肌结节之上15cm处，沿内收肌肌腱做切口，向下止于收肌结节之下3横指处，切口主要部分在其近侧。应注意收肌结节约在股骨内髁前方3横指处，不要误将股骨内髁认为是收肌结节，致使切口过于靠后（图7-2B）。

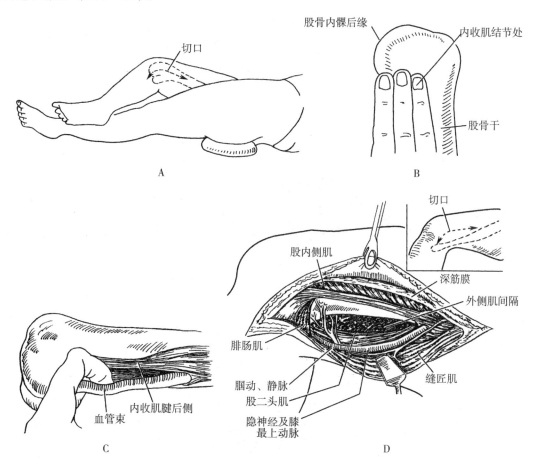

图7-2　腘窝内侧显露径路

A. 体位和切口；B. 内收肌结节的三指定位法；C. 在大收肌肌腱之后侧切开筋膜：将一手指伸进窝内，钝性游离血管束；D. 已显露之腘窝面

2. 手术方法　在收肌结节平面显露缝匠肌。在其前切开筋膜。大隐静脉位置较浅，如切口合适不会损伤。用剪刀分离缝匠肌的深面，直至收肌结节的近侧，不要损伤位于缝匠肌及股骨内髁之间的滑

膜。膝关节屈曲时，滑膜即位于缝匠肌之下。完成上述操作后，游离的缝匠肌即可移向后方，留下已显露的、可作标志的大收肌肌腱。在其前方可见隐神经刚离开收肌管。隐神经在缝匠肌的深面，必须注意保护。膝最上动脉的浅支常与之伴行，它的深支沿内收肌腱走行，被一些股内侧肌的肌纤维所包围。

在内收肌腱之后将游离的薄筋膜层夹起切开，插入手指，指背对肌腱直至到达腘窝面的中央。血管束离股骨干约一指宽，将指尖弯曲即可找到血管束。扩大进入腘窝的切口，用手指游离血管束，向上达收肌孔，向下达股骨内髁（图7-2C）。轻轻向后牵开，可见一些小血管分支走向股骨，钳夹切断，股骨的腘面即可完全显露（图7-2D）。

如拟延长内侧切口，向上可朝髂前上棘至耻骨联合中点延长切口上部，沿股动脉的走向找出缝匠肌的外缘。向内侧游离肌腹使之离开，切开构成收肌管管顶的薄膜，找出血管（图7-3A）。使膝关节屈曲，剪开内收肌管管壁，轻轻钝性分离股、腘动脉干的连续部，用橡皮条环绕并牵向一侧，约在收肌结节以上7指宽处，如遇到从动脉干发出至股内侧肌的肌支可予切断，为进入骨干扫清道路（图7-3B）。切开并分离股内侧肌在股骨的附着部，即可显露腘窝以上10~15cm长的骨干（图7-3C）。由于胫神经和腓总神经分别位于切口的后侧或外侧，术中不会遇到。

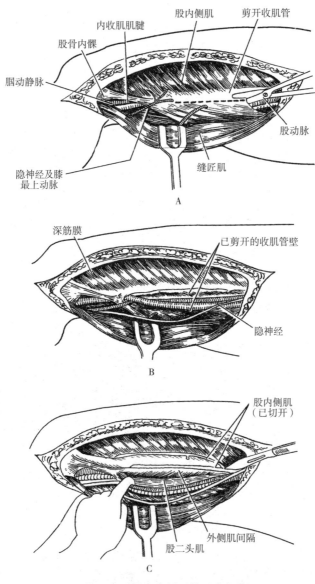

图7-3 腘窝内侧延长手术径路

A. 将缝匠肌从内收肌管壁牵开，然后剪开内收肌管；B. 使膝关节屈曲，游离股动脉和腘动脉干连续部；C. 将股腘动脉干牵开，扫清到达股骨干的道路

三、腘窝中央显露径路

1. 切口　在腓骨头上方约一指宽处沿腘窝中线作纵行切口。起自膝关节平面以上 10～15cm，止于膝关节平面以下一指宽处。

2. 手术方法　切开皮肤及浅筋膜。在腓肠肌两肌起之间的沟内及腘筋膜表面或其深面找出小隐静脉。如有困难可将切口边缘向两侧牵开。将小腿后侧腓肠肌内、外侧头形成的 V 形沟从中线劈开。切开深筋膜，于 V 形沟内寻找腓肠神经。在腘筋膜之下即为较大的胫神经干，可作为分离大腿后方内、外两侧肌肉的向导。

向两侧牵开大、小腿两侧已分开的肌肉后，即可见到与胫神经紧密贴连的腘动、静脉，动脉最深。用手指钝性分开血管神经束及其主要关节分支，将神经牵向外侧，血管牵向内侧后，即可到达腘窝面。

膝关节屈曲时，腘窝后侧肌肉显得松弛表浅；半腱肌移向切口中部。在切口远侧，可将血管、神经移向两侧，切开腘肌并在不切开比目鱼肌腱弓的情况下，可显露胫骨后侧腘窝面。

（王树辉）

第七节　胫骨显露径路

一、胫骨前内侧显露径路

（一）体位

仰卧位。

（二）操作步骤

1. 切口　在膝关节平面之下，自髌韧带内侧沿胫骨前缘内侧或外侧向下切开，其长度视需要而定。

2. 手术方法　切开皮肤及浅、深筋膜。掀起皮瓣，可充分显露胫骨内侧面。注意勿损伤大隐静脉及伴行的隐神经。沿胫骨内侧面的中线，切开和剥离骨膜，即可显露胫骨。过度切开或剥离骨膜可影响胫骨血供及骨质再生。如需显露胫骨近段，则需解剖缝匠肌、股薄肌和半腱肌腱及位于其深面的鹅足囊，才能到达骨质。将胫骨外侧的胫骨前肌牵开，可显露胫骨。

胫骨前内侧显露容易，很少肌肉覆盖，几全在皮下，仅在下端有胫骨前肌和𧿹长伸肌越过。胫骨本身血供很差，应尽量少剥离骨膜，以免影响愈合。

二、胫骨后外侧显露径路

（一）适应证

（1）胫骨前面及前内侧面严重瘢痕，皮肤条件很差者。
（2）显露腓骨及其移位术。

（二）体位

俯卧或侧卧位，患侧在上。

（三）操作步骤

1. 切口　在小腿后外侧沿腓肠肌外缘作纵行切口，长度视需要而定（图 7 - 4A）。

2. 手术方法　切开皮肤及浅、深筋膜。在腓肠肌、比目鱼肌和腓骨肌之间分开，将腓肠肌向后牵开，腓骨肌向前牵开，显露腓骨后面的𧿹长屈肌并进行剥离（图 7 - 4B）。从腓骨上分离比目鱼肌远侧起点，将其向内后牵开。在切口的近段可见腓动脉的肌支，应予保护勿使损伤。胫后动、静脉和胫神经位于𧿹长屈肌和胫骨后肌之间，术中不需显露，可连同胫后肌群向内侧牵开（图 7 - 4C）。腓骨的背侧在切口外缘，可进一步显露其骨干（图 7 - 4D）。后侧肌群牵开后，在骨间膜的后面切开胫骨后肌的附着点，然后沿骨间膜附着于胫骨处，在胫骨后面外缘处骨膜下剥离起于胫骨后面的肌肉（图7-4E）。除胫骨近侧1/4因与腘肌和近侧血管、神经关系密切不需显露外，其余胫骨平坦的后面可完全显露。术毕解除止血带，彻底止血，将胫骨后肌恢复原位，松松缝合小腿外侧的深筋膜，切口间断缝合。

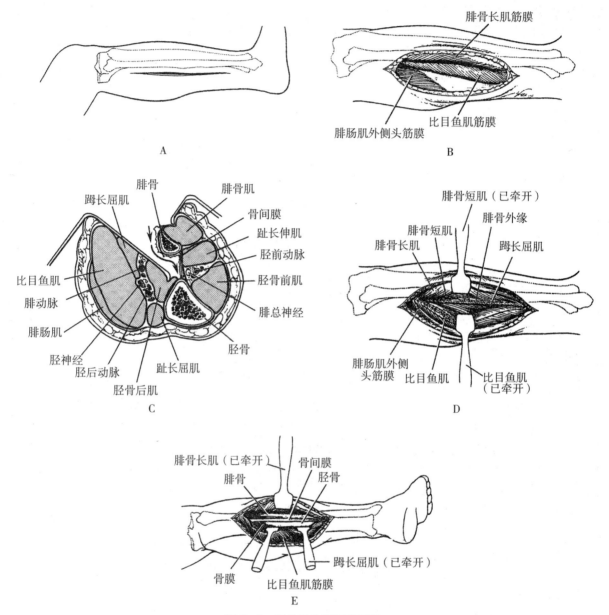

图7-4 胫骨后外侧显露径路

A. 切口；B. 将后侧腓肠肌、比目鱼肌及姆长屈肌与前侧腓骨肌分开；C. 小腿横切面示显露途径；D. 将比目鱼肌远侧自腓骨向后内牵开；E. 显露胫骨

三、胫骨上内段后侧显露径路

（一）体位

俯卧位。

（二）操作步骤

1. **切口**　自腘窝后侧屈曲皱襞外侧横行向内经腘窝，再沿小腿内侧纵行向下，8～10cm，全体作曲棍状或倒L形。

2. **手术方法**　切开皮肤和浅、深筋膜，将其翻向外下方。辨认小隐静脉和腓肠内侧皮神经。找出半腱肌与腓肠肌内侧头之间的间隙，将此两肌分别向上内侧和下外侧牵开。在其深面，即为腘肌和趾长屈肌。再分别向上内和下外作骨膜下剥离。胫后血管和胫神经位于比目鱼肌的深面，经此切口不会遇到。至此即可显露胫骨上1/4。需要时可沿小腿内侧延长切口，继续在相同肌间隙解剖。

四、胫骨下端后外侧显露径路

（一）体位

俯卧位，一沙袋置于足背，使膝关节屈曲，足跖屈。

（二）操作步骤

1. 切口　从外踝下一拇指宽处，向上弯行沿跟腱外缘，8～10cm。目的在于避开腓肠神经（图7－5A）。

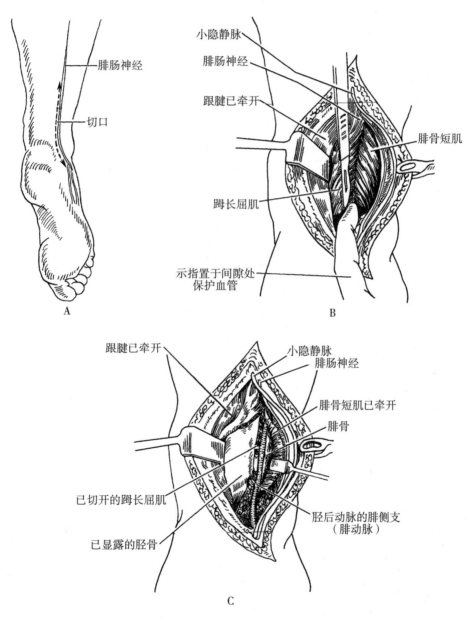

图7－5　胫骨下端后外侧显露径路

A. 切口；B. 将示指置于蹈长屈肌及腓骨之间的间隙内，触及胫骨后侧；C. 用示指保护腓动脉，切开蹈长屈肌肌起，将其肌腹向内侧牵开

2. 手术方法　切开筋膜后，进入脂肪层。在跟骨上两指宽处将见到的交叉腓动脉及伴行的较大腓

静脉切断、结扎。可在腓骨后缘的内侧剥离骨干。在腓骨与踇长屈肌相连的下部有一间隙，由此向上可沿腓骨安全地切开踇长屈肌，将其向内牵开，即可显露胫骨后侧。

确认踇长屈肌，不要将腓骨短肌误认为踇长屈肌。鉴别时可用拇指及其他手指握住不确定的肌肉，如手指向前捏住腓骨，可断定是腓骨长、短肌，踇长屈肌常位于更内侧的深处（图7-5B）。分离并剥离踇长屈肌，将手指压向腓骨，当手指保护好已游离的血管时，即可向上并向内牵开踇长屈肌，即可显露胫骨后外侧（图7-5C）。

（刘传安）

第八节　腓骨干显露径路

显露腓骨干主要采用后外侧径路（Henry途径）。

（一）体位

侧卧于健侧，健侧下肢伸直，患膝置于健膝之前，使患侧足跟置于健侧胫骨之上。

（二）操作步骤

1. 切口　从腓骨头向下直至外踝后，根据需要可作任意长短切口，最上部还可沿股二头肌向上延伸。

2. 手术方法　切开皮肤及浅筋膜。在切口上部沿股二头肌腱内缘切开深筋膜，用钝头剪自上向下分离直至腓骨头。在股二头肌腱附着处的内侧找出腓总神经，在切口上部，神经被肌腱覆盖。向上游离神经，直到足够松弛。将剪刀的一翼插入神经已离开的小沟，切开深筋膜，即可进入比目鱼肌和腓骨长、短肌之间的间隙。将腓总神经向前上牵开，剥离覆盖于神经分支之上的腓骨长肌附着处。

显露腓骨上半时，需要将腓总神经及其分支充分游离，在股二头肌腱及腓骨头的后方确认腓总神经后，方可安全地进行操作。当腓总神经牵开后，可见一条浅沟将小腿肌肉与腓骨头分开，由此可将后方腓骨长、短肌与前方比目鱼肌分开，安全地显露腓骨。剥离腓骨干上1/3后，注意肌肉或骨间膜的剥离角度不同，在膝下一掌宽处，腓动、静脉与骨膜紧密粘连。腓骨上的肌纤维朝向足部，骨膜剥离器应指向膝关节，斜行呈锐角；在显露腓骨下半时，可在腓骨短肌和趾长伸肌及踇长伸肌之间三角形皮下区的顶部找到一个间隙。而在外踝处则应将骨膜剥离器插入腓骨长、短肌的深面。腓动、静脉恰在外踝后缘的内侧，将骨膜纵行切开后，即可用骨膜剥离器将血管连同踇长屈肌从骨干上分离。对附着于腓骨干上的肌肉宜朝向膝部分离。骨间膜的纤维方向与此相反，从上内斜向下外，因此可自上向下剥离。

（夏洪超）

第八章

脊柱手术径路

第一节　枕颈部显露径路

一、经口径路

颅骨牵引或用头架，置头颈于后伸位。气管切开，或气管内插管全身麻醉。采用开口拉钩，最大限度地将口张开，并从舌根部将舌向下拉开。此时显露硬腭，软腭，悬雍垂与咽后壁。

显露 C_1 与 C_2，用两根细软胶管，分别自左，右鼻孔穿入，经咽分别绕过悬雍垂两侧拉出口腔，将软腭向上牵拉，也可用深拉钩将悬雍垂与软腭向上拉开，则显露咽后壁，在中线切开粘膜，咽缩肌，并向两边钝性剥离，则显露 C_1、C_2 的前面（图 8 - 1，图 8 - 2）。

显露 C_1、C_2 与斜坡下部，将软腭纵向切开，牵向两侧。如果需要，还可以将硬腭表面粘膜与骨膜切开，向两侧钝性剥离，显露足够范围的硬腭。用咬骨钳或高速磨钻切除适当范围的硬腭骨，则可露出鼻咽腔上部。向上延长咽后壁纵切口，可见齿突尖以上与斜坡下部。经口途径适用于齿突切除，该部位的肿瘤切除，与结核病灶清除（图 8 - 3）。

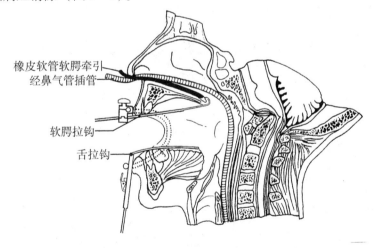

橡皮软管软腭牵引
经鼻气管插管

软腭拉钩

舌拉钩

图 8 - 1　经口径路示意图

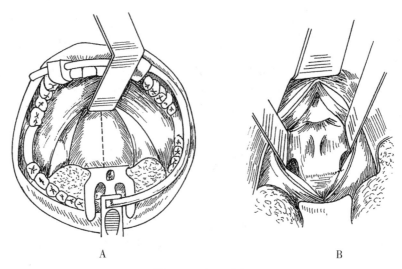

A   B

图8-2　经口途径

A. 咽后壁显露；B. C₁前弓与齿突显露

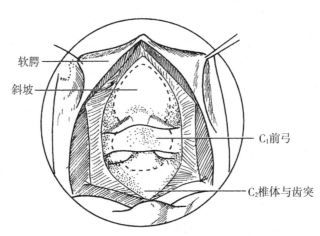

软腭 ———

斜坡 ———

——— C₁前弓

——— C₂椎体与齿突

图8-3　向上切开软腭显露斜坡

二、枕颈区后路显露径路

气管插管全身麻醉下，在颅骨牵引与医生保护下，将患者置俯卧位，头颅置头架上，头颈呈屈位。自枕外粗隆至 C_4 或 C_5 棘突作正中线纵切口。切开皮肤，皮下及项韧带之后，首先用电刀与 Cobb 剥离器剥离肌肉，显露 C_3、C_4 棘突与两侧椎板，达关节突关节的外缘，将 C_2 棘突的两侧分叉分别切断；其次向两侧分别牵拉骨块连同附着的肌肉，并显露椎板与侧块的背侧面，并用双极电凝或压迫止血；第三，用电刀自枕外粗隆下切开皮下至骨膜，分别向左、右两侧做骨膜下剥离，并用电刀将枕下肌群的附着处切断，向两侧推开，达 C_2 两侧显露的宽度。此时枕骨后下面大部已显露；第四，分别用自动拉钩将枕于颈部的切口向两侧牵开。触摸 C_1 后结节与后弓的部位。用小刀将 C_1 后结节附着的肌肉止点切断，沿 C_1 后弓背侧切开。用小号骨膜剥离器，沿 C_1 后弓的后面分别向两侧做骨膜下剥离。在 C_1 后弓于其侧块交界处的上部有椎动脉由 C_1 侧块的上部后方绕行向内，并经 C_1 椎动脉沟进入颅内，C_1 神经根也在该动脉的前下方行走。在显露 C_1 后弓与侧块时应注意避免损伤。枕颈区后路显露适用于枕寰区后方减压，枕颈融合与 $C_{1\sim2}$ 后方螺钉固定术（图8-4）。

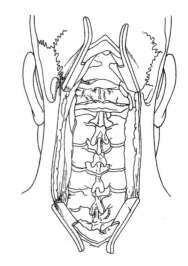

图8-4　枕大孔后缘与 C_1、C_2 后弓的显露径路

— 158 —

三、上颈椎前内侧显露径路

该途径与 1969 年由 De Andrade 和 Maenab 介绍。仰卧头颈后伸位由一侧显露 C_1、C_2、C_3 与斜坡下部。

自右或左一侧乳突向下绕过下颌角，与下颌缘平行，相距一横指向内延伸至中线切开皮肤、皮下。垂直于该切口向下至胸锁乳突肌长轴中线，沿该肌斜向下与上述切口近似 T 形切开至皮下。在颈阔肌深面剥离切口上下之皮瓣。

上部可见颌下腺。在显露需要时可切除。沿胸锁乳突肌内缘切开颈深筋膜，并在颈动脉鞘内侧向椎前与咽后间隙方向钝性解剖，达显露的目标。在此过程中，在切口上部切断茎突舌骨肌、二腹肌后腹；下部切断舌骨甲状肌之后可见横行的血管与神经结构。颈前静脉，甲状腺上动、静脉，面动脉，舌下动脉，以及颞浅动、静脉均可结扎、切断。而喉上神经、咽神经、舌下神经均应予以保护。在完成上述操作之后，将咽部向对侧牵拉，下颌向上牵拉，可见显露部位。本途径适用 C_1、C_2 前部病灶清除，肿瘤切除与侧关节融合（图 8-5）。

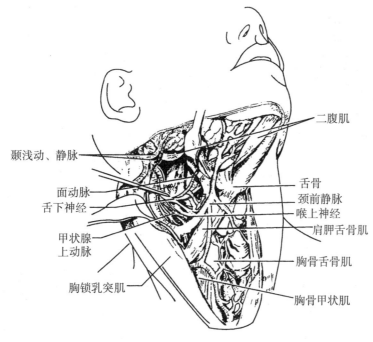

图 8-5　颈动脉三角区解剖

（邝冠明）

第二节　下颈椎（$C_{3\sim6}$）前内侧显露径路

一、前内侧径路

从前方显露 $C_{3\sim7}$ 甚至下达 T_1、T_2 均可采用前内侧途径。仰卧位，头颈略后伸。气管插管全身麻醉，或颈浅、深丛阻滞，或局部浸润麻醉均可。

皮肤切口能够左或右侧斜行，或横行切口以显露 $C_{5\sim6}$，并采用右侧横切口为例介绍显露过程。平第一气管环状软骨横向切开皮肤、皮下组织与颈阔肌。在该肌深面向上下游离皮瓣。上下拉开皮瓣。在胸锁乳突肌内侧缘切开深筋膜，稍加钝性分离，可见肩胛舌骨肌由内上向外下斜行于切口中。解剖并且切断该肌，用中号丝线结扎断端，分别牵开。左手示指触摸颈总动脉搏动，并将示指置于颈动脉鞘内侧加以保护。用小号钝性骨膜剥离器沿甲状腺、气管、食管外侧缘钝性分离，并向内侧推离上述结构。此时可见甲状腺中静脉，结扎切断。有时可能见到甲状腺下动脉、静脉与喉返神经。为显露充分，该动、静脉可结扎切断。但需小心保护喉返神经。此后，用颈椎拉钩将上述颈前部结构拉向对侧，可见椎前间隙，在双侧颈长肌之间纵行切开椎前筋膜，则显露椎体前面与前纵韧带。本途径适用于颈椎病，椎体骨折，椎体肿瘤，切除等前方减压，椎体融合术（图8-6，图8-7）。

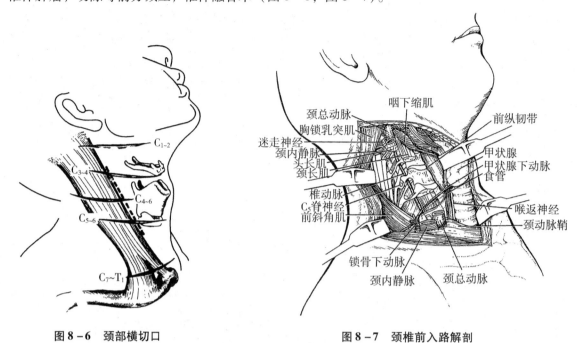

图8-6　颈部横切口　　　　　　　　　　　图8-7　颈椎前入路解剖

二、C$_{3\sim7}$后侧显露径路

气管内插管全身麻醉，或局部浸润麻醉。俯卧位，颅骨牵引下头颈屈曲，头颅置于头架上。枕外粗隆下方1~2cm处起，沿后正中线至T$_1$或T$_2$棘突分层切开皮肤、皮下与项韧带。电凝止血。由C$_7$至C$_3$电刀切断棘突一侧的肌肉附着点，用Cobb骨膜剥离器沿椎板后表面做骨膜下剥离。并向侧方推离，达关节突背侧面的外缘。用纱条填压止血。同样方法显露对侧。取出止血纱条，完善止血后，在切口上、下段分别置后颅凹自动拉钩，则可直视C$_{3\sim7}$棘突，椎板与两侧关节突的背侧面。本途径适用于椎管切开减压，椎板成形椎管扩大术，脊椎附件的病变切除术，后路融合术，与关节突螺钉钢板内固定术等（图8-8）。

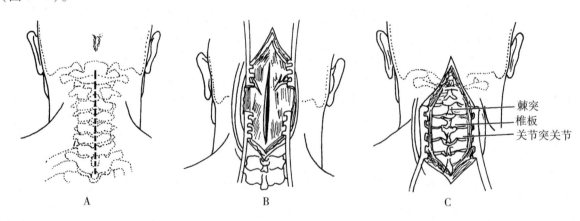

图8-8　颈椎后入路
A. 颈后正中纵切口；B. 切开皮肤、皮下和项韧带；C. 颈后部结构完全显露

（马云山）

第三节　颈胸段显露径路

颈胸段一般指 $C_7 \sim T_{3,4}$。经后方可显露椎弓与脊髓。经胸腔侧前方途径与经胸骨前途径显露椎体与脊髓腹侧。

一、经胸骨切开前方显露径路

颈胸联合切口，切开胸骨，经上部纵隔达 $C_7 \sim T_{3,4}$ 的前方，是比较困难的显露途径。切开胸骨有三种不同的方法。一是纵向劈开胸骨；二是倒 T 形切开胸骨上段；三是切除一侧胸锁关节及胸骨柄的半侧。三种方法都曾被应用。认为后一种方法显露更为满意，予以介绍。

一侧胸锁关节与同侧胸骨柄半侧切除显露途径：

仰卧位，头偏向对侧。气管内插管全身麻醉。根据显露病灶的需要，可选择左或右侧。以左侧为例进行介绍。下颈横切口连接胸骨中线纵切口，切开皮肤、皮下与颈阔肌。在颈阔肌深面游离皮瓣，显露胸骨柄，左侧胸锁关节与锁骨内 1/3 段。骨膜下剥离将上述深面结构深面与上、下侧面游离。需要在骨面附着点上切断胸锁乳突肌的胸骨头与锁骨头，并向上推开。切除胸锁关节，胸骨柄半侧，与第一肋的胸骨端，第二肋软骨，进入上纵隔。在儿童的胸骨后有胸腺，成人已萎缩，其深面为气管、食管、主动脉弓、锁骨下动、静脉、喉返神经、胸导管等。在气管、食管侧面，与血管之间向深处钝性分离，轻柔解剖达椎体前面。并用平滑拉钩向两侧拉开，加以保护。将椎体前面筋膜切开，可见颈长肌在椎体前面的两侧部。$T_{1\sim3,4}$ 椎体前面。本途径适用于 $T_{1\sim3}$ 前方椎体切除减压，植骨融合术（图 8-9）。

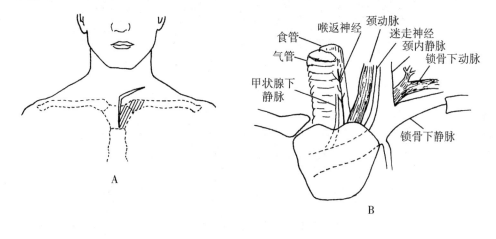

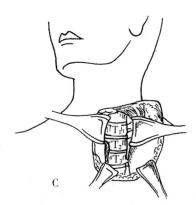

图 8-9　一侧胸锁关节切除显露 $T_1 \sim T_3$ 前方

A. 皮肤切口，与胸锁骨切除范围；B. 左胸锁关节切除后，深层的解剖结构，将含有颈动脉、迷走神经及颈内静脉的颈动脉鞘牵引外侧，而食管，气管与喉返神经牵向内侧；C. 显露 $T_1 \sim T_3$ 椎体前方

二、经胸腔侧前方显露径路

切除第三肋骨，经胸腔可从侧前方显露 $T_2 \sim T_4$ 椎体。气管内插管，全身麻醉。将患者置于左侧位，右侧在上。左腋部置胸垫。右上肢完全消毒，便于术中向上前牵拉肩胛骨。

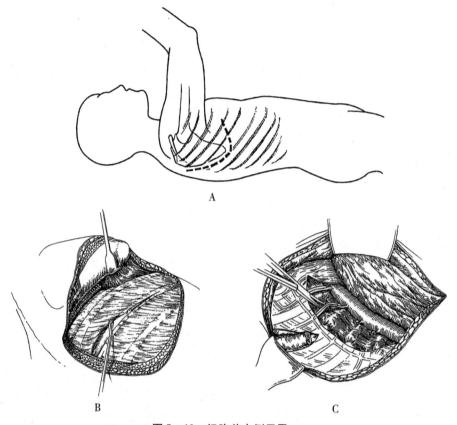

图 8-10　经胸前内侧显露

A. 沿肩胛骨后、下缘做皮肤切口；B. 切断肩胛骨后、下肌肉，将肩胛骨向前上拉开，切除第三肋骨；
C. 显露 T_2、T_3、T_4 椎体侧、前方，处理节段血管

皮肤切口，背侧在椎旁，自 T_2 棘突水平向下，绕过肩胛下角向前达第三肋软骨端。切开皮下组织之后，沿肩胛骨后与下缘分别切断背阔肌、斜方肌、菱形肌、后锯肌。将肩胛骨向头侧与前方拉开。由第一肋确定第三肋骨。切除第三肋骨，经肋骨床开胸。用开胸器将切口扩大，可见胸椎体侧面与纵隔中的主动脉弓与静脉。在椎体侧面切开胸膜壁层，分别向前、后、上、下分离。分别结扎切断与手术目的相关的节段动、静脉，可显露 $T_{1\sim4}$ 椎体侧与前面（图 8-10）。本途径适用于 $T_{2\sim4}$ 椎体切除减压，植骨融合术。

（王树辉）

第四节　胸椎显露径路

胸椎显露途径通常分为三种入路：后侧正中径路、后外侧椎旁径路和经胸径路。

一、后侧正中径路

（一）适应证

（1）椎板减压术。

（2）椎管探查术。

（3）脊椎后路内固定术和后路融合术等。

（二）麻醉

依据手术范围和年龄大小。手术范围大和儿童可取全身麻醉，手术范围较小和成人可取局部麻醉。

（三）体位

取俯卧位或90°侧卧位。

（四）操作步骤

切口以病变为中心，上、下各两个棘突为标志，作背部正中切口（图8-11）。

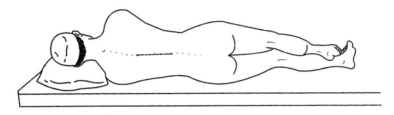

图8-11　背部正中切口

切开皮肤、皮下组织及深筋膜。用有齿镊压住棘突两缘，切开棘上韧带（图8-12）。再用有齿镊夹住切开之棘上韧带后用刀切开棘上韧带附着于棘突部。然后用电刀于骨膜下切断附丽于棘突及椎板的竖脊肌，直至关节突平面，填塞干纱布条压迫止血。

依此方法显露所需的节段。抽出两相邻节段的纱布条，用两个骨膜剥离器分别插入两节段的关节突并向外侧撬起，于其间切开尚连的棘上韧带和棘间韧带。然后用自动拉钩将分离的肌肉牵向两侧，显露棘突、椎板及关节突（图8-13）。

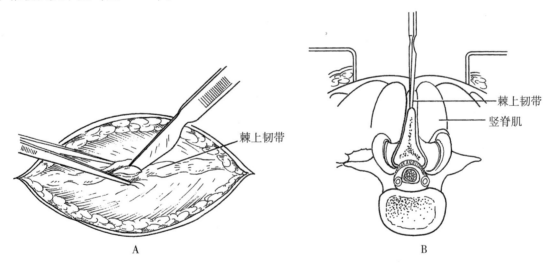

A　　　　　　　　　　　　　　　　　　B

图8-12

A. 切开棘上韧带；B. 切开棘上韧带剖面图

163

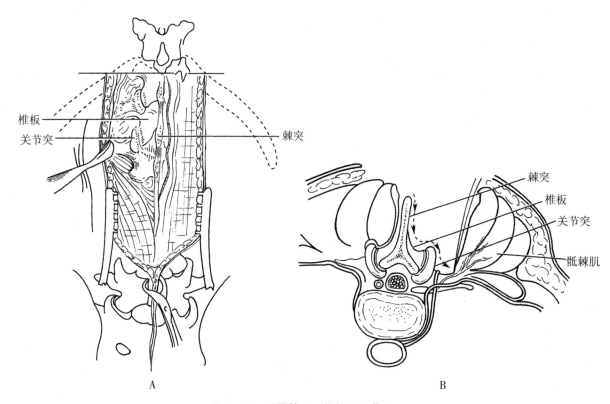

椎板
关节突
棘突

棘突
椎板
关节突
骶棘肌

A   B

图 8 - 13　显露棘突、椎板及关节突

A. 分离附丽于棘突及椎板的竖脊肌直至关节突平面；B. 剖面图

二、后外侧椎旁径路

（一）适应证

（1）胸椎病灶清除术。

（2）胸椎侧前方减压术。

（3）椎管探查术等。

（二）麻醉

全身麻醉或局部麻醉。

（三）体位

患者侧卧位，病侧在上。躯体与手术台呈 100°～120°位，躯体向前倾（图 8 - 14）。

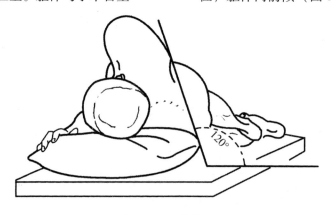

120°

图 8 - 14　体位

（四）操作步骤

切口以病变为中心，远近两端各延长 1~2 个节段，距棘突中线旁 5cm 作直切口，切口长 10~12cm（图 8-15）。切开皮肤、皮下组织及深筋膜。然后切断肌肉层。显露上胸椎。先切断斜方肌、大菱形肌和小菱形肌，显露 $T_{5~8}$，接着切断斜方肌和背阔肌，显露 $T_{9~10}$，然后切断背阔肌和后下锯肌（图 8-16）。切断上述肌层后即为竖脊肌。用电刀将竖脊肌于外、中 1/3 交界处分离切断。切断此竖脊肌时出血较多。将内侧部分竖脊肌牵向内侧显露病椎横突尖部（图 8-17）。确定横突尖部可依据许多竖脊肌腱性纤维止于该处。将横突尖部腱性组织切断，用骨膜剥离器分离横突背侧软组织。切开横突腹侧的肋横韧带。然后于横突基底部用骨凿凿断，取出横突（图 8-18）。操作时易损伤肋间动脉后侧。若该动脉破裂出血，可用电凝或干纱布压迫止血。然后将与患椎相连的肋骨切除 5~6cm。首先工字形切开肋骨骨膜，用骨膜剥离器分离肋间外肌和肋间内肌，前者从肋骨上缘由后向前，后者从肋骨下缘由前向后，于骨膜下剥离肋骨（图 8-19）。用肋骨剪在距肋骨头 5~6cm 处剪断肋骨。用持骨器夹住肋骨近侧断端，在肋椎关节处剪断韧带取出近侧肋骨，包括肋骨头（图 8-20）。为了清晰显露胸椎病变，通常需如上法切除 2~3 根肋骨近端。切除肋骨后，于肋间肌束中找出肋间神经和肋间动、静脉，分别予以结扎、切断（图 8-21）。将切断的肋间神经远端抽出，而近端予以保留，作为进入椎管内寻找脊髓的引导。在处理两根肋间神经和肋间动、静脉后（图 8-22）。切断肋间肌束，将胸膜推向前方，则显露出胸椎椎体侧方和椎弓根。依据病变性质，可处理胸椎椎体，胸椎间盘以及切除椎弓根进入椎管侧方探查脊髓（图 8-23）。

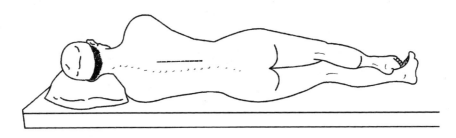

图 8-15 椎旁切口

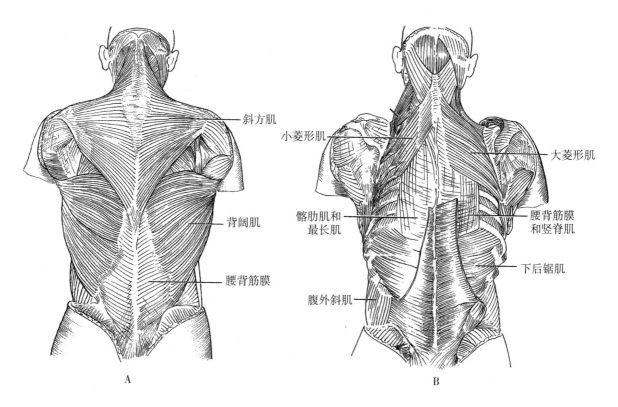

A　　　　　　　　　　　　　　　　　　　　B

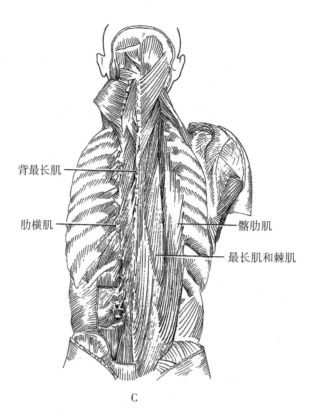

C

图 8 - 16　背部各层肌肉

A. 背部切口肌肉层次；B. 背部肌肉；C. 背部肌肉

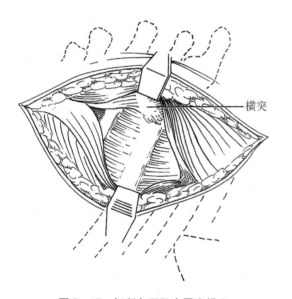

图 8 - 17　切断各层肌肉露出横突

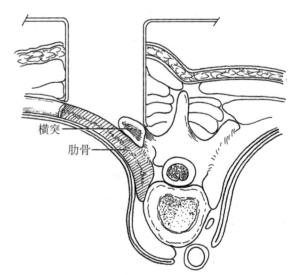

图 8 - 18　肋骨横突切除范围

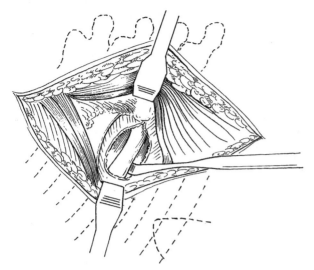

图 8-19 剥离肋骨骨膜

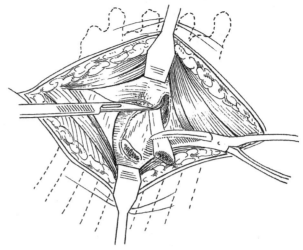

图 8-20 分离肋骨头后取出近侧肋骨段

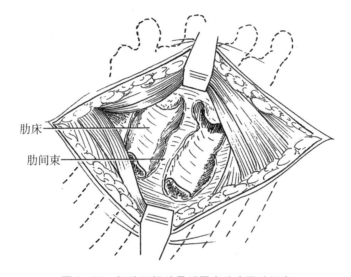

肋床

肋间束

图 8-21 切除两根肋骨后露出肋床及肋间束

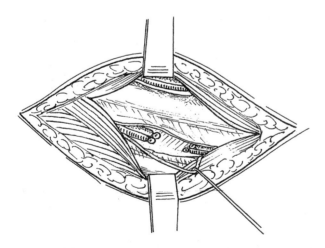

图 8-22 游离肋间神经，结扎肋间血管

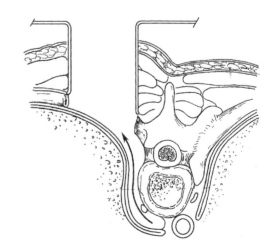

图 8-23 后外侧入路显露胸椎

三、经胸腔径路

（一）适应证

（1）胸椎结核病灶清除术。

（2）胸椎体肿瘤切除及重建。

（3）胸椎体间融合。

（4）脊柱侧凸前路矫正术。

（5）胸椎间盘突出症经胸腔椎间盘摘除术等。

（二）麻醉

气管内插管全身麻醉。

（三）体位

取90°侧卧位，术侧在上。将该侧上肢上抬，超过头部置于托板上。使肩胛骨于胸壁部外旋，即可显露第5~6肋间。对侧于上胸壁腋部垫以薄枕，使腋动脉、腋静脉和臂丛神经避免受压（图8-24）。体位固定后，检查上肢有无色泽变紫、静脉充血现象，桡动脉搏动是否正常。

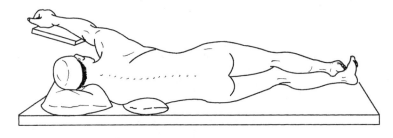

图8-24　体位与切口

经胸腔手术入路，依据病变情况可从左或右侧开胸。若无特殊需要，通常取右侧手术入路，可避免左侧手术途径时遇到主动脉和胸导管。

（四）操作步骤

经胸腔手术途径，主要适用于$T_{4~10}$脊椎前侧病变。切口一般以第7肋和第8肋为准。切口沿肋骨方向后侧开始于竖脊肌外缘，前侧至腋前线。在所定肋骨上缘作切口。要切除第5~6肋时，切口可绕肩胛骨下角行走。即切口起点和肩胛骨内界中段相对应的棘突在同一水平，并处于该棘突和肩胛骨内界之间，向下绕过肩胛骨下角后向前、向上至乳腺下界。

切开皮肤、皮下组织和深筋膜，然后依次切开肌肉。第一层切开背阔肌，高位沿肩胛骨内缘者，同时切开斜方肌和大、小菱形肌。第二层切开前锯肌、腹外斜肌起点及竖脊肌外缘。低位则切断部分后下锯肌（图8-25，图8-26）。

显露所需切除的肋骨。用肩胛骨拉钩，向上提肩胛骨，在肩胛骨下用手扪到的最上的肋骨即为第二肋，以此为准即可确定需切除的肋骨。切开肋骨骨膜，用骨膜剥离器分离切开的肋骨骨膜。从肋骨下缘由前向后剥离肋间内肌及肋床。从肋骨上缘由后向前剥离肋间外肌。剥离肋骨前端时，不要露出肋软骨。然后用肋骨剪，在肋骨前、后两端剪断取出。若从肋间入路，即直接由选择的肋间，由外向内切开肋间外肌和肋间内肌。避免损伤位于肋骨下缘的肋间神经和肋间动、静脉。显露胸膜壁层。将肋骨床和胸膜壁层或仅胸膜壁层切开一小口，空气随即进入。肺组织即逐渐完全萎陷。若肺组织与胸壁有粘连，用剪刀剪断带状或膜状的粘连，使肺完全萎陷。用盐水纱布垫保护胸壁，置开胸器逐渐将胸廓撑开，显露胸腔内手术野。

用盐水纱布垫覆盖肺组织并将其牵向中线。即显露胸椎椎体的侧前方及后纵隔。若需要显露椎弓根部，则需将与病椎相邻的肋骨近段5cm，从肋椎关节和肋横关节处分离切断取出。

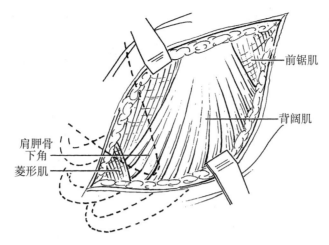

图 8-25　切开皮肤及深筋膜后显露浅层肌肉

前锯肌

背阔肌

肩胛骨
下角

菱形肌

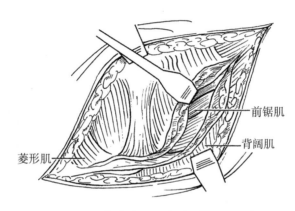

图 8-26　切断浅层肌肉后显露深层肌肉

前锯肌

背阔肌

菱形肌

　　纵行切开纵隔胸膜，即可见位于左侧的胸主动脉和半奇静脉，位于右侧的奇静脉以及肋间动、静脉。将肋间动、静脉或左、右侧的半奇静脉、奇静脉予以结扎切断（图 8-27）。切断肋间动脉不要超过 3 根，以免损害脊髓血液供应。然后于胸膜外用骨膜剥离器，将纵隔中的食管或主动脉从椎体前方推开，即显露椎体正前方、椎间盘和前纵韧带（图 8-28）。依据手术要求，在此部位进行手术。若手术需要同时探查椎管，则应保留肋间神经近端，以此为引导，切除一侧椎弓根，扩大一侧椎管探查脊髓。

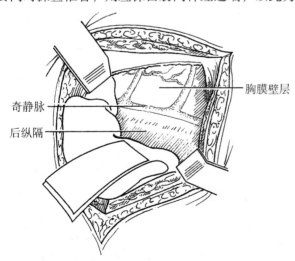

胸膜壁层

奇静脉

后纵隔

图 8-27　显露胸椎侧前方及后纵隔

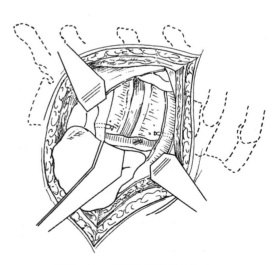

图 8-28　显露胸椎体及椎间盘

手术完毕检查胸腔内有无出血，温盐水冲洗，在腋后线第9~10肋间隙置胸腔引流管1根，以便术后作闭式引流。然后用关胸器将切口上、下的肋骨对合，一层缝合肋间内、外肌，肋骨骨膜及胸膜壁层。留最后1~2针胸壁小口，请麻醉医生将肺充气，扩张肺组织，然后将上述的胸壁小口完全关闭。逐层缝合胸壁切断之肌肉和皮肤。胸腔引流依据情况在术后24~72h拔除。

（张伟旭）

第五节　胸腰椎显露径路

一、后侧径路

（一）适应证

为显露胸腰段脊椎的椎弓或椎管，施行病变切除、脊髓和神经根减压、脊柱融合与内固定、畸形矫正等手术，均可采用后侧途径。

（1）胸腰段不稳定性骨折伴截瘫，特别是骨折脱位，需行复位、后路减压、内固定与融合术者。

（2）胸腰段椎弓病变需手术切除者。

（3）胸腰段椎体病变，已行前路手术或不需前路手术，为稳定脊柱需行后路融合或固定融合术者。

（4）儿童的胸腰椎病变，如椎体结核已破坏椎体上下骺板，需行后路融合术，以防止生长过程中发生渐进性后凸畸形。

（5）胸腰段后凸或侧凸畸形，需行后路矫形者。

（6）椎管内病变，需采用椎板切除途径行病变切除者。

（二）麻醉

根据患者全身状况和耐受情况，可选用全身麻醉或局部麻醉。

（三）体位

一般采取俯卧位。使患者俯卧于脊柱手术架上，腹部悬空，髋关节微曲。

（四）操作步骤

1. 切口　沿背正中或棘突顶点连线作纵形切口。切口长度以上下两端均能显露拟手术区的上下各1或2个正常脊椎的棘突为宜。

2. 手术方法　参阅"胸椎显露后侧正中途径"之手术步骤。

在脊柱胸腰段手术容易发生脊椎定位的差错。不可采用体表标志作为脊椎手术定位依据，触摸第12肋骨也不是精确的定位方法。定位依据：①术前已确认某一脊椎的椎板、棘突或关节突有骨折或破坏性病变、或隐性裂或棘突变异等，可依此作为该脊椎定位依据。②一般情况下，必须作手术中的定位照片或C形臂机透视检查，插针（或用其他金属物）在预定脊椎的棘突根部的头端作标志，根据照片所示来判断该脊椎的确切位置，若原判断有误则根据照片重作定位以决定手术范围。

（五）注意事项

1. 止血要点　①剥离附着于棘突和椎板的竖脊肌时，不可撕裂肌肉。尽量做到经骨膜下的剥离，肌肉整块的、从尾端向头端的剥离。先用刀从中线切开棘上韧带及棘间韧带，并在棘突上向双侧削开棘上韧带。然后用锐骨膜剥离器作棘突侧壁的剥离和椎板后的剥离。在棘突上缘用刀切削棘间韧带附着，然后将韧带和肌肉作为一整片推向侧方，用纱布填塞止血，并逐步向头端行进。②若竖脊肌剥起的深面有一处出血难止，应有目的地寻找和电凝节段动脉的后支（背侧支）。该后支由横突下缘的内侧，即横突根部的下缘与椎板外缘的交界转角处，向后穿出。宜先剥离其上下横突的背侧面，向外侧牵开竖脊肌，以双极电凝烧灼此血管止血。

2. 儿童手术的特点　儿童的棘突尖端有软骨帽（生长骨髓），儿童的骨膜较成年人厚。作棘上韧带中线的纵行切开时，用锐刀切透软骨帽直达骨质。用骨膜剥离器向两侧推开软骨帽，即可较顺利的经骨膜下剥离棘突侧壁达椎板背面。

二、后外侧径路

（一）适应证

经后外侧的肋骨横突切除入路，可用于 $T_{10～12}$ 椎体病变切除、或硬脊膜囊的前外侧减压术以及椎体结核病灶清除术。以此途径行病灶清除后宜再行后路脊柱融合或固定融合术。若拟在病变切除的同时行椎体间植骨和内固定或脊椎重建手术，则宜采用本节的下列两种途径之一。

（二）操作步骤

参阅"胸椎显露后外侧径路"。

三、胸膜外、腹膜后径路

（一）适应证

本入路可显露 $T_{11,12}$、$L_{1,2}$ 椎体。因而，特别适用于临床常见的 T_{12} 或 L_1 椎体爆裂骨折的前路减压和脊椎重建手术。通常采用左侧入路。

（二）麻醉

宜采用气管插管全身麻醉。

（三）体位

患者侧卧于万能手术床上，左侧在上。双上肢向前平伸，置于双层上肢托架上。右侧腋下垫软枕，以免右侧肩部及腋下的神经血管束受压。腰下垫枕或摇起手术床的腰桥，使患侧季肋与髂嵴分开。骨盆前后方置卡板，并使用约束带使患者保持端正侧卧体位。手术中可根据显露需要使床位向一侧倾斜，而改变患者卧姿（对地平面而言）为斜俯卧位或斜仰卧位。

（四）操作步骤

1. 切口　先从 T_{10} 棘突旁开 5cm 处向下做短段直线切开，然后沿第 11 肋向前下方斜行，切口下端止于第 11 肋软骨前段。

2. 手术方法　如下所述。

（1）切开皮肤和浅筋膜，沿第 11 肋行走方向切断背阔肌，切断下后锯肌及竖脊肌的外侧部（髂肋肌）。将竖脊肌由第 11 肋骨剥离并向后牵拉，切除第 11 胸椎的横突。

切除第 11 肋骨沿第 11 肋骨中轴线切开其骨膜，仔细作肋骨的骨膜下剥离（图 8 - 29）。注意肋骨上缘由后向前剥离、肋骨下缘由前向后剥离的原则，保持肋骨骨膜的完整性。在第 11 肋骨大部游离后，即可切断肋骨头上附着的韧带而切除第 11 肋骨。

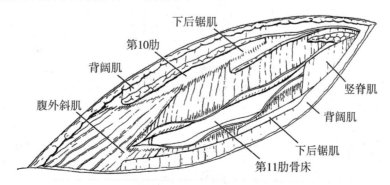

图 8 - 29　经第 11 肋骨床、胸膜外径路
图示切口、切断的肌肉，第 11 肋骨骨膜已切开、剥离

（2）胸膜的剥离：以利刀仔细在肋骨床上作小切口，只切透肋骨骨膜，提起肋骨骨膜切缘，用弯止血钳夹住"花生米"样小纱布球推开其下的胸膜。顺肋骨床中轴线逐步剪开肋骨骨膜并逐步推开胸膜，操作必需轻柔，勿使胸膜破裂。

到达腹膜后，为了显露 L_1 椎体常需扩大手术野，切口前端在第 11 肋骨尖端向前下方顺延 3cm，以中号止血钳在第 11 肋软骨前方分开腹侧壁的三层肌肉和腹横筋膜，推开其深面的腹膜，术者的示指探入达肋软骨深面，然后沿其中轴线切开第 11 肋软骨（图 8 - 30）。在此处胸膜外间隙与腹膜后间隙已相通。

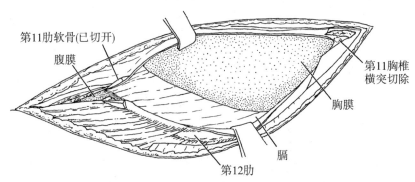

图 8 - 30　经第 11 肋骨床、胸膜外径路

仔细切开肋骨床，将胸膜囊游离并推向前上方

切开膈肌的内侧弓状韧带进一步作胸膜外和膈肌下的腹膜后分离时，膈肌的肋部起点常随之与第 11、12 肋骨深面分离（图 8 - 31）。将胸膜囊推向上、向前，剪断膈肌起点（膈肌在此处通过内、外侧弓状韧带起于 $L_{1,2}$ 横突），剪开内侧弓状韧带即到达椎体旁。在使用胸腔自持拉钩撑开切口之前，还需在胸膜外向上多分离 5~6cm 使胸膜囊充分游离，以免撑开时撕破胸膜。

（3）椎旁的解剖：切开膈肌的内侧弓状韧带后，即可分离腰大肌前方的筋膜，把肾周脂肪连同肾脏向中线推开，到达 L_1 椎体侧方；即可用胸腔自持拉钩向前上与后下方向撑开切口。摸清 $T_{11,12}$ 椎体，在椎体侧方结扎肋间动、静脉，然后可经骨膜下剥离椎体；为显露 T_{12} 椎体后部还需切除第 12 肋骨头颈部分。切断并向后分离腰大肌的起点，直到显露椎体后部、椎弓根及横突的前面（图 8 - 32）。追踪第 12 肋间神经（肋下神经），到达相应的神经孔，作为进一步手术操作的指标。

（4）缝合：将弓状韧带与相应膈肌作几针间断缝合。在胸膜外间隙放置引流管，由切口下方另做小戳口引出体外，术后负压吸引 2d，缝合第 11 肋骨床，分层缝合肌肉、皮下、皮肤。

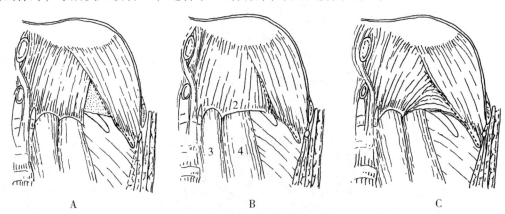

图 8 - 31　经腹膜后与胸膜外途径，膈肌切开情况（虚线示切开第 11 肋骨床及膈肌）

A. 膈不附于第 12 肋时，该处无膈肌可切；B. 膈肌起自第 12 肋时，需切开一段膈肌（1. 内侧弓状韧带；2. 外侧弓状韧带；3. 腰大肌；4. 腰方肌）；C. 膈肌为横行弓状走向，霏薄，不附于第 12 肋，手术时推开即可

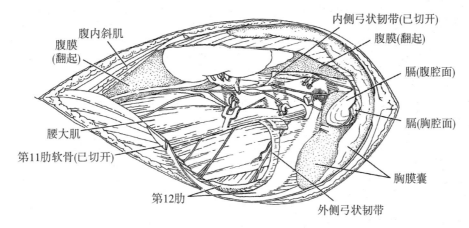

图 8-32 切开内侧弓状韧带后，椎旁的解剖

（五）注意事项

术中若发现胸膜破裂已成气胸，则宜常规安放胸腔闭式引流管。尽可能缝合胸膜破口，然后逐层缝合切口。

四、经胸、腹膜后径路

（一）适应证

本途径可显露 T_{10} 到 L_4 椎体。适用于胸腰椎多节段病变切除和椎体重建及胸腰段脊柱侧凸或后凸畸形的前路矫正术。

（二）麻醉

常规采用全身麻醉，必要时可采用降温降压麻醉。

（三）体位

采取胸侧卧位，腋下垫软枕。以卡板及沙袋把患者固定在端正的侧卧位上。不使躯干前俯或后仰。摇起手术台的腰桥，使腰椎平直（图 8-33）。

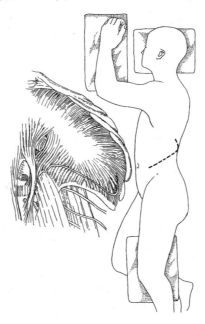

图 8-33 经胸、腹膜后径路
图示体位、切口及膈肌切开线

（四）操作步骤

1. 切口　手术入路宜选在椎体破坏严重的一侧，或下肢瘫痪较重的一侧，或脊柱侧凸的凸侧，或椎体一侧病变压缩而继发的侧凸畸形的凹侧。

2. 手术方法　如下所述。

（1）经第 10 肋的切口可以显露 $T_{9\sim12}$ 及 $L_{1\sim2}$ 椎体；若将切口前端顺腹直肌外缘向下延长 5～6cm，则可以同时显露 $L_{3\sim5}$ 椎体。

顺第 10 肋作切口，后方达棘突旁开 5cm，前方达肋缘下。切开皮肤和浅筋膜，并沿第 10 肋浅面切断背阔肌及腹外斜肌。沿第 10 肋中轴线切开骨膜，作骨膜下剥离，切除第 10 肋骨后，切开肋骨床开胸（图 8 - 34）。

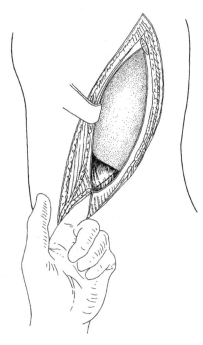

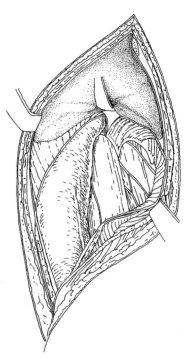

图 8 - 34　经胸、腹膜后径路

经第 10 肋开胸，分开腹肌，用示指在腹膜外分离，虚线示膈肌切开线

图 8 - 35　经胸、腹膜后径路

图示膈肌与内侧弓状韧带均已切开

（2）切开膈肌：在第 10 肋软骨的前下方分开腹壁三层肌肉，作腹膜外分离，到达第 10 肋软骨深面，用锐刀顺其中轴线将第 10 肋软骨切开，使分为上下两半，分离其深面的腹横肌纤维，即到达腹膜后。在腹膜后，向后上方钝性分离，使腹膜后脂肪组织及肾脏等与膈肌分开。此时经胸腔及腹膜后可以从上、下两方看清膈肌的肋部起点，沿胸壁上的膈肌肋部附着点旁 1cm 逐步剪断膈肌，同时缝扎其出血点。

（3）椎旁的解剖：在 L_1 椎体旁，切开膈肌的内侧弓状韧带；在 $L_{10\sim12}$ 椎体侧方纵行切开壁层胸膜（图 8 - 35）。将椎旁疏松组织稍向前后分离，向前暂勿达到椎体前面，向后要显露出相应的肋骨头。紧贴椎体分离，食管、胸导管和迷走神经等均连同椎前组织一并推向前方，并自然向对侧移位，不必逐一寻找这些结构。

寻找结扎节段血管在胸椎椎体侧方可清楚看见肋间血管，而在腰椎则较难寻找腰动静脉。腰血管紧贴 $L_{1,2}$ 椎体中部横向行走，经膈肌脚深面向外后行达腰大肌之下。在 $L_{1,2}$ 椎体侧方切断腰大肌起点，并从腰大肌前缘将肌肉向后外拉开，即可见到椎间盘的膨隆、其色白，扣之有柔韧感，而椎体相对凹陷。在椎体侧方分离血管，然后钳夹、切断（图 8 - 36），逐一结扎。清楚地显露术区的椎体侧壁和椎间盘后，按该手术要求作进一步操作。

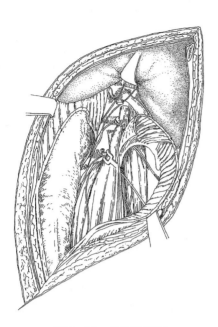

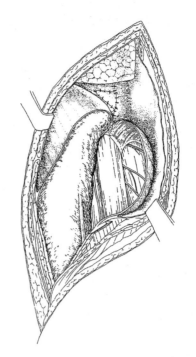

图 8 - 36　椎旁的解剖
图示切断腰大肌起点，将腰大肌牵向
外后方，结扎腰血管

图 8 - 37　缝合壁胸膜与内侧弓状韧带
若胸膜壁层不能缝闭，可切取一片深筋膜或一薄
片背阔肌缝补在裂开处

（4）缝合：经第 8 肋间隙腋中线安放胸腔引流管。先间断缝合椎旁的胸膜壁层，若因植骨与内固定器占位而不能缝闭，可牵开切口上方皮肤与皮下组织，切取一薄片背阔肌筋膜缝补胸膜裂口处（图 8 - 37）。缝合内侧弓状韧带，然后由深到浅地缝合膈肌。按常规关胸。

（五）注意事项

需努力减少术中失血。术中易发生大量出血的部位有三处（图 8 - 38）。

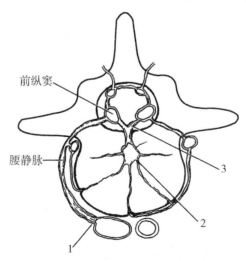

前纵窦

腰静脉

图 8 - 38　椎体切除时易引起大出血的三个部位
1. 应在椎体侧方结扎节段血管，从结扎的血管深面分离到椎体前方。若将节段血管（特别是腰静脉）从大血管上撕脱必致大出血；2. 椎体骨质出血，可用骨蜡止血；3. 椎体中央静脉出血，可用明胶海绵止血，应避免损伤前纵窦

1. 节段血管　应在椎体侧壁的中份结扎肋间动静脉和腰动、静脉，然后作椎体的骨膜下剥离，或经血管深面、椎体骨膜浅面分离。防止结扎线脱落，更应绝对避免将节段血管从下腔静脉或主动脉壁上

撕脱。$L_{1,2}$ 节段血管的显露若有困难，可在腰大肌前、中 1/3 交界处纵行劈裂肌纤维而达到椎体和椎间盘侧壁，以看清节段血管。

2. 椎体出血　椎体结核病灶清除、椎体爆裂骨折伤后第二周手术时椎体出血较少。椎体肿瘤或椎体陈旧骨折，手术时出血较多。进行胸腰段前路手术前宜备血 1 200ml，术中测量出血量，量出为入。先作好椎体周围的解剖分离并切除病椎上下位椎间盘，然后作椎体或椎体病变切除，可缩短椎体手术时间，从而减少失血。椎体截骨时若出血太多，可暂以骨蜡止血。

3. 静脉窦出血　椎体中央静脉汇入左右前纵窦之间的横行交通支。切除椎体后壁之后，必然有前纵窦交通支破口的出血，可采用明胶海绵压迫止血。手术保存后纵韧带可避免前纵窦损伤出血。若发生前纵窦撕裂出血，仍可采用明胶海绵压迫止血；不必试图结扎止血，亦可采用纤维蛋白原之制剂填塞并外盖明胶海绵止血。

（王　鹏）

第六节　腰椎及腰骶椎显露径路

腰椎及骶椎后侧棘突形成纵嵴，居背正中，其两旁脊柱沟内为竖脊肌，而无重要血管、神经。要进入椎管及椎间盘后方，及各种后路内固定的广泛应用，通常均须采用后路。因此，后侧途径是最常采用和最安全的入路。腰骶椎前方入路，又分经腹膜外和腹膜内入路，后者如有腹腔手术史，会妨碍手术暴露，术后易并发肠麻痹或肠粘连，现已少用。前侧解剖结构复杂，必须十分熟悉。脊柱两侧有腰大肌和腰方肌，在腰大肌的深层有腰丛经过；腰椎体的前外侧，腰大肌的内侧缘又有腰交感神经干。腰椎体前方左侧为腹主动脉，右侧为下腔静脉。腹主动脉降至第 4 腰椎下缘处分为左、右髂总动脉，分叉部背面分出一支骶正中动脉，沿腰$_5$椎体及骶骨盆面的正中线下降；腹主动脉后壁分出 4 对腰动脉，向外横行于 L_{1-4} 椎体的前面和侧面，位于两相邻椎间盘之间的椎体中部。输尿管又沿腰大肌前面下降，一般左侧经左髂总动脉末端的前方；右侧则经髂外动脉起始部的前方进入盆腔。因此，前侧途径手术，务须解剖显露清楚，以免误伤。经腹膜外入路，前外侧入路，左侧比右侧更为常用和安全。

近十余年来，CT 扫描和 MRI 等新技术的发展，对脊柱损伤和疾患的诊断水平有明显提高。近年来脊柱矫形内固定技术在我国迅速发展，尽管后侧途径仍为国内外治疗腰椎损伤和矫正畸形的主要进路，然而人们已更多地注意经前方矫正畸形或减压。后侧进路不能彻底解除脊髓、马尾神经前方的压迫、相反破坏脊柱的稳定性，继发后凸畸形。前侧进路可切除脊髓、马尾神经前方的致压物，使椎管有效间隙扩大，并可同时采用前路内固定，使脊柱达到稳定。但前侧途径手术也有局限性，如椎板、黄韧带肥厚及小关节增生内聚所致的压迫，必须后进路。前路手术创伤大，操作复杂，有并发大血管、脊髓、马尾损伤或腰交感神经损伤等潜在危险。

一、后侧全椎板显露径路

（一）适应证

凡需显露后柱，行椎板切除扩大椎管或椎管探查、矫正畸形、后路内固定、后路腰椎椎体间融合（PLIF）手术和植骨术者均可采用后侧途径，如：

（1）腰椎不稳定性骨折、脱位或并发脊髓、马尾神经损伤，需行后路或后外侧椎管次全环状减压术和内固定术者。

（2）腰椎椎弓凹陷骨折压迫脊髓、马尾神经或骶椎不稳定性骨折伴有神经损伤者。

（3）腰椎管狭窄症、腰椎间盘突出症、退行性腰椎疾病、腰椎峡部裂或滑脱、脊髓、马尾神经压迫症和椎管或附件肿瘤等。

（二）麻醉

全身麻醉或连续硬脊膜外阻滞。由于脊柱手术易并发脊髓、马尾神经损伤，有时术中需在神经电生理监护下进行。局部麻醉患者可随时向术者提示双下肢的感觉、运动情况，能有效地防止神经系统损伤，但仅适用于单纯椎板切除手术。

（三）体位

全椎板切除椎管探查、矫正畸形或行内固定手术，应俯卧于 Hall – Relton 四点支持架上（图 8 – 39），必须悬空防止腹部受压，减少术中硬膜外静脉丛回流出血，生殖器防止受压扭曲。手术过程中采用成像设备监控。或胸膝卧位（躯干与大腿摆成 90°），膝下垫枕，腹部悬空不受压（图 8 – 40）。

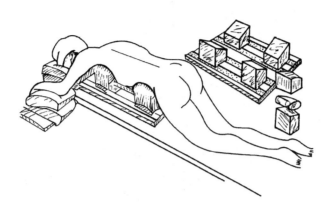

图 8 – 39　腰椎及腰骶椎手术后侧径路俯卧体位
（Hall – Relton 架）

膝胸位

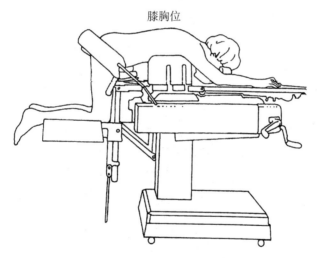

图 8 – 40　胸膝卧位架，大部分体重着力双膝，膝下必须
放小垫子，腹部悬空不受压

（四）操作步骤

1. 切口　沿中线经棘突作纵行切口，为了帮助术中腰椎节段定位，必须显露出第 1 骶椎，切口长度一般沿 $L_3 \sim S_1$（图 8 – 41），必要时可向远近两端各延伸 1 ~ 2 个棘突。为了便于取自体髂骨，经原切口一侧浅筋膜下锐性分离，显露后髂嵴，切口可由 S_1 向远端适当延伸。

2. 手术过程　切开皮肤及皮下组织，显露棘突及腰背筋膜。如行全椎板切除可将棘上韧带正中切开，向两侧锐性剥离，有利于术终缝合，保存了棘上韧带；否则由远端向近端用刀先在一侧紧贴棘突旁锐性切开筋膜及棘突骨膜，用宽骨膜剥离器或 Cobb 骨膜剥离器紧贴棘突及椎板行骨膜下剥离，依次将两侧竖脊肌推向外侧，直至小关节外缘，用干纱布紧紧填塞压迫止血。然后，用椎板牵开器将竖脊肌向两侧牵开，显露椎板。如有出血，可用电灼止血。再用骨膜剥离器进一步清除棘突、椎板及关节囊上面的残存软组织。

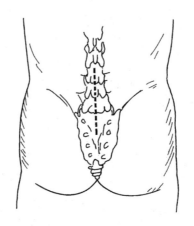

图 8 - 41　沿中线经棘突纵切口，长度一般沿 $L_3 \sim S_1$

（五）注意事项

（1）竖脊肌纤维由三列组成，内侧列附于棘突，其深层有多数斜行短肌束，其肌纤维自椎骨的横突斜向上内，止于上位椎骨的棘突。因此，剥离竖脊肌时，务须由远向近侧（图 8 - 42）；反之，易误入肌束间，分离时增加出血。

（2）用宽骨膜剥离器作骨膜下剥离，不易误入椎管内。如有隐性脊椎裂则应小心操作。

若既往有椎板切除史，宜先显露缺损椎板节段的远、近端的正常椎板后，再进一步显露缺损处，以防误入椎管。

（3）如为了保留椎间关节的关节囊，不宜用骨刀行棘突及椎板骨膜下剥离，以免损伤。

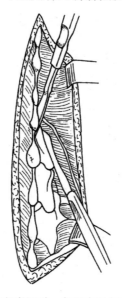

图 8 - 42　剥离竖脊肌时，务须由远向近侧骨膜下剥离

二、后侧半椎板显露径路

（一）适应证

腰椎间盘突出症、腰骶神经根的神经卡压综合征及腰椎管狭窄症等行针对性减压，需行黄韧带、半椎板切除或开窗术者。

（二）禁忌证

双侧型腰椎间盘突出症或中央型腰椎间盘突出症，有双侧坐骨神经痛，中央型腰椎椎管狭窄症，或需经硬膜摘除突出的椎间盘和椎管探查术等需行全椎板切除者。

（三）麻醉

可选用局部麻醉、硬脊膜外阻滞或全身麻醉。

（四）体位

侧卧位，患侧在上，腰部垫枕有利于增宽椎板间隙（图8-43），显露黄韧带，也可取俯卧位。

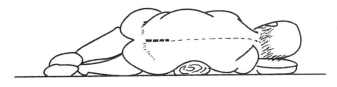

图8-43 侧卧位体位

（五）操作步骤

1. 切口 沿中线经棘突作纵行切口，一般长度L_3~S_1棘突。如用开窗法行腰椎间盘摘除术，定位正确后，可作5cm长小切口显露半椎板。

2. 手术过程 切开皮肤及皮下组织，显露棘突及腰背筋膜，由远端向近端用刀或电刀由患侧紧贴棘突中线棘上韧带旁锐性切开筋膜及棘突骨膜，用宽骨膜剥离器紧贴棘突及半侧椎板行骨膜下剥离，直抵椎间关节囊外侧，将竖脊肌推向外侧，用干纱布紧填塞压迫止血。然后取出填塞的纱布。术者左手示指沿棘突、椎板伸入竖脊肌深面，右手握半侧椎板拉钩沿左手示指导向将拉钩的尖齿插在椎间关节外侧，牵开竖脊肌；用消毒绷带系于拉钩一端固定住手术台边牵引，如此便可清楚显露手术野。再进一步清除椎板、棘突和椎间关节囊上的残存软组织。

（六）注意事项

要防止椎间隙定位错误，必须显露S_1，$S_{1,2}$间无黄韧带，而L_5、S_1椎板间黄韧带间隙较宽，用Kocher钳夹住L_5棘突向前后提推，可见L_5下关节突活动。L_5较L_4椎板更向后翘起，用骨膜剥离器叩击S_1与L_5椎板的反响声不同。以上几点可有利正确的定位，必要时可延长切口充分显露，或借助C形臂定位。

三、前路经腹膜外显露椎体手术径路

（一）经侧腹横切口

1. 适应证 显露一侧$L_{4,5}$，及L_5、S_1椎体。可施行结核病灶清除术、侧前路减压术、椎体间融合术和腰椎脊柱侧凸矫正术等。

2. 禁忌证 如下所述。

（1）L_2病椎显露不佳，不宜采用。

（2）腰椎结核伴两侧腰大肌脓肿者，需分期行对侧手术。

3. 麻醉 连续硬脊膜外阻滞或全身麻醉。

4. 体位 取仰卧位，患侧垫高，使背部与手术台成60°。也可取侧卧位，背部与手术台成90°，有利于显露椎体侧方，使腹腔内容及本身重力移向对侧，术野清楚。对侧腰部用托腰板或软枕垫起，使髂肋间距增大，以利显露病椎。

5. 操作步骤 如下所述。

（1）切口：切口起自腋中线上，肋缘下与髂嵴的中点。如显露$L_{2,3}$或$L_{3,4}$病椎，横向或斜向前分别止于脐上3cm或脐下2cm处，止于腹直肌外缘（图8-44），必要时可延伸至中线。为了显露椎间孔或椎体后部，可将切口前端缩短向背部延长。L_3以上显露，也可行肾切口。亦可采用小切口，术前必须X线定位切口标志（图8-45A）。

（2）手术过程：切开皮肤及皮下组织，切开腹外斜肌、腹内斜肌、腹横肌和腹横筋膜，一般抵腹直肌外缘即可。用盐水纱布包裹拇指或示指，自侧腹壁轻轻将腹膜连同输尿管一起推向中线，直达椎体。必要时可切开腹直肌鞘前、后层，将腹直肌向内牵开或切断。将腹膜返折部向内侧钝性游离直达椎体。用胸廓自动牵开器将髂嵴与肋弓缘撑开，从而扩大手术野以利操作。

6. 注意事项　在切开腹壁各肌层抵达腹横肌时，要防止切开腹膜。要防止损伤输尿管，显露腹主动脉、下腔静脉和髂总动、静脉以及髂外动、静脉时均要防止误伤。显露 L_5、S_1 椎间隙时，应先找到腰升静脉和髂静脉后，分别予以结扎切断，以防出血。

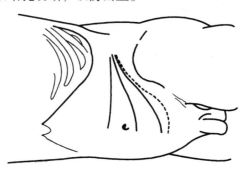

图 8 - 44　经侧腹横切口

（实线或虚线表明显露不同腰椎平面的切口）

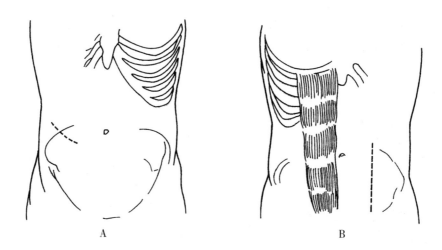

图 8 - 45　A. 术前 X 线定位切口标志，可采用横小切口暴露；B. 以左侧入路为例，平脐上腹正中左旁 4 ~ 6cm

（二）下腹旁正中切口

1. 适应证　显露 $L_{4,5}$，及 L_5、S_1，行腹膜外前方腰椎间盘髓核摘除术、椎体间融合术（ALIF）、前路钢板固定或人工椎间盘置换术等。

2. 禁忌证　如下所述。

（1）腰椎间盘突出症死骨型和并发腰椎管狭窄症者。

（2）既往腹部有过手术史而愈合欠佳者。

3. 麻醉　连续硬脊膜外阻滞或全身麻醉。

4. 体位　仰卧，两侧腘窝部垫枕，使髋、膝关节屈曲30°。

5. 操作步骤　如下所述。

（1）切口：以左侧入路为例，平脐或脐上腹正中左旁 4 ~ 6cm，直至耻骨联合方向，长约 7 ~ 8cm（图 8 - 45B）。

（2）手术过程：切开皮肤和皮下组织，在腹直肌鞘外缘纵行切开腹直肌前鞘，将腹直肌向中线牵开，显露后鞘纵向切开，注意半环线以下无后鞘。示、中指包裹盐水纱布钝性分离腹壁和侧腹膜，将腹膜推向对侧，显露病椎。

6. 注意事项　如下所述。

（1）左侧入路较安全，因左侧腹主动脉和髂动脉较右侧的静脉相对不易误伤。

（2）游离腹壁腹膜较侧腹膜容易撕裂，特别是经产妇腹膜较薄，易破。

（3）椎间盘定位必须正确无误。

（4）术前保留导尿管使膀胱空虚。

（三）经腹正中切口

1. 适应证　$L_{3\sim5}$结核伴两侧腰大肌脓肿或腰骶椎结核伴骶前脓肿者、腰椎间融合术或腰椎肿瘤等。

2. 禁忌证　如下所述。

（1）L_3以上结核。

（2）仅有一侧腰大肌脓肿者。

（3）既往有腹腔大手术史。

3. 麻醉　连续硬脊膜外阻滞或全身麻醉。

4. 体位　仰卧，两侧腘窝部垫枕、使髋、膝关节屈曲30°。

5. 操作步骤　如下所述。

（1）切口：自脐上正中5cm起，绕左侧脐旁至脐下正中抵耻骨联合上（图8-46）。亦可作腹部横切口（图8-47），经正中白线正中腹膜好暴露。

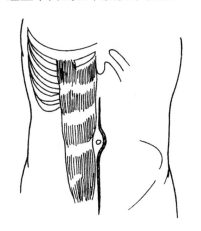

图8-46　经腹正中切口5cm起，自脐上正中绕左侧脐旁至脐下正中抵耻骨联合上

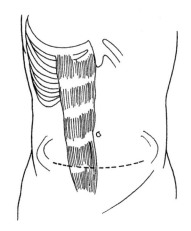

图8-47　腹部横切口

（2）手术过程：切开皮肤和皮下组织，先于脐下切开半环线以下的正中腹白线，显露腹膜。将腹直肌向两侧牵开，轻轻钝性分离腹膜，再向上切开半环线以上腹白线，绕脐左侧切开腹直肌前鞘，将左侧腹直肌向外牵开。切开后鞘，将腹膜轻轻分离，继续向上剪开腹白线。腹膜若有撕裂，可剪下部分后鞘与腹膜一并修补缝合。为显露两侧腰大肌及下腰椎体，钝性分离两侧前腹膜，经侧腹膜返折部抵后腹膜，直至左侧腹膜外显露即可。如行腹部横切口，可仍采用腹正中旁或经腹正中进入腹膜外。需充分显露下腰椎时，可将腹直肌横断后进入腹膜外。

6. 注意事项　如下所述。

（1）脐旁腹膜最易撕裂，尤其经产妇及肥胖患者，要小心分离。

（2）术前保留导尿管，保持膀胱空虚。

四、经腹腔径路显露 $L_{4,5}$ 及 S_1 椎体

（一）适应证

（1） $L_{4,5}$ 及 L_5 、 S_1 结核病灶清除术。

（2）复发性和持续性腰痛，包括椎间盘退行性变椎间不稳、腰椎滑脱、全椎板切除后腰痛和后融合失败等需行前路椎间融合术者。

（二）禁忌证

既往有腹腔手术或肠粘连史者。

（三）麻醉

连续硬脊膜外阻滞或全身麻醉。

（四）体位

仰卧，头低足高位。

（五）操作步骤

1. 切口　取左下腹正中旁切口，自脐平面至耻骨上。

2. 手术过程　切开皮肤和皮下组织，切开腹直肌前鞘，将腹直肌向外侧牵开，切开后鞘和腹膜。用盐水纱布垫分别将大网膜、小肠和结肠保护推向上和左右两侧，并用腹腔自动牵开器显露后腹膜。纵行切开后腹膜，将后腹膜外翻，周边与前腹膜缝合固定数针，以防脓液污染腹腔。将膀胱和子宫牵向下方，显露髂总动、静脉和骶骨岬。结扎切断骶正中动、静脉，显露 L_5 、 S_1 椎间盘。

（六）注意事项

（1）术前清晨清洁灌肠，保留导尿管。

（2）髂总动、静脉分叉处要防止血管撕裂。

（3）腰骶前入路手术都有可能损伤交感神经而导致阳痿或精液反流或射程减退，因此，应避免损伤交感神经和副交感神经。

（4）经腹腔途径，术后易并发肠粘连，应慎用。

（樊俊俊）

参考文献

［1］ 姜文晓. 常见足踝损伤的诊疗及足踝关节镜技术［M］. 上海：科学技术文献出版社，2017.

［2］ 范戴克. 足踝关节镜手术技术［M］. 上海：上海科学技术出版社，2015.

［3］ Marvin Tile, David L Helfet, James F Kellam. 骨盆与髋臼骨折治疗原则与技术［M］. 张伟，孙玉强，张长青，译. 上海：上海科学技术出版社，2016.

［4］ 梅西埃. 实用骨科学精要［M］. 戴闽，姚浩群，译. 北京：人民军医出版社，2016.

［5］ 加德纳·西格尔. 创伤骨科微创手术技术［M］. 周方，译. 济南：山东科学技术出版社，2016.

［6］ 马信龙. 骨科微创手术学［M］. 天津：天津科技翻译出版有限公司，2014.

［7］ 米勒，A. Bobby Chhabra, James A. Browne, Joseph S. Park, Francis H. Shen. 骨科手术入路［M］. 罗卓荆，胡学昱，译. 北京：人民军医出版社，2015.

［8］ 唐佩福，王岩，张伯勋，卢世璧. 创伤骨科手术学［M］. 北京：人民军医出版社，2014.

［9］ 黄振元. 骨科手术［M］. 北京：人民卫生出版社，2014.

［10］ Andreas, B. Lmhoff, Matthias, J. Feucht. 骨科运动医学与运动创作学手术图谱［M］. 北京：北京大学医学出版社，2016.

［11］ 霍存举，吴国华，江海波. 骨科疾病临床诊疗技术［M］. 北京：中国医药科技出版社，2016.

［12］ 胥少汀，葛宝丰，徐印坎. 实用骨科学［M］. 北京：人民军医出版社，2015.

［13］ 邱贵兴，戴尅戎. 骨科手术学［M］. 北京：人民卫生出版社，2016.

［14］ 胡永成，马信龙，马英. 骨科疾病的分类与分型标准［M］. 北京：人民卫生出版社，2014.

［15］ 裴福兴，陈安民. 骨科学［M］. 北京：人民卫生出版社，2016.

［16］ Sam W. Wiesel, Mark E. Easley. Wiesel骨科手术技巧：足踝外科［M］. 张长青，译. 上海：上海科学技术出版社，2016.

［17］ 裴国献. 显微骨科学［M］. 北京：人民卫生出版社，2016.

［18］ 任高宏. 临床骨科诊断与治疗［M］. 北京：化学工业出版社，2016.

［19］ 陈仲强，刘忠军，党耕町. 脊柱外科学［M］. 北京：人民卫生出版社，2013.

［20］ 史建刚，袁文. 脊柱外科手术解剖图解［M］. 上海：上海科学技术出版社，2015.

［21］ Jason C Eck, Alexander R Vaccaro. 脊柱外科手术学［M］. 皮国富，刘宏建，王卫东，译. 郑州：河南科学技术出版社，2017.

［22］ 阿尔温德·巴韦. 现代脊柱外科技术［M］. 梁裕，译. 上海：上海科学技术出版社，2016.

［23］ 刘尚礼，戎利民. 脊柱微创外科学［M］. 北京：人民卫生出版社，2017.